저자 Gabriëlle Rutten
공동 저자 Gary Craig

창시자 게리 크레이그의 공식 EFT

EFT의 모든 것

역 이진희·박선우·정유진

OFFICIAL EFT from A to Z

창시자 게리 크레이그의 공식 EFT

EFT의 모든 것

첫째판 1쇄 인쇄 | 2025년 02월 10일
첫째판 1쇄 발행 | 2025년 02월 17일

지 은 이 Gabriëlle Rutten
옮 긴 이 이진희, 박선우, 정유진
발 행 인 장주연
출 판 기 획 김도성
책 임 편 집 이민지, 김형준
편집디자인 김영준
표지디자인 김재욱
일 러 스 트 김경열
제 작 황인우
발 행 처 군자출판사(주)
등록 제4-139호(1991. 6. 24)
본사 (10881) 파주출판단지 경기도 파주시 회동길 338(서패동 474-1)
전화 (031) 943-1888 팩스 (031) 955-9545
홈페이지 | www.koonja.co.kr

* 파본은 교환하여 드립니다.
* 검인은 저자와의 합의 하에 생략합니다.

ISBN 979-11-7068-217-2
정가 35,000원

인생의 무게와 고통에서 우리를 자유롭게 해주는 단 한마디,

그것은 바로 '사랑'.

소포클레스(Sophocles)

그리스 시인, 기원전 496~406년

목차

면책조항

EFT는 뛰어난 임상 결과를 거두고 있으며, 이를 뒷받침하는 과학적 근거도 지속적으로 늘어나고 있다. 전 세계 수많은 전문가들이 EFT를 사용하여 치유하고 있으며, 일반인들도 EFT를 자기 치유 도구로 사용하고 있다. EFT는 1995년에 처음 소개된 매우 효과적인 기법으로 자리 잡아왔다. 그러나 EFT로 스트레스 사건을 다룰 때 자연스럽게 발생할 수 있는 반응들이 있다. 이에 대해서는 2장에서 설명할 것이다.

이 책은 심리 문제와 신체 질병의 근본 원인 및 이를 관리할 수 있는 대안적 방법을 설명한다. 이 책의 정보는 교육 및 정보적 목적으로만 제공된다. 의학적 조언이나 치료 또는 이에 상응하는 법적 조치(진단 또는 치료)를 대신하지 않는다.

저자인 게리 크레이그(Gary Craig)와 가브리엘 루텐(Gabriële Rutten)은 의료 면허를 가진 보건 전문가는 아니므로, 이 책의 정보는 의료 및 임상 조언이 아니다. 만약 자신이 어떤 질병이 있거나 의심된다면 의사를 찾아가야 한다. 이 책에서 읽은 내용 때문에 의료적 조치를 주저하면 안 된다.

(일반인이든 전문가든) 누구든 이 책의 정보와 EFT를 사용하는 것에 대한 책임은 자신에게 있다. 저자들은 이 책의 정보에 대해 그 어떤 보증도 하지 않으며, 사용하다 생기는 손실이나 손상에 대한 어떤 책임도 없다. EFT를 사용할 때 원하는 결과가 나오지 않거나 더디다면, 공식 EFT 센터에서 인증 받은 숙련된 EFT 전문가의 도움이 필요할 수 있다. 공식 EFT에 대한 정보와 EFT 공인 전문

가 명단을 알고 싶다면 게리 크레이그(emofree[1].com)와 가브리엘 루텐(official-eft.nl)의 웹사이트를 참조하길 바란다.

1 2024년 기준 emofree.com의 웹주소는 palaceofpossibilties.com으로 변경되었다. 이후 책 본문에는 원서에 맞게 emofree.com로 기재한다.

추천사

『Official EFT from A to Z』의 한국어판이 출판된 것을 매우 기쁘게 생각합니다. EFT의 창시자인 게리 크레이그가 직접 저술에 참여하였고, 기존의 다양한 EFT 방법들 중에서 EFT의 기준을 세우기 위해서 이 책을 저술했다고 밝히고 있습니다. 자신의 EFT를 공식 EFT로 정의하고 그 방법을 전통적인 두드림 방식의 표준 EFT와 최신의 옵티멀 EFT로 분류하여 차근차근 설명하고 있습니다. 또한, 한국EFT협회의 임원들이 직접 번역에 참여했기에 그 번역 내용을 더욱 신뢰할 수 있을 것입니다. 한국EFT협회는 EFT가 한국에 처음 도입이 되기 시작했을 시기부터 연구와 교육, 치료에 헌신하고 앞서 나가고 있는 한국 EFT의 산증인 같은 단체입니다. 정말 많은 의료인과 상담사, 환자들이 한국EFT협회의 교육을 받았습니다. 획기적인 사건인 EFT의 신의료기술 등록에도 지대한 노력과 공헌을 하였습니다. 이제 여러분은 교육과 임상 경험이 풍부한 한국EFT협회에서 번역한 EFT 창시자가 쓴 설명서를 보실 수 있게 되었습니다. 한국EFT협회는 이것으로 한국에서 EFT 교육과 전파에 또 하나의 기준을 세웠다고 볼 수 있습니다. 한국EFT협회는 항상 최선을 다해 여러분의 내적 치유와 성장을 돕고 있습니다. 상담자와 내담자는 서로 성장을 돕는 관계라고 생각합니다. 이 책을 통해서 여러분들이 더욱 건강하고 행복해지는 삶을 살아가시게 되기를 마음속 깊이 기도하겠습니다.

한국EFT협회 회장, 사암침법학회 회장,
마음침법협회 회장, 혜민서한의원 원장
이정환

추천사

EFT (Emotional Freedom Techniques)는 정서적, 신체적 건강과 행복을 위한 새로운 접근법입니다. 이 책은 그 적용 방법과 지혜를 담고 있습니다. 이 책은 자신의 내면을 치유하고, 더 건강하고 행복한 삶을 찾는 모든 이들에게 훌륭한 길잡이가 될 것입니다.

전 EFT코리아 대표, 다이룸 센터 원장

송원섭

역자 서문

EFT와의 만남

빠르면 2006년부터, 교사와 한의사인 역자들은 EFT를 처음 만나 활용하면서 마음과 몸의 새로운 치유의 세계를 경험하게 되었다. 쉽게 배워서 효과적으로 사용할 수 있는 EFT는 역자들이 만난 다양한 학생들과 교사, 환자를 비롯한 많은 사람들의 몸과 마음의 상처를 치유하고 그들이 행복하고 원하는 삶을 사는 데 큰 도움을 주었다.

우리는 2007년 EFT 창시자 게리 크레이그의 허락을 받아 EFT 매뉴얼을 번역한 것을 계기로, EFT KOREA (현 한국EFT협회)를 설립하여 EFT를 보급하기 위해 지금까지 체계적인 교육을 하고 있다. 이후 EFT는 한의사, 상담사, 교사와 같은 전문가만이 아니라 일반인도 배워서 활용하고 있으며 심지어 초등학교와 유치원에서도 활용되고 있다. 뿐만 아니라 많은 한의사들이 임상에 활용하고 효과를 검증하여 2019년에 EFT는 외상 후 스트레스 장애에 대한 치료 효과를 인정받아 신의료기술로 등재되었다. EFT가 정식으로 보급된 지 12년 만에 이루어진 쾌거라 할 수 있다.

전 세계적으로 그리고 국내에도 EFT에 대한 책들이 많이 출간되었지만, 정작 EFT 창시자 게리 크레이그의 책은 지금까지 E-Book으로만 공개되었을 뿐 정식으로 출간되지 않아 아쉬웠었다. 우리도 몇 권의 EFT 책을 출판하기는 했지만 늘 게리 크레이그의 책을 기다려 왔다.

드디어 2023년 5월, EFT 창시자 게리 크레이그가 공동저자로 참여한 『EFT의 모든 것』이 출간되었다. 이 책은 이전에 한국에 보급되어 사용되어 온 두드리기와 확언으로 진행되는 표준 EFT와 함께 2014년부터 게리 크레이그가 보급하기 시작한 최신 형식의 옵티멀 EFT (보이지 않는 치유자)를 소개하는 최초의 공식 EFT 매뉴얼이다. 그리고 2007년 EFT KOREA를 설립하고 17년째 EFT를 보급해 온 우리 한국EFT협회에서 번역하여 의료 서적 전문 군자출판사에서 출간하게 되었다.

이 책은 네덜란드어 원서를 영어로 번역한 것을 다시 우리말로 번역한 책이다. 그 과정에서 원저자들의 뜻을 정확히 파악하기 어려운 부분이 있었다. EFT가 지닌 탁월성이 이 글을 읽는 독자들에게 잘 전달되어 그들의 삶이 변화하길 바라는 마음으로, 저자 가브리엘과 이메일과 온라인 회의를 통해 그 뜻을 명확히 전달하려고 노력했다.

EFT는 한국에 소개된 이래, 지금까지 많은 이들이 사용하며 신의료기술로 인정받을 정도로 성장하였다. 이 책의 번역 출간으로 최신 기법인 옵티멀 EFT를 포함한 공식 EFT™가 우리에게 줄 놀라운 선물을 생각하면 가슴이 뛴다. 더 많은 사람들이 공식 EFT™와 함께 더욱 건강하고 행복하며 원하는 삶을 누리기를 기원한다.

2025년 1월 31일

이진희, 박선우, 정유진

시작하는 글

EFT 창시자로서, 나는 1995년 EFT가 세상에 나온 이후 지금까지, 전 세계 많은 사람들이 EFT에 대해 보여준 관심과 열정뿐 아니라, 이를 치유방법으로 성공적으로 사용하고 있다는 사실에 매우 기쁘고 감사하다. 이런 결과가 EFT의 효과를 증명해 준다.

2014년까지는 두드리기 형식의 EFT만 사용할 수 있었다. 1995년에, 나는 EFT 책을 출판하는 대신 나의 웹사이트(emofree.com)에 EFT 무료 매뉴얼을 올렸고, 그것은 백만 번 이상 다운로드되었다. 지금은 '표준 EFT 두드리기 튜토리얼(Gold Standard EFT Tapping Tutorial)'이라는 항목에서 이 내용을 확인할 수 있다. 나는 이 매뉴얼만으로도 충분하다고 오랫동안 생각해 왔다. 하지만 많은 사람들이 나에게 교육받지도 않고 자신만의 해석으로 EFT를 모방해 왔다. 현재 EFT 책들이 1,000권 넘게 출판되었지만, 내가 쓴 책은 한 권도 없다. 이 책들의 저자 중 그 누구도 그 내용에 대해 나와 상의하지 않았다. 안타깝게도 EFT에 대한 수많은 해석들은 원래 내가 가르치는 EFT와 달라서 사람들을 혼란스럽게 만들었다. EFT 사용에 대한 일관성이나 규칙이 없기 때문이다. EFT로 실제적이고 지속적인 결과를 얻는 데 필요한 깊이 있는 설명과 교육이 이루어지지 않는 경우가 많았기 때문에, 일부 사람들은 이 귀중한 자기 치유 도구를 제대로 배우지 못했다는 이유만으로, EFT를 무시하기도 했다.

물론 EFT에 열정적인 사람들이 많은 것은 기쁜 일이지만, 명확하게 설명할 필요성도 점점 더 커지고 있다. 또한 이 기회를 빌려, 나는 2014년부터 내가 사용하고 가르치고 있는 가장 발전된 최신 EFT 방식인 옵티멀 EFT (Optimal EFT)를 소개하고자 한다. 옵티멀 EFT에서는 보이지 않는 치유자(The Unseen Therapist™)와 함께 작업한다. 이미 *보이지 않는 치유자*라는 입문서적을 써서 무료로 다운로드할 수 있도록 웹사이트에 올렸다.[1] 보이지 않는 치유자와 함께할 때 얻을 수 있는 결과는 기존 EFT보다 훨씬 더 인상적이다. 공식 EFT™라는 용어는 표준 EFT (두드리기)와 옵티멀 EFT 모두를 아우르는데, 유감스럽게도 공식 EFT™센터에서 필수 교육 과정을 받지 않은 사람들이 벌써부터 옵티멀 EFT를 모방하고 있는 것으로 보인다.

요컨대, 나는 EFT에 관심을 가진 사람들이 EFT를 성공적으로 활용하고 지속적인 결과를 얻는 데 필요한 정보와 지침을 제공하기 위해서는 명확성이 시급하게 필요하다고 생각한다. 이를 위해 공식 EFT™라는 명칭하에 공식 EFT™를 교육할 수 있는 센터들을 지정했다. 내 웹사이트(emofree.com)에서 해당 센터들을 찾을 수 있으며, 영어만이 아니라 다양한 언어로 공식 EFT를 배울 수 있다. 개인적으로는 옵티멀 EFT를 주로 사용하고 있지만, 모든 센터에서 EFT의 지식과 기술을 유지하도록 두 가지 형식의 공식 EFT를 교육 및/또는 인증하고 있다.

이 책은 가브리엘이 나와 상의하여 저술한 두 가지 형식의 EFT에 대한 최초의 공식 매뉴얼이다. 나는 이 책이 출간되어 더할 나위 없이 기쁘며, 여러분에게 이 책을 진심으로 추천한다. 가브리엘 루텐은 네덜란드 공식 EFT 센터의 책임자이다. 그녀는 EFT에 대한 탄탄한 지식과 신체 및 심리 문제의 감정적인 근본 원인에 대한 독특한 관점을 결합하여, EFT 과정에 새로운 통찰을 더했다. 가브리엘은 원래 의사였지만 지금은 의사직을 그만두고, 오직 공식 EFT만을 사용하여 내담자들이 정서 문제 및 신체 질병의 근본 원인을 해결하도록 돕고 있다. 이 책이 여러분에게 도움이 되기를 바라며, 공식 EFT가 이 세상을 치유하는 데 지속적으로 기여하기를 진심으로 희망한다.

게리 크레이그

캘리포니아 씨 랜치에서, 2022년 10월

1 https://www.palaceofpossibilities.com/unseentherapiste-book/.

서문

나의 이야기

의학을 향한 나의 여정은 학창 시절 생물학을 사랑하는 것에서 시작되었다. 인체의 생명활동에 매료되었던 나는 어느 순간 의사가 되기로 마음먹었다. 오랫동안 의학을 공부하고 의사로 살아오면서, 나는 내가 기존 의학을 완전히 비리고 획기적으로 새로운 치유 방식인 EFT를 사용하게 될 거라고는 전혀 상상하지 못했다.

의과대학에서 해부학과 신체 활동 원리를 공부하는 것은 충분히 흥미로웠지만, 대부분의 수련이 질병의 근본 원인을 찾아서 이를 해결하기보다는 신체 증상에 맞는 정확한 처방을 찾는 것에 관련이 있음을 깨닫는 데 그리 오래 걸리지 않았다. 그럼에도 불구하고 나는 1988년 우수한 성적으로 의대를 졸업하고, 배운 모든 것을 임상에서 적용하고 싶었다. 하지만 얼마 지나지 않아 나는 현장에 만연한 과잉 진료(건강 문제에 대해 필요 이상으로 의료 서비스를 적용함) 경향으로 인해 의사로서의 업무에 불만을 갖게 되었다. 또한 의료 행위가 너무 많은 전문 분야로 나뉘어 있고, 각 분야가 사람을 전체로 보기보다 아주 작은 부분으로 나누어 그것에만 초점을 맞추고 있다는 사실에 환멸을 느꼈다. 이처럼 파편화된 의료 방식을 도무지 이해할 수 없었다.

4년의 내과 임상 연구를 마치면서, 나는 질병과 장애에 초점을 맞추기보다 전인(全人)적 관점에서 사람을 바라보고 대하는 것을 좋아했기에 직업 의학으로 방향을 돌렸다. 직업 의학을 통해 스트레스가 우리 삶에서 얼마나 중요한 역할을 하는지를 이해할 수 있었다. 얼마 후 나는 특정 유형의 스트레스와 강렬한 감정 반응의 연관성뿐 아니라, 그로 인한 신체적, 감정적 증상 사이의 연관성도 보기 시작했다. 하지만 다른 의학 분야와 마찬가지로 직업 의학도 기존 의학이 제공하는 해결책인 약물과 수술에 초점을 두고 있다. 나는 치유에 대한 전체적 접근법을 찾는 데 더 관심이 있었기 때문에, 10년 동안 직업 의학 분야에 종사했지만, 건강에 엄청난 영향을 미치는 부정적 감정들을 공략할 수 있는 더 나은 방법을 찾기로 결심했다. 지난 몇 년간 나는 조 디스펜자(Joe Dispenza), 브루스 립튼(Bruce Lipton), 에크하트 톨레(Eckhart Tolle), 베셀 반 데어 콜크(Bessel van der Kolk), 피터 레빈(Peter Levine), 아니타 무르자니(Anita Moorjani), 핌 반 롬멜(Pim van Lommel), 루퍼트 셸드레이크(Rupert Sheldrake), 밀턴 에릭슨(Milton Erichson), 라이크 게르트 하머(Ryke Geerd Hamer)를 비롯해서 많은 사람들의 연구에서 영감을 받았다. 덕분에 건강과 질병, 그 인과관계에 대하여 기존 의학의 오래된 패러다임에서 벗어나 완전히 새로운 관점을 갖게 되었다.

2002년, 나는 스탠포드 공대에서 공학을 전공했던 게리 크레이그가 개발한 (지금은 이를 표준 EFT라고 부르는) EFT를 알게 되었다. EFT는 내가 의사로서 배운 것과 완전히 달랐다. 흥미를 느낀 나는 당시 내가 구할 수 있는 게리 크레이그의 모든 EFT 비디오를 공부하기 시작했다. 나는 내 문제에 EFT를 집중적으로 적용했고 그 결과는 사뭇 놀라웠다. 잦은 편두통 때문에 독한 약을 먹었는데, EFT를 딱 3개월 적용한 후 편두통이 완전히 사라졌다. 심지어 몇 달 후에는 지난 20년 넘게 나를 괴롭혔던 요통도 완전히 사라졌다. 이 모든 것이 몇 달 만에 이뤄지다니! 내 문제에 대한 이런 놀라운 결과들에 나는 의사로서 몹시 흥미를 느꼈고, 본격적으로 EFT에 뛰어들게 되었다. 나는 이어서 EFT 자격을 취득했고, 결국 기존 의학을 완전히 그만두게 되었다. 나는 의사 면허를 취소하고 (지금은 내담자라고 부르는) 환자들에게 전적으로 EFT를 사용하고 있다. 나는 EFT로 내담자들의 스트레스와 부정적 감정을 해결하는 것을 도우며 그들이 스스로 EFT를 사용할 수 있도록 가르친다. 이전에 약을 처방해서 얻었던 것보다 훨씬 더 좋은 결과를 얻고 있다. 이제는 처방전을 전혀 사용하지 않는다. 단지 증상을 치료하는 것에 그치지 않고, 내담자들이 자기 문제의 진짜 원인을 찾아서 해결하도록 도울 수 있어서 안도감을 느낀다.

EFT의 명백한 이점 때문에, 나는 2008년부터 다른 직종의 사람들에게도 EFT를 교육하기 시작했다. 수년 동안 나는 게리 크레이그와 지속적으로 연락을 주고받으며, 그의 발전에 발맞춰 나의 배움을 이어 나갔다.

나는 2009년에 첫 번째 책인 *EFT-감정자유기법-A부터 Z까지*(*EFT - Emotional Freedom Techniques - From A to Z*)를 펴냈다. (네덜란드어로 출판된) 이 책에서 나는 공동 저자인 헹크 반 데어 빈(Henk van der Veen)과 함께 기존 두드리기 형식의 EFT를 설명했다.

게리 크레이그는 2011년부터 두드리기 형식의 EFT를 표준 EFT라고 부르기 시작했다. EFT가 세상에 알려지면서 급증한 다른 형태의 EFT들과 구별하기 위해서였다. 그 후 2014년, Gary는 새롭게 발전된 EFT인 옵티멀 EFT를 소개했는데, 이 EFT는 명상 과정이자 영적인 성격을 띠고 있다. 표준 EFT와 옵티멀 EFT는 EFT 창시자인 게리 크레이그가 개발한 두 가지 형식의 EFT로, 지금은 이 둘을 합쳐서 공식 EFT™라고 부른다.

나는 2015년, 2016년에 옵티멀 EFT를 숙달하기 위해 게리 크레이그에게 사사했다. 우리가 긴밀히 협력한 결과, 게리 크레이그는 마침내 2016년에 나의 센터를 게리 크레이그 공식 EFT 교육 센터로 지정했다. 나는 같은 해에 독일 내과 의사인 라이크 게르트 하머의 연구도 알게 되었다. 하머는 감정적으로 충격을 주는 사건들과 신체에 나타나는 특정 반응들 사이의 연관성을 발견했고, 우리가 질병이라고 배웠던 많은 증상들이 사실은 치유 증상이라는 것을 알아냈다. 하머의 발견을 통해, 다양한 증상들과 질병들의 원인이 되는 감정 갈등의 종류를 확인할 수 있으며, 이로 인해 EFT로 해결해야 할 부정적 감정을 느끼게 하는 특정 사건들을 파악하는 데 도움을 얻을 수 있다. 하머의 발견은 내가 내담자들을 치유 방향으로 나아가도록 이끄는 데 더 많은 통찰을 안겨준다.

나는 마음이 물질보다 더 중요하다는 사실과, 부정적 감정이 건강을 악화시킬 뿐 아니라 질병의 원인이라는 사실 또한 그 어느 때보다 확신하게 되었다! 35년 동안 사람들의 치유를 도우면서, 우리 몸은 단독으로는 그 어떤 것도 하지 않음을 보여주는 증거들을 충분히 발견했다. 몸을 이끄는 것은 마음이다. 몸 그 자체는 중립적이다. 이것은 기존 관점과는 매우 다르지만, 차차 이 책에서 자세히 설명할 테니 양해 바란다. 이 새로운 관점은 과학적 증거가 충분하다. 스스로를 위해 열린 마음으로 시도해 보기를 바란다. 인류는 주류가 정해 놓은 것과 상관없이 사물을 다르게 바라볼 수 있는 용감한 소수에 의해 진화해 왔다.

이 여정으로 인해 나는 EFT만으로도 내담자를 돕게 되었다. 그리고 2008년부터는 표준 EFT, 2018년부터는 옵티멀 EFT에 대한 교육·인증 과정을 제공하고 있다. 또한 만성 신체 증상과 외상, 하머의 통찰을 EFT와 결합하여 사용하는 방법에 초점을 맞춘 다양한 EFT 교육을 진행하고 있다. EFT 전문가만 아니라 의사와 심리치료사, 정신과 의사, 심리학자, 기타 치료사 그리고 그저 자신의 문제를 해결하기 위해 EFT를 사용하고 싶은 사람들도 가르치고 있다.

책 이야기

이 책에서는 EFT의 두 가지 형식 모두를 설명한다. 우리는 각 형식의 배경을 살펴보고, 작동 기전에 대해 더 많은 통찰을 제공하며, 기본 프로토콜이 어떻게 작동하는지 설명할 것이다. 나는 EFT 창시자인 게리 크레이그와 협의하여 이 책을 썼으며, 그의 웹사이트에 있는 모든 자료와 옵티멀 EFT 웨비나 및 많은 대화를 통해 그에게 배운 모든 것을 감사하는 마음으로 활용했다.

내가 이 책을 쓰긴 했지만, 나의 견해와 설명은 게리 크레이그의 아이디어를 기반으로 하고 있기 때문에 우리라는 말을 자주 사용할 것이다. 이런 의미에서 이 책은 우리 둘이 함께 쓴 책이며, 게리 크레이그는 이 책의 공동 저자이다. EFT의 창시자와 함께 공식 EFT™를 소개할 수 있다는 것은 영광이다.

게리 크레이그와 나는 완전히 다른 배경을 가지고 있어서 서로를 잘 보완한다. 그는 스탠포드 대학교 출신 엔지니어이다. 나는 의사로서 의학적 배경을 가지고 있으며, 지금은 네덜란드 게리 크레이그 공식 EFT 교육 센터의 대표이다. 우리 둘 다 오랫동안 EFT 개인 세션과 집단 세션을 해왔고, 일반인과 전문가들을 위한 EFT 교육을 제공하고 있다.

책의 개요

이 책은 EFT가 감정 문제와 만성 스트레스를 해결하는 데 얼마나 효과적인지 보여줌으로써, 말 그대로 감정으로부터의 자유를 얻을 수 있도록 도와준다. 몸과 마음은 긴밀하게 연결되어 있다. 정신적으로 건강하다면 신체 증상이 거의 없으며, 그 반대도 마찬가지이다. 현재 전 세계에 EFT가 큰 영향을 미치고 있기에, 우리의 바람은 많은 사람들이 탁월한 효과가 입증된 두 형식의 공식 EFT™를 배우는 것이다. 여러분들도 EFT의 혜택을 누리기를 바란다. 우리는 일반인도 EFT를 자기 치유 도구로 사용하는 방법을 배울 수 있도록 이 책을 썼다. 그러나 이 책은 EFT 전문가들도 참고할 수 있다.

1부에서, 우리는 스트레스 관련 문제의 원인과 EFT의 작동 원리, 두 가지 형식의 EFT 적용 방법을 설명한다. 이를 통해 당신은 EFT를 정확하게 사용하는 방법을 알게 될 것이다. 나는 스트레스 관련 문제의 원인을 설명하면서, 라이크 게르트 하머가 만든 자연의 다섯 가지 생물학적 법칙을 언급하는데, 이는 그의 연구 결과가 몸과 마음의 연관성을 설명하는 가장 잘 정리된 의학적 발견 중 하나라고 생각하기 때문이다.

2부에서는, 20년 이상 EFT 임상 경험을 바탕으로 얻은 많은 사례와 도움말을 제공한다. 하머의 연구에서 파생된 추가 내용들 또한 설명한다. 여기에서는 당신이 겪고 있는 문제의 이면에 있는 감정 원인을 파악하는 방법과 그것을 EFT로 다루는 방법을 배운다. 이 책에 당신의 특정 문제가 나와 있지 않더라도 다른 문제의 사례와 설명을 읽으면 자신의 문제에 맞게 적용할 수 있을 것이다.

EFT를 제대로 적용하면 즉시 효과를 경험할 수 있다. EFT를 매일 사용하여, 해묵은 부정적 사건과 외상을 꾸준히 제거하면 그 효과는 영구적일 것이다. 조만간, EFT를 효과적으로 사용할 수 있는 워크북도 나올 예정이다. 하지만 우리는 당신이 이 책부터 시작하기를 권한다. 당신에게 필요한 기초를 제공하기 때문이다. 또한 이 책에서 설명하는 모든 내용은 실제 사례를 바탕으로 한다는 점도 이야기하고 싶다.

독자를 위한 안내

먼저 1부를 끝까지 읽을 것을 권한다. 일단 1부를 공부하고 나면, 당신의 문제에 EFT를 적용하는 방법을 알게 될 것이다. 그리고 2부의 내용을 통해 추가적인 영감을 얻게 될 것이다. 부록 4에서는, A부터 Z까지 이 책에서 다루는 질병과 증상을 찾아볼 수 있다. 근본적인 감정 원인을 찾음으로써 문제에 접근하는 방법을 깊게 이해하려면 2부를 전체적으로 공부하는 것이 가장 좋다.

나는 여러분이 감정적 자유를 만끽하고, 삶의 본질 즉, 사랑을 주고받는 것을 방해하는 장애물을 해결하기를 소망한다.

감사의 말

게리 크레이그와 함께 이 책을 쓰게 된 것은 나에게 큰 영광으로, 나는 이 책을 통해 EFT 유산의 진면목을 제대로 보여주기를 희망한다. 나는 게리 크레이그에게 이 책을 바친다.

이 책을 영어로 쓸 수 있었던 것은 천사 같은 앨리슨 브락과 헬러 궐링 덕분이다. 처음에는 네덜란드어 초고를 번역 프로그램을 이용하여 영어로 변환했다. 그러나 그 결과물이 이해할 수 없을 정도로 엉터리여서, 나조차도 무슨 내용인지 이해하려면 원래 네덜란드 책을 계속 참조해야 했다. 최소한 무슨 뜻인지 이해할 수 있을 만큼 거친 영어 버전으로 내가 다시 작업을 하면, 앨리슨은 적절한 어휘와 구문으로 다시 작성하는 기적을 만들어 냈다. 그 덕분에 영어 원고의 뜻이 더 명확해져서 내가 쓴 영어 원문보다 더 명확하고 완성도 높은 강력한 결과물이 만들어졌다.

헬러는 주의 깊게 원고를 검토하여, 예상 독자들에게 뜻이 잘 전달되도록 문장을 다듬었다. 그녀가 오랜 시간 정성을 들인 덕분에 부드럽고 읽기 쉬운 책이 되었다. 두 사람에게 무한한 감사를 전한다. 이 책에서 잘 읽히는 부분은 두 사람 덕분이며, 어색한 부분이 있다면 내 탓이다.

늘 그렇듯 타코 클라쓰는 나의 든든한 버팀목이다. 그의 편집과 삽화 작업은 없어서는 안 될 만큼 중요한 도움이 되었다. 그의 도움이 없었다면 이 책을 만드는 것은 불가능했을 것이다.

하마의 연구를 알려준 카린 판 발른(Karin van Baelen)과 미스 클로스(Mies Kloos)에게 깊은 감사를 전한다.

끝으로, 또 다른 기적에 대해 이야기하고 싶다. *도그피시 아일랜드*(*Dogfish Island*)의 저자인 좋은 친구 로비 던랩(Robbie Dunlap)은 완벽한 출판사인 자이온 출판사의 메리 닐슨(Mary Nilsen)을 찾도록 도와주었다. 그녀는 엄청난 인내심과 세심함, 지혜를 가지고 내지 디자인을 도와주었다. 메리와 솔베이그 닐슨 고딘(Solveig Nilsen Godin)이 비판적으로 책을 읽고 조언해 준 덕분에 내가 전하고 싶었던 이야기를 보다 명확하게 하는 데 큰 도움을 받았다. 진심으로 감사드린다.

가브리엘 루텐

2022년 10월, 스웨덴 헤르느산드

EFT의 모든 것

창시자 게리 크레이그의 공식 EFT

01

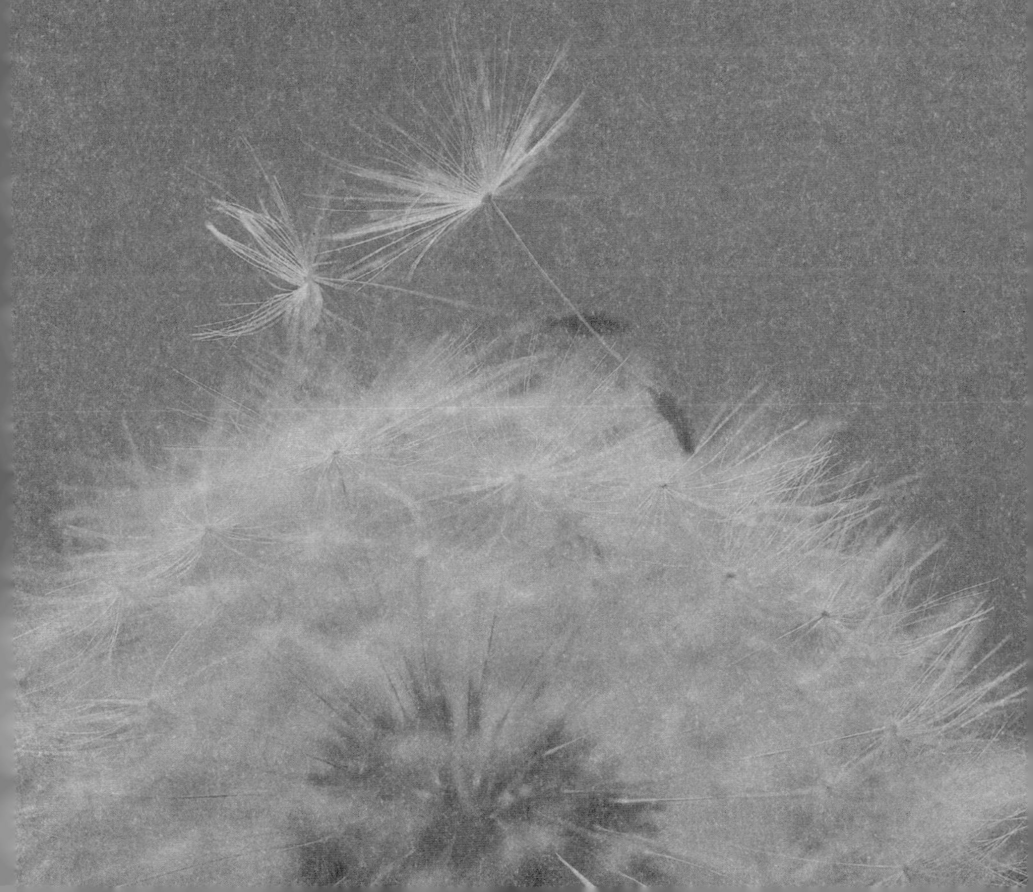

1
INTRODUCTION

EFT 시작하기

독창적인 발견일수록 시간이 지나야 그 진가를 알아볼 수 있다.

아서 쾨슬러 *Arthur Koestler*

헝가리 태생의 영국 작가, 1905~1983년

EFT는 무엇이며, 어디에 사용할 수 있는가?

EFT (Emotional Freedom Techniques, 감정자유기법)는 부정적 감정과 제한적 신념을 해소하는 기법이다. EFT는 손쉬운 자기 치유 도구지만, 숙련된 전문가들은 심각한 외상과 스트레스와 관련된 문제를 효과적으로 해결하는 데도 사용하고 있다. 이 책에서는 게리 크레이그가 만든 공식 EFT™, 즉 표준 EFT (또는 EFT 두드리기)와 최신 EFT 형식인 옵티멀 EFT 두 가지를 설명한다.

이 책에서는 두 가지 형식의 EFT를 자기 치유 도구로써 사용하는 데에 중점을 두고 있다. 우리는 EFT가 다른 기법들과 마찬가지로 그 효과를 인정받을 자격이 있다고 믿는다. 왜냐면 EFT는 다른 기법들과 전혀 다르며, 놀라운 효과를 보이기 때문이다. 많은 자기 치유 도구(와 치유법)들은 행동, 긍정적 사고 및/또는 문제를 통찰하는 것을 중요하게 여긴다. 하지만 EFT는 문제의 근본 원인, 즉 문제의 기저에 있는 부정적 감정(또는 스트레스)을 해결하는 데 집중한다. EFT를 적절히 사용하면, 스트레스 유발요인과 조건화 스트레스 반응 사이의 연결을 완전히 끊어버릴 수 있다. 바꿔 말하면, EFT는 과거의 스트레스 사건이 더 이상 현재 경험과 행동에 부정적 영향을 미치지 않게 만든다. 과도하고 (불필요한) 부정적 감정 반응을 더 이상 경험하지 않게 되며, 그저 정상적인 감정 반응만 남게 된다.

EFT를 통해 문제에 대한 통찰력을 얻는 것이 본래 목표는 아니지만, 그럼에도 그 부분에서도 상당한 추가적 이점이 있다. 하지만 문제와 문제 행동이 어디에서 비롯되었는지 이해한다고 그것들이 해결되는 것은 아니다. 여기서 EFT는 다른 기법보다 더 깊이 파고들어 간다. EFT는 무언가 과거 사건을 떠올리게 하는 것을 (무)의식적으로 만났을 때, (자동적으로) 활성화되는 부정적 감정과 과거 경험했던 스트레스 사건 사이의 연결고리를 끊는 데 사용된다. 그 연결고리를 끊고 고착된 부정적 감정을 해소하여, 현재 이 순간을 직면하고 적절하게 반응할 수 있는 여유가 생기면, 이전과는 완전히 다른 경험을 할 수 있다. EFT를 사용하면 감정적으로 자유로워지기 때문에, 과거 사건으로 인한 오랜 스트레스 요인과 부정적 감정이 당신을 더 이상 지배할 수 없게 된다.

간단히 말하자면, EFT는 현재 상황을 악화시키는 과거의 해결되지 않은 부정적 감정에 부지불식간에 휩쓸리는 것이 아니라, 잠재의식 속 과거 경험의 부정적 감정을 해결하여 지금 일어나는 일에 대응할 수 있도록 해준다. 더 이상 분노나 슬픔, 다른 부정적 감정들을 경험하지 않는다는 말은 아니다. 핵심은 과거의 부정적 감정을 해소하면, 그와 관련된 이전의 유사 상황과 부정적 감정 간의 연결고리가 끊어진다는 점이다. 이 연결고리는 분노나 슬픔을 더 가중시켜, 연결고리가 없을 때보다, 현재 유발 요인에 대한 감정 반응을 더 심하게, 크게, 강렬하게 만드는 경향이 있다. 감정 저장소를 청소하면, 당신은 지금 이 순간에 벌어지는 일을 간단하게 대처할 수 있게 된다. 그리고 이는 참으로 후련한 일이다!

자주 하는 질문들

나에게 EFT 효과가 있을까?

EFT는 스트레스가 영향을 미치는 모든 문제에 효과가 있다. 부정적 감정이나 제한적 신념이 있는가? 예를 들면:

- 나는 아무런 가치가 없다, 나는 중요하지 않다, 나는 부족하다.
- 나는 매력이 없다, 나는 너무 뚱뚱하다, 나는 너무 깡말랐다.
- 나는 그러기엔 너무 수줍고, 쉽게 겁을 먹는다.
- 나는 내 감정을 조절할 수 없다, 나는 걸핏하면 짜증낸다, 나는 참을성이 없다.
- 나는 그걸 하기엔 너무 멍청하다, 나는 그것을 할 수 없다, 나는 감히 그것을 하지 않을 것이다.

혹은 불쾌한 사건에 대한 (무의식적) 기억 때문에 고통스러운가? 예를 들면:

- (신체적 또는 정서적) 아동 학대, 성적 학대
- 가정 폭력, 다툼, 싸움, 이혼
- 사고, 수술, 전쟁 외상
- 노사 또는 고용 분쟁
- 폭력을 목격하거나 당한 경우

혹은 (만성) 증상이나 질병 또는 문제 행동이 있는가? 예를 들면:

- 두통, 편두통
- 만성 피로, 소진
- 우울증
- 불안 장애, PTSD, 공포증
- 요통, 류머티즘, 목 통증 또는 기타 골격계 통증
- 중독(흡연, 알코올, 기타 약물, 음식 중독 또는 통제 불능 행동)

위의 문제 중 어느 하나라도 있다면, EFT가 큰 도움이 될 것이다. 이것들은 모두 신념과 감정, 걱정거리나 문제와 관련된 것으로, 이로 인해 당신은 진정한 자신으로 살아갈 수 없으며 당면한 상황에 차분하고 적절한 태도로 반응할 수 없게 된다. 어쩌면 당신은 특정 행동을 바꾸는 것에 있어 한계를 느끼거나, 제지당한다고 느끼거나, 그것이 불가능하다고 느낄지도 모른다. 어쩌면 담배를 끊을 수 없거나, 너무 많이 먹거나, 너무 무서워서 사람들 앞에서 말할 수 없을지도 모른다. 제한적 신념 및/또는 신체 문제와 통증의 악순환에 갇혀 있을 수도 있다. 이 모든 것들이 EFT를 배워야 하는 아주 좋은 이유이며, 당신은 EFT로 이를 극복할 수 있다!

무엇이 EFT를 다르게 만들까?

EFT가 특별한 이유는 간단한 기법을 사용하여 문제의 근본 원인을 해결할 수 있다는 점이다. 가장 큰 이점은 과거의 부정적 경험이 더 이상 삶에 영향을 미치지 않는다는 것이다.

감정 문제의 예를 살펴보자. 한 여성이 몇 년 전에 이혼을 했는데, 감정 다툼이 많았던 쓰라린 이별이었다. 그녀는 이혼에 대해 생각할 때마다 (예를 들면 자녀 문제, 생일, 위자료 및 양육비 등으로 인해) 분노나 슬픔, 무력감 또는 버림받은 느낌과 같은 불쾌한 감정을 느꼈다. 이런 감정을 느끼는 이유에 대해 깊이 이해하는 것은 도움이 되지만, 그러한 통찰이 부정적 감정을 사라지게 하지는 않는다. 이혼에 대해 이야기하고 위로를 받는 것도 도움이 되지만, 역시나 부정적 감정이 사라지지는 않는다. 자신을 추스르고 삶을 다시 즐기기 시작하면 기분이 나아질 수 있겠지만, 이혼을 떠올리게 하는 어떤 상황이나 생각을 마주하게 되면, 여전히 부정적 감정들을 경험하게 될 것이다. EFT를 사용하면, 근본적인 부정적 감정을 해소하여 지긋지긋한 과거 경험을 무장해제시킬 수 있다. 때때로 부정적 감정은 즉시 또는 빠르게 사라지기도 하며, 때로는 더 느리게, 혹은 EFT를 오래 적용한 후에 비로소 해소되기도 한다. 하지만 EFT를 적절히 사용하면, 대부분 효과를 볼 것이다. 이혼으로 인한 부정적 감정들을 EFT로 해소하면, 이혼에 대한 생각이 떠오르거나 전 배우자를 다시 마주쳐도 편안하고, 중립적이며 심지어 긍정적이거나 그 사람을 용서하고 있음을 깨닫게 될 것이다. 그러면 그것이 그녀의 자연스러운 자동반응이 된다. 가식적이거나 착하거나 더 성숙한 것과는 아무런 상관이 없다. 그저 더 이상 부정적 반응이 일어나지 않기 때문에 편안하고 침착한 상태를 유지하는 것이다.

신체 문제의 예도 살펴보자. 당신이 두통에 자주 시달린다고 가정해 보자. 스트레스와 걱정 그리고 두통을 유발하는 상황을 파악하고, EFT로 이러한 상황에서 느끼는 고착된 부정적 감정을 해소하면, 금세 두통이 개선되는 것을 경험하게 될 것이다. 또한 관련 스트레스를 완전히 없애려면, 상황을 살펴보고 (이직을 하거나 관계를 정리하는 것과 같이) 어떤 변화를 주어야 할 수도 있다. 하지만 EFT를 적절하게 적용하면, 스트레스를 더욱 빠르고 효과적으로 해결할 수 있다. 두통의 감정 원인을 파악하고 해결한다면, 상황과 증상을 악화시키는 스트레스 상태에서 성급하게 결정하는 대신, 그 상황에 대해 침착하고 명확하게 생각하여 적절한 결정을 내릴 수 있게 된다. 해소되지 않은 만성 스트레스가 우리를 얼마나 고통스럽게 할 수 있는지에 대해 대부분의 사람들은 전적으로 과소평가하고 있다. 이 스트레스를 해결하면, 완전히 새로운 세상이 열린다.

EFT를 많이 하면 감정을 느끼지 않게 되는가?

EFT를 사용한다고 해서 감정을 느끼지 못하는 것은 아니다. 감정을 느끼는 능력은 그대로 남아 있다. 감정은 인간 지능의 일부이며, 우리가 삶의 길을 찾도록 도움을 주는 것이다. 어떤 상황에서 어떻게 느끼는지 알아차려 보자. 그 상황에서 긍정적인 감정 반응을 느끼는가? 행복하고 즐겁고 기분 좋고/거나 평화롭다고 느끼는가? 훌륭하다! 그게 무엇이든 가능한 한 자주 계속하라. 하지만 기분이 좋지 않거나 컨디션이 나쁘다면, 그게 무엇이든 해결할 필요가 있다. 실제 위험한 상황인가? 아니면 내면의 생각에서 비롯되는 반응인가?

실제 위험한 상황의 예로, 길을 건너는데 차가 빠른 속도로 다가오고 있다고 가정해 보자. 그런 상황이라면, 도로 밖으로 안전하게 피할 수 있도록 순식간에 싸움, 도피 또는 얼어붙기 반응이 작동할 것이다. 이 사건이 매우 강렬했다면, 다음을 위해 아주 자세하게 장기기억에 저장된다. 이 사건 이전에 횡단보도를 건너다 죽을 뻔한 적이 있었다고 가정해 보자. 이 경우, 길을 건너기 전에 이미 싸움, 도피 또는 얼어붙기 반응이 나타날 수 있고, 달려드는 차에 대해 더 강렬하게 반응할 수 있다. 그렇다고 길을 건널 때마다 즉각적으로 싸움, 도피 또는 얼어붙기 반응 상태가 되거나 걷잡을 수 없는 공포에 빠질 필요는 없다. 정상적인 의식 상태에서는 길을 안전하게 건널 수 있기 때문에, 이러한 반응은 지나치다. EFT를 사용하면, 지금 및 과거의 경험을 중화하여, 불필요한 스트레스 없이 침착하게 길을 건널 수 있게 된다. 이렇게 생각할 수도 있다. *'아니 갑자기 위험이 닥쳤을 때 즉시 반응하려면 그 두려움을 갖고 있는 게 더 낫지 않을까?'* 아니다. 이건 큰 오해다. 길을 건널 때마다 극심한 스트레스를 느끼지 않아도, 이전 경험을 통해 학습하여 안전하게 길을 건널 수 있을 만큼 충분히 주의를 기울일 수 있다. EFT는 이와 같은 불필요한 스트레스를 해소하는 데 큰 역할을 한다.

실제로 신체적 위협을 느껴 스트레스를 받는 것 외에도, 아무런 위협이 없는데도, 심리적으로 위협을 느끼며 부정적 감정을 심하게 느낄 수도 있다. 예를 들어 누군가가 당신을 강하게 비난한다고 하자. 이는 실제 위험에 처한 상황은 아니지만, 싸움, 도피 또는 얼어붙기 반응을 유발할 수 있다. 이때 EFT가 매우 중요한 역할을 한다. 이런 상황에 EFT를 사용하면, 이성을 잃고 화부터 내어 나중에 후회하는 대신, 비판을 차분히 듣고 그게 맞는 말인지 아니면 그 사람 문제인지 파악하여 적절하게 반응할 수 있을 것이다.

EFT를 어떻게 사용하는가?

EFT 사용법은 **2장**과 **5장**에서 자세히 설명할 것이다. 이해를 돕기 위해, 친구와 불쾌한 대화를 나눴다고 가정해 보자. 당신은 집에 돌아와서도 여전히 화가 나 있거나 짜증 날 수 있다. 이와 같이 감정에 몰입된 상태에서 바로 EFT 기본 프로토콜(EFT 두드리기 또는 옵티멀 EFT)을 적용하면 부정적 감정을 해소할 수 있다. 그런 다음, 다시 그 대화의 순간으로 돌아간다고 상상하고 자신의 기분을 알아차린다. 그러면 그 기억이 여전히 당신을 자극하는지 테스트해 볼 수 있다. 이때, 그 순간을 최대한 생생하게 재연하여 (어떤) 부정적 감정이 여전히 남아 있는지 확인한다. EFT를 다시 사용하여 남아 있는 감정을 해소하고 다시 테스트한다. 그 순간을 떠올려도 더 이상 아무런 감정이 느껴지지 않을 때까지 EFT를 반복하면, 이 문제는 완전히 해결된 것이다.

EFT로 불쾌한 대화의 경험이 중화되었다고 해서, 다음에 그 친구를 만났을 때 부정적 반응을 전혀 보이지 않는다는 말은 아니다. 이 사건에 대한 감정 반응만이 아니라, 이렇게 감정적으로 반응하게 된 근본 원인을 해결하기 위해 EFT를 더 많이 해야 할 수도 있다. 이전에도 이 친구와 유사한 상황이 있었다면, 그 상황들에 대해서도 동일하게 EFT를 해야 할 것이다. EFT는 불쾌한 경험을 한 후 바로 적용하면 특히 효과적이다. 종종 EFT는 몇 분 이내로 부정적 감정을 해소할 수 있어서 부정적 감정이 잠재의식 속에 저장되지 않게 할 수 있다. 게다가 이러한 경험들을 가능한 한 빨리 처리하는 연습을 하면, EFT가 더욱 쉽고 빠르게 작동한다는 것을 알게 될 것이다.

위의 예시는 혼자서 다룰 수 있는 비교적 사소한 불쾌한 사건이다. 이 책에서는 우선 작은 문제에 EFT를 적용하는 방법을 배울 수 있도록 많은 사례를 보여줄 것이다. 하지만 EFT의 기본 프로토콜만 배워서 심각하고 복잡한 외상을 다루는 것은 권하지 않는다. 심각한 외상 사건을 경험했거나 복잡한 만성 증상을 앓고 있다면 숙련된 EFT 전문가의 도움을 받는 것이 좋다.[1]

EFT의 효과는 영구적인가?

EFT를 적절하게 적용한다면 그 효과는 영구적일 수 있다. EFT를 잘 사용하여 부정적 감정 및 이와 관련된 과거 사건의 연결고리를 끊는다면, 감정적으로 엄청난 자유를 느끼게 될 것이다. 이미 일어난 일을 바꿀 수는 없지만, 과거 사건을 떠올리거나 떠오르게 하는 어떤 상황에 처했을 때 더 이상 부정적 감정을 느끼

1 https://www.palaceofpossibilities.com/practitioner. https://official-eft.nl/eft-behandelaars.

지 않을 수 있다. 부정적 감정을 불러일으키는 중요한 과거 사건들을 모두 찾아서 지속적으로 EFT를 하면, 조건화된 부정적 반응과 고착된 감정의 거대한 집합체를 완전히 해제할 수 있다. 이로 인해 더 이상 조건화 행동 반응에 얽매이지 않게 된다. 과거 경험으로 인해 잠재의식에 저장된 부정적 감정에 사로잡히지 않는 대신, 지금 일어나는 일에 적절히 반응할 수 있게 된다.

EFT를 적용하고 나면, 화나 안달이 줄거나 더는 성급하게 짜증을 내지 않거나 어쩌면 더 이상 비난 받지 않는다고 느낀다는 것을 알 수 있다. 다시 말해, 공격적이거나 수동적이었던 행동이 좀 더 적극적으로 바뀔 것이다. EFT로 더 많은 고통스러운 경험과 부정적 감정, 제한적 신념을 해결함에 따라, 감정적으로 훨씬 더 자유로워지고 진정한 자신으로 존재할 수 있게 된다. 자신과 다른 사람을 더 깊이 이해하게 되고 더 큰 사랑과 관용으로 다른 사람들과 관계를 맺게 될 것이다. 우리의 부정적 감정과 제한적 신념을 모두 지웠을 때 이 세상이 어떨지 상상해 보라. 우리는 서로에게 마음을 열고 자유롭게 어울릴 것이다.

EFT는 신체 문제와 질병에도 매우 효과적이다. 부정적 감정과 만성 스트레스는 여러 가지 면에서 질병에 매우 중요한 역할을 한다. 주류 의학에서도 만성 스트레스가 건강에 미치는 영향에 대해 점점 더 인정하고 있다. 만성 스트레스는 (때때로 원인 그 자체일 수 있는) 다양한 의학적 문제와 질병의 주요 기여 인자이며, 부정적 감정과 신체 문제 사이의 연결고리에 대한 관심도 점점 늘고 있다. 한쪽이 다른 쪽에 영향을 미치며, 그 반대도 마찬가지다. 이것은 감기에서 기관지염, 두통에서 심장병, 암에서 당뇨병, 관절염에서 류마티즘까지 모든 질병에 적용된다. EFT는 문제를 완화시키거나 완전히 해결하는 데 도움이 되는 매우 독특한 기법이다.

> 심리적 문제든 신체적 문제든, EFT를 적절하고 철저하게 적용한다면
> 놀랍도록 많은 상황에서 지속적으로 좋은 결과를 얻을 수 있을 것이다.

EFT는 모든 사람에게 효과가 있는가?

EFT는 대부분의 사람들에게 효과적이며 열린 마음과 호기심이 있다면 EFT를 쉽게 배울 수 있다. 하지만 자신의 감정과 느낌에 접근할 수 없다면, 자기 치유 도구로 효과가 없을 것이다. 이런 경우에는 숙련된 EFT 전문가와 상담하는 것이 좋다. 이와 비슷하게 EFT의 효과에 대해서 부정적 신념을 가지고 있거나, EFT가 자신 또는 자신의 문제에 효과가 없다고 확신하거나, 그저 EFT가 너무 이상하다고 여긴다면, 그런 신념들을 극복할 수 있게 도와줄 수 있는 EFT 전문가의 도움을 받는 것이 좋다.

EFT는 모든 것에 효과가 있는가?

게리 크레이그는 처음부터 이렇게 말했다. '*모든 것에 적용해 보세요.*' 시도해 보기 전에는 절대로 알 수 없다. '*거절을 당하더라도, 애초에 안 물어보는 것보다 낫다*'는 네덜란드 속담도 있다. EFT는 어떠한 부작용도 없으니, 한번 해본다고 해서 나쁠 건 없다. EFT를 너무 자주 하거나 잘못해도 상황이 나빠지지도 않는다. 기껏해야 문제를 해결하지 못하거나, 즉시 효과가 없는 것뿐인데, 이는 당신이 아직 EFT를 정확하게 적용하는 방법을 모르기 때문이다. 하지만 EFT를 제대로 적용하면 스트레스와 관련된 모든 문제에 효과가 있다. 그렇다고 EFT가 모든 증상과 문제를 해결할 수 있다고 주장하는 것은 아니다. 하지만 EFT를 하면 스트레스 수준을 크게 낮출 수 있고, 이로 인해 많은 신체적, 심리적 문제가 해결되어 사랑이 가득하고 활기차며 원하는 바를 이루는 삶을 살 수 있다.

EFT는 즉시 효과를 내는가?

일반적으로 EFT의 효과는 즉각적이지 않다. 인터넷에 떠도는 정보들로 인해 EFT가 언제나 매우 빠른 효과를 낸다는 그릇된 인상을 받았을 수 있다. 이 글을 쓴 우리는 '1분의 기적'을 경험했거나 EFT를 1-3회 실시하는 것만으로도 심각한 외상이 해결되는 것을 많이 봤지만, 일반적으로는 더 오랜 시간 EFT를 해야 지속적인 결과를 얻을 수 있다. EFT는 매우 빠르고 효과적일 수 있지만, 한

번의 세션만으로 오래된 문제가 완전히 사라진다는 뜻은 아니다. 어떤 문제들은 깊고 복잡해서 완전히 해결하려면 더 높은 수준의 기법과 인내심, 지속성이 필요하다. 또한 사람들은 EFT를 할 때 여러 가지 실수를 하는데, 그로 인해 더 빠르고 지속적인 결과를 얻지 못하기도 한다. 당신이 이와 같은 함정에 빠지지 않도록 **2장**과 **5장**에서 자주 하는 실수에 대해 알아보고 설명할 것이다.

우리는 EFT를 자기 치유 도구로 사용하여 자신의 주요한 문제를 해결한 사람들의 이야기들을 많이 들어 왔다. 하지만, 모든 사람이 이런 치유 작업을 혼자 할 수 있는 것은 아니라는 것도 알고 있다. 실제로 우리는 당신이 이 책의 지식만으로 심각한 외상에 대해 작업하지 않기를 권고한다. 심각한 증상이나 인생의 주요한 문제와 외상들은 숙련된 EFT 전문가와 상담하는 것이 더 도움이 될 수 있다. EFT 전문가는 전체 과정을 안내하고 당신에게 적합한 맞춤형 지원을 해줄 수 있다. 먼저 처리해야 할 문제와 나중에 다뤄야 할 문제의 우선순위를 더 잘 정할 수 있기 때문에, 추가적인 외상을 유발하지 않고도, 당신이 깊은 문제를 다룰 수 있게 해준다. 이런 식으로, 당신은 지속적인 결과를 얻고 문제를 완전히 극복할 수 있다.

결론

책에서 설명하는 지침과 사례를 통해, 두 가지 형식의 공식 EFT의 기본 프로토콜을 철저하게 적용하는 방법을 배우게 될 것이다. 어렵지는 않다. 그저 많이 연습하고 적용해 보는 것이 중요하다. 그럼 지금부터 시작해 보자!

2
THE FOUNDATION
EFT의 토대

사물의 이치, 모든 것들이 서로 이어져 있음을 아는 사람은 행복하여라.

베르길리우스 *Vergilius*
로마 시인, 기원전 70~19년

이 장에서 우리는 심리 및 신체 문제의 근본 원인을 살펴본다. 이를 통해 EFT로 이러한 문제를 해결하는 가장 효과적인 방법을 찾는 기반을 마련할 것이다. 공식 EFT의 두 가지 형식을 적절히 적용하는 데 핵심이 되는 여러 가지 기초 기법들도 소개하겠다. 다음 단계로 넘어가기 전에 이 장을 면밀히 공부할 것을 권한다.

문제의 근본 원인: 스트레스는 학습된 행동이다

특정 상황에서 어떤 (신체 또는 심리) 문제를 겪는다는 것은 스트레스 반응이 활성화되었으며 이 상황이 문제와 연관이 있다는 것을 의미한다.

당신의 문제는 친구나 가족, 고용주 심지어 낯선 사람과의 불화와 같이 인간관계 문제일 수 있다. 낮은 자존감이나 불안, 우울증, 식사장애일 수도 있으며, 거미 공포증이나 발표 불안 같은 공포증일 수 있다. 또는 두통이나 요통, 이명이나 편도염, 복통이나 관절통과 같은 신체 문제일 수도 있다.

유발요인과 스트레스 반응 사이의 상관관계는 보통 무의식적인 경우가 많아서, 당신은 스트레스가 유발된 것조차 인지하지 못할 수도 있다. 스트레스 발생 여부는 과거 사건 및 그 사건에 어떻게 반응하도록 조건화되었는지에 달려 있다. 예를 들면, 부모님이 거미를 보고 깜짝 놀라 진저리치는 것을 본 적이 있다면, 당신도 거미를 무서워하는 것을 배웠을 수 있다. 일단 이렇게 유발요인이 형성되면, 향후에는 자동으로 스트레스 반응을 하게 된다. 이런 스트레스 반응을 일으키는 특정 사건을 자주 경험할수록, 그 경험의 세부 유발요인과 그에 대한 조건화 반응 사이의 연결고리는 더 강해진다.

이런 학습 방식은 유용한 목적을 지닌다. 즉, 적절히 행동하고 안전하게 지내며 위험을 피하는 방법을 배우게 해준다. 예를 들어, 우리는 어릴 때부터 뜨거운 난로를 만지면 안 된다는 점과 예의 바르게 행동하는 법 등을 배우는데, 이런 경험은 '잠재의식 데이터베이스'가 된다. 우리는 거의 자동적으로 하루 종일 이 잠재의식 데이터베이스를 참조하여, 주어진 상황에 어떻게 행동할지 결정한다. 이 잠재의식 검색 과정은 빛의 속도로 일어난다. 대부분 우리가 겪는 상황 자체는 중립적이지만, 경험과 판단, 신념이 저장된 개인별 데이터베이스를 참조하여 우리는 그 상황에 의미를 부여한다. 다시 말해서, 감정 반응과 행동은 외부 사건이 아니라 대부분 우리 내면, 즉 잠재의식에 저장된 것에 의해 결정된다.

이해를 돕기 위해 뇌가 정보를 어떻게 처리하는지 살펴보자. 우반구는 아날로그적이고 이미지를 만들며 시간 감각이 없다. 자기 자신과 주변을 구분하지 못하는 대신, 자신과 다른 모든 것이 서로 연결되어 있다고 인식한다.[1] 이에 반해, 좌반구는 디지털적이고 추상적이며, 논리적 추론과 과거와 현재, 미래에 대한 인식을 한다.

우반구는 보고, 듣고, 느끼고, 맛보고, 냄새 맡는 것과 같은 감각으로 인지하는 모든 정보에 기초해서 이미지를 생성한다. 물론 모든 사람이 시각적 이미지를

1 Jill Bolte Taylor: My stroke of insight. TED talk: https://www.ted.com/talks/jill_bolte_taylor_my_stroke_of_insight.

만드는 것은 아니다. 어떤 사람들은 과거 상황에 대한 모호한 시각적 이미지를 떠올리거나 아무것도 떠올리지 못할 수 있다. 대신, 그들은 경험한 소리와 냄새 또는 촉각에 기초하여 기억의 '장면'을 구성한다. 어떤 감각에 의존해서 이러한 이미지들이나 감각 기억들을 만드는지는 중요하지 않다. 일단 상황에 대한 (시각적이든 아니든) 이러한 이미지가 형성되면, 잠재의식에 저장된다. 후에, 현재 경험하고 있는 무언가로 인해 그 상황을 떠올리게 되면, 우반구는 저장된 이전 상황의 이미지를 불러와서, 마치 지금 그 일이 일어나고 있는 것처럼 경험한다. 이 경험에 상응하는 조건화 반응도 뇌 안의 수많은 신호 전달 과정을 통해 활성화된다. 행복한 기억의 이미지가 떠올랐다면, 이완 반응이 활성화되어 당신은 평온함과 행복감 또는 기쁨을 느낀다. 예를 들어 좋은 추억이 담긴 노래를 들으면 기분 좋은 향수에 젖게 될 것이다. 이와 반대로 스트레스를 받았던 과거 사건을 떠오르게 하는 부정적인 무언가를 경험하면, 우반구에 저장된 과거 사건의 이미지가 (보통 무의식적으로) 떠오르고, 조건화 스트레스 반응이 자동으로 활성화될 것이다.

이러한 조건화 자동반응은 결국 스트레스 패턴이 되어, 현재 상황에 불필요하고 과도한 반응을 일으킬 수 있다. 이런 지속적인 스트레스 패턴은 결국 만성 스트레스로 이어져, 신체 또는 심리 문제로 나타날 수 있다.

연구에 따르면 만성 스트레스는 건강에 부정적 영향을 미치고 많은 신체 문제를 일으킨다.[2,3,4,5,6] 신체 문제에 관한 한 우리는 *모든 신체 문제의 원인은 해결되지 않은 만성 스트레스*라고 보기 때문에, 이를 반증하는 연구가 나오지 않는

2 Yaribeygi, H., Panahi, Y., Sahraei, H., Johnston, T.P., Sahebkar, A. (2017). The impact of stress on body function: A review. EXCLI journal, 2017;16, 1057-1072. doi:10.17179/excli2017-480.

3 Sarkodie, E.K., Zhou, S., Baidoo, S.A., Chu, W. (2019). Influences of stress hormones on microbial infections. Microbial Pathogenesis, 2019; 131, 270-276. doi: 10.1016/j.micpath.2019.04.013.

4 How stress affects your health. (2016). American Psychological Association. http://www.apa.org/helpcenter/stress. aspx.

5 Morey, J.N., Boggero, I.A., Scott, A.B., Segerstrom, S.C. (2015). Current Directions in Stress and Human Immune Function. Current Opinion in Psychology, 2015; 5, 13-17. doi: 10.1016/j.copsyc.2015.03.007.

6 V.L., Caruso, D., Palagini, L., Zoccoli, G., Bastianini, S. (2019). Stress & sleep: A relationship lasting a lifetime. Neuroscience & Biobehavioral Reviews. 2019; doi: 10.1016/j.neubiorev.2019.08.024.

다면 우리는 기존 의학보다 진일보한 관점을 가지고 있다. 우리는 당신이 공식 EFT를 사용하여 자신의 주요 스트레스 패턴을 해결하고 그 효과를 직접 경험함으로써 이 주장의 타당성을 판단해 보길 바란다. 당신이 그렇게 할 수 있게 이 책이 영감을 주기를 바란다.

당신은 스트레스를 어떻게 해소하는가?

과거 사건으로부터 조건화 자동반응이 어떻게 만들어지는지 이해했으니, 이제는 문제에 대해 말하거나 그 원인을 이해하는 것만으로는 문제가 해결되지 않는 이유를 자세히 알아보자. 핵심은 과거 경험으로 인해 특정 유발요인과 스트레스 반응 사이의 자동 연결고리가 만들어졌기 때문에, 이전의 부정적 경험과 같거나 조금이라도 비슷한 상황에 처하게 되면, 그 즉시 스트레스 반응이 활성화된다는 점이다. 이런 상황에서 스트레스 반응을 할 수 있도록 무의식적으로 스스로를 훈련시킨 것이다.

이를 해결하려면, 문제의 근원 즉 스트레스 반응이 최초에 활성화되어 이후 자동 반응으로 프로그래밍된 특정 순간부터 시작해야 한다. 그런 다음, 이 경험과 자동 스트레스 반응 사이의 연결고리를 끊어야 한다. 따라서 이 연결고리가 처음 만들어진 특정 사건을 찾는 것이 중요하다. 그 후, 스트레스 반응이 더 이상 자동으로 활성화되지 않도록 연결고리를 끊고 비활성화하기 위해, 그 순간들을 EFT로 중화한다. 일단 공식 EFT를 사용해 보면 이런 과정이 실제로 어떻게 일어나는지 경험할 수 있다. 특정 부정적 순간에 EFT를 제대로 적용하면, EFT 과정 중이나 이후에 그 순간을 다시 떠올려도 더 이상 스트레스 반응이 활성화되지 않는다는 것을 느낄 것이다. 특정 사건 하나를 중화한다고 문제가 다 해결되는 것이 아님을 명심하라. 스트레스 패턴은 그런 사건들을 연이어 경험하면서 만들어지기 때문에, 다루는 데 더 많은 시간이 걸린다. 스트레스 패턴을 해결하려면 관련된 사건들을 충분히 중화해서 전체 문제를 다뤄야 할 수 있다. 복잡하지는 않지만, 실행 계획이 필요하고, 대부분 인내심도 약간 필요하다. 이에 대해선 **5장**에서 더 자세히 설명할 것이다.

스트레스 반응과 이완 반응

EFT의 본질은 스트레스 반응을 이완 반응으로 대체하여 더 이상 자신의 의지와 무관하게 자동 스트레스 반응에 갇히지 않도록 하는 것이다. 이를 잘 이해하기 위해 스트레스 생리학에 대해 좀 더 자세히 살펴보자. 이 부분은 건너뛰어도 되지만, 잠깐 살펴보면 EFT의 기초가 되는 기전에 대해 더 잘 이해하게 될 것이다.

스트레스 반응

스트레스 반응은 싸움 또는 도피 반응, 혹은 교감 신경 스트레스 반응이라고 한다. 이에 대응하는 반응은 이완 반응이다. 후자의 용어는 허버트 벤슨(Herbert Benson)[7]이 처음 만든 비교적 새로운 용어다.

먼저 교감 신경 스트레스 반응부터 시작하자. 어떤 상황이 위협적이거나 위험하다고 여겨지면, 우리 몸은 맞서 싸우거나 도망치는 것으로 반응한다. 이런 싸움 또는 도피 반응은 변연계(감정이 만들어지고 조절되는 뇌의 부분)에 있는 편도핵에서 시작된다. 편도핵은 감정 뇌라고도 불린다. 감각 기관을 통해 들어오는 정보를 처리하고 이와 비슷한 과거 경험을 바탕으로 그 사건이 당신에게 주는 감정적 의미와 연결시킨다. 그래서 어떤 상황이 어떤 식으로든 위협적이라고 인식되면, 즉시 싸움 또는 도피 반응이 시작된다.

교감 신경 스트레스 반응이 활성화되면 다음의 증상들이 (다양한 조합으로, 또 정도를 달리하여) 나타날 수 있다. 심장 두근거림, 가쁜 호흡, 구강 건조, 떨림, 발한, 좁은 시야, 메스꺼움, 위장 불편감 등이 그 예이다. 이것은 당신의 몸이 싸우거나 도망칠 수 있게 하는 지극히 정상적인 생리 반응으로 생존 가능성을 높인다.

얼어붙기 반응

인간을 비롯해 모든 포유류는 위협을 감지하면 싸움 또는 도피 반응을 하지만,

7 Benson, H., Klipper, M. (2000). The Relaxation Response. Updated and Expanded. (Press: Revised edition). New York (USA): William Morrow Paperbacks (HarperCollins Publishers Inc).

둘 중 어느 것도 할 수 없을 때 얼어붙기 반응이 일어난다. 공포로 인해 발이 떨어지지 않거나, 마비되는 느낌을 받을 수 있다. 피식자들은 대부분 도피 반응으로 시작하고 포식자들은 대부분 싸움 반응으로 시작한다. 야생에서 얼어붙기 반응은 동물들에게 도망갈 수 있는 기회를 제공한다. 포식자들은 대체로 움직임에 반응하고 '죽은' 동물을 좋아하지 않는다. 포식자들은 대부분 청소부가 아니다. 그래서 생명을 위협하는 상황에서 얼어붙기 반응이 살아남기 위한 효과적인 방법이 된다.

얼어붙기 반응이 일어나는 동안, 교감 및 부교감 신경계 모두가 최대로 활성화되는데, 이것은 마치 전속력으로 달리면서 엑셀과 브레이크를 동시에 꽉 밟는 것과 같다. 엔도르핀이 대량으로 분비되면, 몸이 경직되어 넘어질 수도 있다. 얼어붙기 반응을 보일 때, 아무런 신체 감각(통증)이나 감정을 느끼지 못하고 해리(분리)되는 것처럼 느낄 수 있다. 심장 박동과 호흡이 느려지고 심지어 숨을 참을 수도 있다. 허공을 응시할 수 있으며, 다른 사람들이 당신의 주의를 끄는 것이 어려울 수 있다. 얼어붙기 반응은 실제 외상 사건과 그 사건의 경험 사이에 간극을 만들어, 느낌을 둔마시켜 그 상황을 벗어나는 데 도움을 준다.[8]

동물들도 이런 방식으로 반응하지만, 인간과 달리 과거에 연연하거나 얼어붙기 반응에 사로잡히지 않기 때문에, 대개는 곧바로 스트레스 반응에서 벗어나 이완 반응을 한다. 이 행동방식은 야생 동물이 포식자를 만났을 때, 더 이상 도망가지 못하는 상황에서 쓰러져 죽은 척 하는 모습에서 확인할 수 있다. 동물들은 일어나서 도망칠 기회가 생기면, 거의 항상 몸을 격하게 떨거나 흔든다. 이는 얼어붙기 반응에서 벗어나, 이 반응으로 인해 중단되었던 싸움 또는 도피 반응의 일부가 나타나고 있음을 보여준다. 이를 통해 이완 반응 상태가 되어, (치명적이지 않은 부상에서 회복해야 할 수도 있지만) 남아 있는 스트레스 증상 없이 살아갈

8 부교감 신경계에서 교감 신경 반응에 제동을 거는 부분은 등쪽 미주 신경(dorsal vagus nerve)이다. 이 신경은 전체 시스템을 정지시켜 얼어붙기 상태에 빠지게 한다. 어떤 일이 일어나는지 더 잘 이해하려면 1994년 스티븐 포지스(Stephen Porges)가 소개한 다미주신경 이론을 살펴볼 필요가 있지만 이 책의 범위를 벗어난다. 다음 사이트를 참조하라. https://www.stephenporges.com/.

수 있다. 인간도 이와 비슷해서, 몸을 흔들거나 떨거나 다른 불수의 활동으로 스트레스 반응을 해소할 수 있다. 스트레스 반응을 최대한 활용해서 위험한 상황을 헤쳐 나가거나, 얼어붙기 반응 상태에서 남아 있는 스트레스 반응을 완전히 방출하여 이완 반응으로 넘어가면, 그 상황과 관련된 문제를 더는 경험하지 않을 가능성이 높아진다. 그러나 그렇게 할 수 있는 상황이 아니라면, 스트레스 반응이 (약간) 활성화된 상태로 남아 있거나, 또는 매우 쉽게 유발요인에 자극을 받거나, 얼어붙기 반응의 (일부가) 활성화된 상태로 남을 수 있다.

얼어붙기 반응 자체는 눈에 띄지 않을 정도로 짧을 수 있지만, 그동안의 일을 의식적으로 기억하는 경우가 많다. 당신은 자신이 공포에 마비되어 움직이지도 못했고, 그 어떤 것도 할 수 없었다는 것을 깨닫게 된다. 여기에 또 다른 기전이 작용한다. 그로 인해 얼어붙기 반응이 사라져도 스트레스 증상만이 아니라 그 상황의 모든 세부 정보까지 나중에 사용할 수 있도록 장기기억으로 저장된다. 이는 학습 과정의 일부이다. 따라서 어떤 상황이 이전의 스트레스 경험과 (조금이라도) 유사하다면, 스트레스 반응이 즉시 나타난다. 물론 상황에 대한 긍정적 반응은 좋은 느낌을 만들어 내기 때문에 도움이 된다. 하지만 부정적 자동 반응은 만성 스트레스의 원인이 된다. EFT의 목적은 과도하고 불필요하며 불수의적으로 일어나는 부정적 반응을 다루는 것이다. 스트레스를 유발하는 어떤 상황이 발생하면, 잠재의식은 당신에게 스트레스 반응을 보일 필요가 있는지, 또는 그 반응을 원하는지를 묻지 않는다. 그저 활성화시킨다. 지속적으로 스트레스를 유발하는 상황이 결국 온갖 종류의 신체 증상과 질병으로 이어지는 이유가 바로 이것이다. 따라서, 자신이 무엇 때문에 스트레스를 받는지 알고, EFT로 그 스트레스 패턴들을 해결하는 것이 중요하다.

이완 반응

이완 반응은 스트레스 반응에 대응한다. 스트레스에서 회복하고 균형 상태로 돌아가기 위해 필요한 반응이다. 이완 반응의 신체 특징은 심박수와 혈압이 내려가고, 호흡이 느려지며, 근육이 이완되고, 코티솔 수치가 감소하며, 기억력 향상 및 명료하게 사고하는 능력이 증가하는 것이다. 또한 소화계에 혈액 공급이 회복되어 다시 소화하기 시작한다. 손과 발이 다시 따뜻해지고, 혈색이나 침 또는 눈물의 분비가 정상으로 돌아오는 것을 알아차릴 수도 있다.

EFT의 첫 번째 단계는 특정 상황과 관련된 스트레스 반응을 활성화하기 위해, 그 순간이 마치 지금 일어나고 있는 것처럼 재연하는 것이다. 이를 노출이라고 한다. 그런 다음 두드리기나 옵티멀 EFT로 스트레스 반응을 비활성화하여, 이완 반응을 촉진한다. 이 작업을 정확히 하면, 특정 유발 요인과 스트레스 반응 사이의 연결고리가 끊어져서, 그 특정 유발요인은 더 이상 스트레스 반응을 자동적으로 유발하지 않게 된다. 이 말은 위험에 처했을 때 더 이상 싸우거나 도망치지 못한다는 뜻인가? 물론 그렇지 않다. 인간의 생존 메커니즘은 전혀 손상되지 않는다. 다만 과거 경험과 관련된 불필요하고 과도한 감정 스트레스 반응만 해소된다. 당신은 앞으로도 지금 일어나고 있는 일에 적절한 스트레스로 대응할 수 있다.

EFT를 적절하게 사용하면, 스트레스 유발요인과 조건화 스트레스 반응 사이의 연결고리를 영구적으로 끊어, 불필요하고 과도한 부정적 감정 반응을 해결할 수 있다.
바로 이런 면에서 이 기법의 명칭이 '감정 자유 기법'이다.

EFT로 좋은 결과를 얻기 위한 필수 요소

'나쁜' 일이 생기면, 사람들은 대개 그 일에 대해 이야기하고 싶어 한다. 다른 사람들과 이야기를 나누고 싶고, 그들이 당신을 이해해 주고 위로해 주거나 조언해 주기를 바란다. 이러한 행동은 일시적인 안도감을 줄 수는 있지만, 그 사건의 부정적 감정을 처리, 해결하는 데는 별 도움이 되지 않는다. 오히려 그 일에 대해 이야기를 하면서 그 상황을 재연하고, 매번 그 사건을 생각할 때마다 부정적 감정을 반복해서 경험하게 된다. 이야기하는 것만으로는 어떤 것도 해결되지 않으며, 그것으로 해결되었다면 우리는 다시 기분이 좋아지고 만성 스트레스도 사라졌을 것이다.

과학적 연구는 외상을 효과적으로 치료하려면 더 많은 노력이 필요하다는 것을 오랫동안 보여주고 있다. 안타깝게도 기존의 치료법들은 여전히 많은 대화를 하고 약물치료를 한다. 대화 치료는 재외상의 가능성을 높이고, 약물 치료는 원인은 해결하지 못한 채 기껏해야 증상만 줄여줄 뿐이다. 당신의 과거가 왜 그렇게 고통스러웠는지 이해하는 것만으로는 오래 지속된 문제를 해결할 수 없다. 연구자들은 외상 치료를 위한 좋은 접근 방식 중 하나로 (무슨 일이 일어났는지에 대한) 노출 치료와 일종의 인지치료를 결합하는 방식에 동의한다.[9,10,11,12,13,14,15]

EFT는 이러한 노출치료와 인지치료에 한 가지 방법을 더 결합했다. 바로 유발요인과 스트레스 반응 사이의 연결고리를 완전히 끊는 방법이다. 제대로 적용하면, EFT는 외상 경험을 중화된 기억으로 바꾸는 지속적인 효과를 보인다.

스트레스를 받았을 때 나타나는 생리적 반응은 근본적으로 같기 때문에, 중요한 외상 사건과 부정적 감정을 느끼게 하는 사소한 사건을 접근하는 방식은 같다. 비교적 사소한 부정적 경험은 그 일을 경험하는 순간은 치명적이지는 않

9 Kolk, van der, B. (2016). Trauma traces: The recovery of body, brain and mind after overwhelming experiences. Eeserveen: Human!; ISBN 978946316031.

10 Levine, P. (2011). In an Unspoken Voice: How the Body Releases Trauma and Restores Goodness. Berkeley, California: North Atlantic Books; ISBN 9781556439438.

11 Watkins, L.E., Sprang, K.R., Rothbaum, B.O. (2018). Treating PTSD: A Review of Evidence-Based Psychotherapy Interventions. Front Behav Neurosci. 2018;12:258. Published 2018 Nov 2. doi:10.3389/fnbeh.2018.00258.

12 Foa, E.B., McLean, C.P., Zang, Y., et al. (2018). Effect of Prolonged Exposure Therapy Delivered Over 2 Weeks vs 8 Weeks vs Present-Centered Therapy on PTSD Symptom Severity in Military Personnel: A Randomized Clinical Trial [published correction appears in JAMA. 2018 Aug 21;320(7):724]. JAMA. 2018;319(4):354-364. doi:10.1001/ jama.2017.21242.

13 Hendriks, L., Kleine, de, R.A., Broekman, T.G., Hendriks, G.J. & Minnen, van, A. (2018). Intensive prolonged exposure therapy for chronic PTSD patients following multiple trauma and multiple treatment attempts, European Journal of Psychotraumatology, 2018; 9:1, DOI: 10.1080/20008198.2018.1425574.

14 Church, D., Hawk, C., Brooks, A.J., Toukolehto, O., Wren, M., Dinter, I., et al. (2013). Psychological trauma symptom improvement in veterans using emotional freedom techniques: a randomized controlled trial. J Nerv Ment Dis 2013 Feb;201(2):153-60.

15 Powers, M.B., Halpern, J.M., Ferenschak, M.P., Gillihan, S.J., Foa, E.B. (2010). A meta-analytic review of prolonged exposure for post-traumatic stress disorder. Clin Psychol Rev. 2010 Aug;30(6):635-41. doi:10.1016/j.cpr.2010.04.007. Epub 2010 May 2. PMID: 20546985.

지만, 사소한 영향도 쌓이게 되면, 심각하고 오래가는 문제를 초래할 수 있다. 예를 들어, 부모님이 당신의 존재와 행동을 계속해서 비판하는 환경에서 성장했다고 생각해 보자. 매 순간이 외상이라고 여기기엔 아주 사소할 수 있지만, 지속적으로 반복되면 결국 자존감과 자신감이 완전히 무너질 것이다. 작지만 자주 발생하는 부정적 상황과 단발성이지만 심각한 외상 사건을 해결하는 방식은 같다. 왜냐하면, 앞서 이야기한 것처럼 생리기전은 근본적으로 같기 때문이다. 공식 EFT의 두 가지 형식 모두는 당신이 스트레스 반응에 압도되지 않고 이를 적절히 활성화시켜서 해결하도록 체계적으로 구성되어 있다. 공식 EFT는 고통의 연결고리를 완전히 끊어버릴 수 있다(부정적 감정 반응이 완전히 사라질 때까지 EFT를 한다면 말이다). 아래에서 그 방법을 자세히 살펴보자.

핵심 단계: 문제에서 관련된 특정 사건을 찾기

사람들은 대부분 자신의 문제를 일반화시켜 말한다. 예를 들면: '*나는 자존감이 낮다, 나는 대인 관계가 어렵다, 직장에서 늘 불안하다, 부모님과 매번 다툰다, 불면증에 시달린다, 발표하는 게 두렵다, 다른 사람에게 말도 못 건다, 사업은 꿈도 못 꾼다, 나는 얼굴이 빨개질까 봐 두렵다, 두통도 자주 앓는다, 나는 장에 문제가 있다, 섬유근통이 있다.*' 이것들은 문제에 대해 꽤 구체적으로 설명하는 것처럼 보이지만, 자세히 살펴보면, 근본 원인(구체적 사건)에 대한 설명 없이, 스트레스를 경험하는 상황(예: '부모님과의 다툼') 또는 스트레스 증상(예: 두통)을 이야기하는 것일 뿐이다.

EFT에서는 전체 문제를 특정 사건으로 세분화하고, 각각의 사건을 다루어 전체 문제를 해결한다. 이렇게 하면 근본 원인을 파악하는 데 도움이 되는데, 우리는 이 과정에 대한 이해를 돕기 위해 은유를 사용한다. 우리는 이를 탁자 상판과 다리의 은유라고 부른다.

탁자 상판은 (결론 또는 부정적 신념 같은) 문제를 의미하며, 이는 당신이 가지고 있는 스트레스 패턴의 이름이다. 예를 들면: '*나는 매번 나쁜 사람들에게 속는다, 나는 나쁜 엄마다, 나는 발표 공포증이 있다, 나는 실패자다*'와 같은 신념들이다.

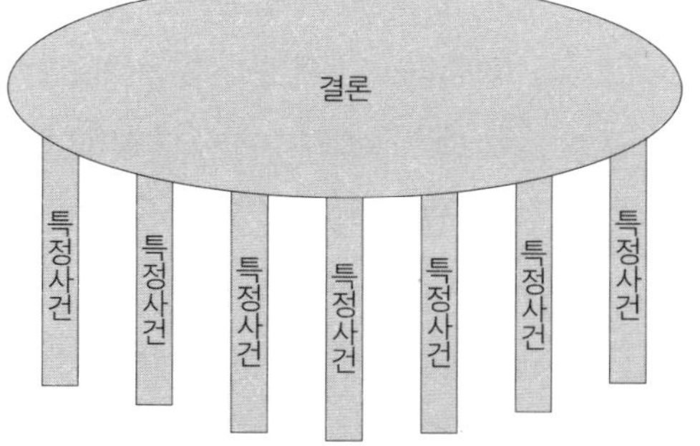

그림 1. 탁자 상판과 다리 은유

탁자 상판 아래에는 탁자를 받치는 다리가 있다. 이는 그 문제를 받쳐 주면서 그 결론을 '진실'로 만들어 주는 경험들로, 각 다리는 하나의 특정 사건이다.

문제나 신념의 탁자는 실제 탁자보다 훨씬 더 많은 다리를 가지고 있다. 이런 결론을 내리게 하는 특정 사건이 얼마나 자주 일어났는지에 따라 수십 개 또는 수백 개의 다리가 있을 수 있다. 문제와 관련된 적절한 사건을 선택하려면, 다음 두 가지 질문을 스스로에게 해본다.

1. 이런 일이 벌어지는 구체적 순간의 좋은 예는 무엇인가?
2. 이 신념이 나에게 진실로 느껴졌던 구체적 사건은 무엇인가?

잘하면, 과거로부터 이 문제를 일으켜 온 수많은 사건의 예시들을 찾게 될 것이다. 스트레스 패턴이 시작되고 유지되는 것은 바로 그 사건들 때문이다. 이런 구체적 사건이나 순간을 설명하는 가장 좋은 표현은 다음과 같다:

X가 일어나는 순간 나는 Y를 느낀다

문제의 원인이 되는 특정 사건을 마치 지금 일어나고 있는 것처럼 재연해야 하기 때문에 현재 시제로 그 순간을 자세하게 묘사하는 것이 중요하다. 이런 식으로 표현하는 것은 과거 시제로 생각하는 것을 피하게 해준다. 우리는 과거 시제로 사건을 생각하고 말하는 데 익숙하기 때문에, 많은 사람들이 이 함정에 빠지게 된다. 현재 시제로 이야기할 때 우뇌(시간 개념을 이해하지 못함)는 즉시 그 사건의 이미지를 생성하고, 그 일이 마치 지금 벌어지고 있는 것처럼 경험하기 시작한다. 그래서 20년 전에 있었던 일도 무언가에 의해 촉발되면, 마치 지금 경험하는 것처럼 느껴지는 것이다. 하지만 (과거와 현재, 미래가 있다는 것을 알고 있는) 좌뇌가 끼어들어, 그 일은 이미 끝났고, 지금 더 이상 벌어지는 일이 아니며, 이제는 괜찮다고 알려준다. 우리는 이런 식으로 과거 사건의 부정적 감정을 처리했다고 생각하고 더 이상 그것 때문에 힘들지 않을 거라고 자신을 속인다.

과거 사건과 조건화 스트레스 반응 사이의 연결고리를 완벽하게 끊으려면, 우뇌와 함께 스트레스 반응을 완전히 활성화시킨 다음 EFT로 그 반응을 해소해야 한다. 그렇게 하려면, 그 사건과 자신을 분리해서 관찰하기보다는, 그 사건에 완전히 몰입해서 재연해야 한다. 몰입이란 그 상황을 자신의 눈으로 바라보고 모든 감각을 동원하여 과거 경험을 완전히 재연하는 것을 의미한다. 마치 지금 여기에서 일어나는 것처럼 그 순간으로 들어가 본 것을 보고, 들은 것을 듣고, 느낀 것을 느낀다. 이와 반대로, 과거 사건에 대해 생각하거나 과거 시제로 이야기하면, 분리되어 관찰하게 된다. 그 상황에 대한 감정을 느낄 수는 있지만, 그 상황이나 그 감정에 완전히 몰입되지는 않는다.

과거 시제로 그 순간을 생각하고 이야기하기(그 사건과 자신을 분리시킴)보다는, 그 반대로 해야 한다. 스트레스 반응을 완전히 활성화하려면 현재 시제로 생각하고 이야기해야 하며, 사건 속의 자신을 멀리서 바라보는 게 아니라 그 순간이 **지금** 여기서 일어나며 자신이 그 사건 속에 있는 것처럼 느껴야 한다. 이런 식으로 그 순간을 다시 경험해서 우뇌에서 그 순간이 진짜로 지금 일어나고 있다고 완전히 믿게 만들어야 한다. 이와 함께, 그 순간이 지금 일어나는 게 아님을 논리적으로 알고 있는 좌뇌를 일시적으로 비활성화한다. 부정적 감정과 반응에 가능한 한 집중하면서, (표준 EFT이든 옵티멀 EFT이든) 공식 EFT의 프로토콜을 적용한다.

즉, 특정 순간에 스트레스 반응이 완전히 활성화되어 부정적 반응을 경험할 때, (EFT를 적용하기에 적절하고 편리한 상황이라는 전제하에) 즉시 두드리기나 옵티멀 EFT를 적용할 수 있다는 뜻이다. 스트레스 반응이 중화될 때까지, 계속해서 자신이 느껴지는 것에 집중하여 두드리기나 옵티멀 EFT를 계속하면, 노출을 하는 동안 그 순간과 스트레스 반응의 사이의 연결고리를 끊을 수 있게 된다. 그러나 이것이 항상 가능한 것은 아니다. 다른 사람이 함께 있거나 하고 있는 일을 멈출 수 없을 수도 있기 때문이다. 다행히도 그 특정 사건을 제대로 재연할 수 있다면, 나중에 편리한 시간에 EFT를 해도 같은 결과를 얻을 수 있다.

참조: 앞서 말한 것처럼, 충격적이고 많은 감정을 유발하는 특정 사건을 재연하는 것은 권하지 않는다. (이 장의 후반에 다룰) 감정을 누그러뜨리는 다양한 기법을 먼저 사용해서 그 문제를 스스로 다룰 수 있다고 느끼지 않는 한, 이러한 특정 사건에 대해서는 숙련된 EFT 전문가에게 도움을 받는 것이 가장 좋다.

특정 사건을 제대로 재연하는 방법

실용적이지 않은 듯 보일 수 있지만, 실제로 EFT를 적용해 보면 지금 겪고 있는 문제보다는 과거의 사건을 해결하기 위해 EFT를 사용할 가능성이 조금 더 높다. 따라서 특정 사건을 제대로 재연하는 방법을 배우는 것이 중요하다. 더 자세한 내용을 알아보기 전에 핵심 사항 세 가지를 살펴볼 필요가 있다.

1. **특정 사건을 감정의 절정[크레센도(Cresendo)]에 따라 나눈다.** 스트레스를 받았던 특정 사건 대부분은 구간별로 크레센도가 하나만 있도록 더 짧게 나눌 필요가 있다. TV 광고를 생각하면 어떤 것은 120초지만, 대부분 30초 정도이며 심지어 5초짜리 광고도 있다! 그 짧은 시간에 얼마나 많은 일이 일어나는지 생각해 보라! 2시간 동안 말싸움을 했던 경험을 EFT 한 번으로 해결할 수는 없다. 그 두 시간 동안 겪었던 순간 중 부정적 감정을 경험한 특정 순간들을 찾아 나눈 다음, 전체 사건을 해결할 때까지 감정의 절정인 크레센도를 하나씩 해결해야 한다.

2. **감정 강도를 0에서 10 사이의 점수를 매긴다.** EFT는 시작하기 전에 부정적 감정 및/또는 신체 반응의 강도를 확인한다는 독특한 특징을 갖고 있다. 이어서 EFT를 한 번 하고 다시 강도를 확인하여 감정이나 신체 반응이 줄었는지 확인한다. (이 특정 순간에 대한) 반응이 완전히 사라질 때까지 EFT를 계속 반복한다. 부정적 반응이 하나도 없으면 0 (아무것도 느껴지지 않고, 부정적 반응이 없는 상태), 부정적 반응을 최대로 느낀다면 10 (최대치의 부정적 반응) 사이에서 숫자를 매겨 감정과 신체 반응의 강도를 평가한다. 이는 당신이 느끼는 주관적 척도이기 때문에 정확하지 않을까 걱정하지 않아도 된다. 어느 정도로 느껴지는지 정확하게 평가하기 어렵다면, 대략 어느 정도일지 추측해도 된다. 너무 고민하지 않는 것이 좋다. EFT를 해서 부정적 반응을 완전히 해결했는지 여부를 판단하기 위한 기준점으로 사용하는 것이며, 검증된 0이 되면 그 순간에 대한 EFT 작업은 끝난 것이다.

3. **느낌과 감정.** EFT에서 이 용어들을 어떻게 사용하는가? 부정적 반응을 보인다면, 교감 신경 스트레스 반응이 활성화된 것이다. 이때, (심장박동이 빨라지거나 입이 마르고 속이 불편해지는 등과 같은) 신체 감각을 경험할 지도 모른다. 우리는 이러한 감각을 느낌이라고 부른다. 몸에서 느껴지는 것에 이름표를 붙인다면, 화가 나거나 슬프거나 불안하다는 결론에 이를 지도 모른다. 이런 이름표를 우리는 감정이라고 부른다.

부정적 감정에는 분노와 슬픔, 공포라고 불리는 세 가지 주요 그룹이 있다. 예를 들어 외롭다고, 오해받았다고, 억울하다고, 공격받았다고 느끼는 것들과 같이 사람들이 대개 감정이라고 부르는 것들은 실제로 결론에 더 가깝다. 만약 자신이 느끼는 것에 대해 이런 결론을 내렸다면, 그 결론과 함께 어떤 감정이 동반되는지 좀 더 깊이 알아보려고 해야 한다.

'분노 그룹'이나 '슬픔 그룹' 또는 '공포 그룹' 중 어디에 속하는 감정인가? 이러면 좀 더 구체적으로 알 수 있다. 예를 들어, 외로움을 느낀다면 슬픔에 포함되는 외로움일 수 있고 분노에 포함되는 외로움일 수도 있다. 때로는 처음에는 한 가지 감정(예: 분노)만 느꼈는데 어느 정도 가라앉자 실제로는 슬퍼하고도 있었다는 것을 깨달을 수 있다. 거의 비슷한 강도의 분노와 슬픔을 동시에 느껴진다면, 두 감정에 이름을 붙여 함께 EFT로 다룰 수 있다. 하지만 한 감정의 강도가 훨씬 더 높다면, 그 감정을 EFT로 먼저 해결한 다음 덜 격렬한 감정을 이어서 해결하는 것이 더 좋다.

뒤이어 나타난 감정의 강도가 처음 느낌 감정의 것보다 높다면, 더 격한 감정을 먼저 EFT로 다룬 후 다시 첫 번째 감정으로 돌아간다. 이는 신체 감각에도 마찬가지로 적용할 수 있다. 예를 들어, 처음 다루고 있던 입이 바짝 마른 증상이 잦아들면서 심장 두근거림이 느껴지면, 순서를 바꾸어 후자인 심장 두근거림을 다루는 것에 집중한다. 가능하다면, 감정을 몸의 느낌(신체 감각)과 연결해 보자. 예를 들면: *"나는 지금 위장에서 불안이 느껴진다, 나는 가슴에서 분노가 치밀어 오른다."* 아직 이런 조합을 쉽게 찾아내지 못한다 해도 걱정할 필요가 없다. 느껴지는 것을 가지고 작업한다. 연습을 하다 보면 이렇게 할 수 있는 능력이 생길 것이다. 또한 EFT로 매 순간을 온전히 다루면서, 감정과 느낌의 변화에 익숙해질 것이다. 하나의 특정 순간에서 경험하는 감정과 느낌(신체 감각)을 그저 따라가면 된다. 또한, 한 번에 하나의 크레센도를 다루고 중화한 다음, 그 다음 크레센도로 넘어가야 한다는 것을 명심하라. 사람들은 자연스럽게 사건 전체에 대해 이야기하거나 언제, 왜, 누가, 어떻게를 분석하고 싶어 하는 경향이 있기 때문에, 이렇게 나누어 작업하는 것이 익숙해지려면 시간이 걸릴 수 있다. 사건 전체를 다시 이야기하는 것은 최대한 피해야 한다. 그렇게 하면, 한꺼번에 너무 많은 감정들이 활성화되어, 감정을 효과적으로 해소하는 것이 매우 어려워질 수 있다.

몰입을 위한 2단계

특정 사건의 크레센도를 적절하게 재연하는 것을 노출이라고 한다. 아래에 설명할 2단계 과정을 연습할 때, 외상성 사건보다는 오늘이나 어제 있었던 일 중 부정적 감정이 상대적으로 덜한 특정 순간을 선택하는 것이 좋다. 여기서는 그 순간을 재연하는 연습만 할 것이다. EFT 과정은 다음 장에서 자세하게 설명할 것이다. 두 단계에 대해 알아보자.

1. **눈을 감고 첫 번째 크레센도로 들어간다.** 그 순간이 **지금** 여기에서 일어나고 있다고 생각하고 **그 안으로** 들어간다. 가능한 한 생생하게 경험하기 위해, 자신을 눈을 비롯해 모든 감각 정보를 활용한다. 그 장면을 관찰하거나 생각하는 게 아니라 정말로 그 안에 있어야 한다. 이때 일어나고 있는 것을 실감나게 재연하자. 이 단계는 짧게는 5초에서 최대 20초 정도여야 한다. 그렇지 않으면 그것을 느끼는 것이 아니라 생각하기 시작할 가능성이 높다.

   도움말 #1: 만약 생각이나 분석, 스스로에게 의문을 갖기 시작하면, 재연 단계를 좀 더 단축해야 한다. 지금 이 순간에 일어나는 일이 무엇이든 현재 시제로 일어나게 한다. 예를 들어, 당신이 어제 사무실 의자에 앉아 있는데 누군가가 앞에 서서 일그러진 표정으로 손가락질을 하며 큰 실수를 했다며 비난하는 장면을 생각하는 것은 재연이 아니다. 대신, 당신은 지금 의자에 앉아 있는 것을 느낀다. 앞에 서 있는 그 사람을 올려보는데, 그 사람이 분노로 일그러진 표정으로 손가락질을 하면서 "당신, 엄청난 큰 실수를 저질렀어."라고 소리치는 것을 당신은 그저 바라보며 듣는 것이 재연이다.

이를 더 잘 할 수 있도록 돕기 위해, 당신이 영화감독이 되었다고 가정하자. 당신의 머리가 카메라가 되고, 당신은 그 카메라의 위치를 정할 수 있다. 그러나 일반 영화를 보는 것처럼 보고 듣는 것에만 국한되지 않는다. 느끼고 냄새 맡고 맛보는 것을 포함한 다른 모든 감각을 활용한다. 크레센도를 생생하게 재연하는 것이 어렵다면, 이 방식이 도움이 된다. 당신이 지금 어디에 있는지 확인하고, 어떤 광경이 보이는지 보고, 다른 사람들이 있다면 서 있는지 아니면 걷고 있는지, 어떤 소리가 들리고 어떤 냄새가 나는지, 이곳이 따뜻한지 추운지 아니면 보통 기온인지 자세하게 확인한다. 이런 식으로 모든 감각 정보를 활용하면, 그 순간에 진정으로 머무는 것이 좀 더 쉬워진다. 아무것도 보이지 않거나 어슴푸레하게 보이는 대신, 어떤 소리가 주로 들린다면 최대한 그 소리에 집중한다. 소리가 어디에서 들리는지, 얼마나 멀리서 들리는지, 소리가 큰지 작은지, 부드러운지 날카로운지 등 자세히 들어본다.

2. **무엇을 느끼는지**(감정 및/또는 신체 감각)**를 확인하며, 이를 가장 잘 표현하는 단어를 선택하고, 그 강도를 평가하여 0과 10 사이의 점수를 매긴다.** 단순하게 하자. 그저 당신이 느끼는 것을 묘사하는 단어 중 한두 개를 선택하기만 하면 된다. 생각하고 분석하려 하지 마라. 많은 초보자들이 무슨 말을 해야 할지 모르겠다고 이야기한다. 정교한 언어와 적절한 표현 또는 다양한 감정 목록을 사용해서 EFT를 시연하는 인터넷에 떠도는 영상들 때문에 혼란스러워진 것이다. 하지만 EFT를 할 때 사용하는 단어는 그다지 중요하지 않다. 가장 중요한 것은 스트레스 반응을 완전히 활성화해서 부정적 감정을 느끼는 것이다. 감정에 집중하고 지금 느끼는 것을 가장 잘 표현하는 단어 하나를 최대한 빠르게 선택하면 된다. 여기에 너무 많은 시간을 쓰면 다시 생각에 빠지게 되고, 활성화된 스트레스 반응이 흐릿해져서 이어서 할 두드리기나 옵티멀 EFT가 제대로 작동하지 않을 수 있다.

도움말 #2: 자신의 반응이 공포 또는 슬픔, 분노 그룹 중 어떤 감정 그룹에 속하는지 확인한다. 공포 또는 슬픔, 분노를 가리키는 다른 표현들도 괜찮다. 예를 들면, 소스라치게 놀란 것은 공포 그룹에 속하지만, 짜증은 분노 그룹에 속할 수 있다. *'나는 오해받는다고 느낀다'* 또는 *'그런 일이 일어나지 말았어야 했다'*와 같은 결론을 사용하지 않도록 한다. 이것들은 너무 일반적이다. 근본 감정과 그것이 속한 그룹을 구체적으로 확인함으로써, 그 감정을 명확하게 하고 EFT로 이를 효과적으로 해결할 수 있다. 아울러 그 특정 감정이 완전히 사라졌는지 정확하게 확인할 수 있다. 부정적 감정 반응에 대해 짧게 설명하는 게 가장 좋지만 그것은 한 단어 이상일 수도 있다. 앞에서 설명했듯 결론과 느낌 그리고 느껴지는 몸의 부위를 적절하게 조합하는 것이 가장 효과적이다. 예를 들면: *'내 뱃속에 느껴지는 끔찍한 불안, 아무도 내 마음*

을 *몰라주는 슬픔, 좌절된 분노.'* 감정과 느낌이 전환되는 것은 일반적이라는 것을 기억하고, 그것을 계속 따라가면서 느끼는 것을 표현한다.

도움말 #3: 만약 30분 또는 그 이상 지속된 다른 사람과의 갈등 문제를 다루고 싶다면, 그 사건을 여러 개의 크레센도로 나누고 각각의 크레센도를 별도로 작업한다. 첫 번째 크레센도에서 시작해서 감정 강도가 0이 될 때까지 EFT를 하고, 그 다음 크레센도로 넘어간다. 하지만, 때때로 더 기저에 있는 강렬한 크레센도가 당신을 자극하여 주의를 끄는 바람에, 첫 크레센도부터 다룰 수 없는 경우도 있다. 그런 경우에는 강렬한 크레센도를 먼저 다룬 다음, 첫 크레센도와 뒤에 이어지는 크레센도를 다룬다. 한 번에 한 순간만 다뤄야 함을 명심하라! 그리고 모든 감각을 활용하는 것도 명심해야 하는데, 이는 말하는 것만이 아니라 관련된 사람들의 얼굴 표정과 몸짓 그리고 문을 쾅 닫거나 뭔가를 던지거나 다른 사람들이 나타나서 반응하는 것처럼 주변의 세부사항에도 주의를 기울이는 것을 의미한다. 이런 식으로 어떤 반응을 유발하는 작은 요인마저 완전히 사라질 때까지 계속해서 문제 전체를 작업한다.

위에서 설명한 단계를 여러 번 연습하여 어떻게 해야 하는지 숙지하는 것이 좋다. 이렇게 연습해야 이 과정이 자동으로 나올 수 있게 된다. EFT로 문제를 해결할 때, EFT를 하는 방법에 대해서 생각하지 않아도 된다. 매우 화가 나거나 충격적 사건보다는 작고, 짜증 나는 순간부터 연습하기를 바란다.

다음은 몰입에 관한 네 가지 주요 사안이다.

1. **특정 순간의 다양한 양상들.** 특정 사건 하나는 많은 세부 사항들을 포함하며, 이를 양상이라고 한다. 양상은 사건과 관련된 모든 유발 요인(감각으로 인지하는 것)과 이에 대한 감정 반응 및 자기 대화를 포함한다. 특정한 크레센도 하나에 하나 이상의 감정을 느끼는 경우는 많지만, 세 가지 이상의 감정을 느끼

는 경우는 매우 드물다. 만약 셋 이상 느낀다면, 아마도 그 사건에 대해 지나치게 생각하고 있거나, 같은 사건 내의 한 크레센도와 다음 크레센도 사이를 왔다 갔다 하는 것일 수 있다. 또는, 다른 비슷한 상황으로 주의를 옮기는 경우일 수도 있다. 한 번에 특정 사건 하나에만 집중하는 것은 매우 중요하다.

모든 양상들이 즉시 드러나는 것은 아니다. 어떤 양상은 다른 양상들에 의해 가려지기도 하고, 의식 밖의 잠재의식 속에 숨겨져 있을 수도 있다. EFT로 특정 사건을 다루면서 여러 양상들을 다루는 동안, 새로운 양상을 다룰 준비가 되면 그 사건의 새로운 양상들이 의식 속으로 거품처럼 떠오를 수 있다. 그래서 특정 사건을 더 짧고 자세한 크레센도들로 나누고 완전히 몰입해서 생생하게 재연하는 것이 중요하다. 그러지 않으면, 특정 양상들을 건너뛰고 중화하질 못할 위험에 처할 수 있는데, 이는 유발요인과 스트레스 반응 사이의 연결고리를 완전히 끊을 수 없게 된다는 뜻이다. 그러면 부분적이고 일시적인 효과를 보게 되어, EFT는 제대로 작동하지 않는다는 결론으로 이어질 수 있다. 그러므로 모든 양상들을 확인하고 하나씩 해결하는 것이 중요하다.

예를 들어, 다른 차가 뒤에서 들이받는 차 사고를 당했다고 가정하자. 이 사건은 다음과 같은 양상을 포함할 수 있다.

- 환경 특성: 타고 있는 차, 좌석의 느낌, 운전자나 승객으로서 앉은 자리, 차 안 냄새, 차 안의 다른 사람들, 운전해서 가고 있는 곳, 차의 움직임 등. 이런 차의 움직임을 느끼면, 그 상황 속으로 잘 **들어갈 수** 있다.
- 충돌 직전 순간: 무엇을 보고, 듣고, 맛보고, 냄새 맡고, 느끼고, 생각했는가? 앞에 무엇이 보이는가? 뒷거울에서 무엇을 보았는가? 무엇이 들리는가?
- 충돌하는 순간: 충돌로 인한 충격, 소리, 냄새(브레이크나 자동차 바퀴가 도로와 마찰하며 나는 냄새 등), 근육의 긴장, 앞으로 튕겨 나가다 안전벨트에 턱 걸리는 느낌, 터져 나온 에어백, 자신이나 다른 사람들이 내는 모든 소리, 머리와 목, 어깨와 몸통, 다리 및 다른 신체 부위의 느낌 등
- 충돌 직후의 순간: 무엇을 느끼고 보고 듣고 맛보고 냄새 맡고 있는가? 주

변에서 일어나는 모든 것, 당신과 다른 사람들이 하는 모든 것을 포함한다.

- 결과: 차 사고 이후 어떤 스트레스를 경험하는가? 이것은 입원과 치료, 사고와 관련된 다른 사람들과의 분쟁, 자동차 보험과 법적 문제 또는 지속적 신체 증상과 고통을 포함할 수 있다. 감정 반응을 파악하고, 그것을 경험했던 바로 그 순간과 연결한다.

이러한 각각의 특정 순간들은 스트레스 반응을 일으킬 수 있는 수많은 양상들을 가지고 있다. 이것 말고도 더 많은 세부 양상들이 있을 것이다. 앞에서 설명한 것처럼, 그 순간을 생생하게 재연하면 스트레스 반응을 일으키는 각각의 양상들을 모두 확인할 수 있다. 감정 반응을 일으키는 모든 양상들은 EFT로 중화해야 한다.

시간과 노력이 많이 드는 작업일 수 있지만, 각각의 크레센도와 양상들을 철저하게 EFT로 다룰수록 더 빠르게 그 사건 전체가 주는 영향력은 사라진다. 게다가 양상을 하나하나 다루면서 부정적 감정들을 완전히 해소하면, 아직 다루지 않은 양상들 중 어떤 것들은, 앞선 해결한 양상들의 감정이 더 이상 영향을 미치지 않기 때문에, 작업을 시작하기 전이라도 그 강도가 약해진다. 모든 크레센도의 모든 양상들을 다룰 때까지 계속 작업한다. 모든 양상을 다뤘다면, 사건 전체를 단계별로 다시 떠올려서, 부정적 감정이 남아 있다면 감정 강도를 파악해서 해소한다.

2. **감정을 느끼는 방식: 몰입과 분리.** 특정 순간을 제대로 떠올리며 다시 느끼는 것은 연습이 필요한 경우가 많다. 그것은 단순히 특정 순간에 대해 생각하거나, 분석하거나, 다른 상황과 비교하거나, 다른 기억으로 넘어가는 것과는 다르다. 감정이 잘 느껴지지 않는 가장 흔한 이유 중 하나가 바로 이것이다. (자신이나 다른 사람에게) 전체 이야기를 다시 하면서 그 사건에 대해 내린 결론을 반복하지 않으려면 연습이 필요하다. 머릿속에서 들리는 그 작은 목소리를 따라가는 것을 멈추는 것이 핵심이며, 이 또한 연습이 필요하다. 그 목소리를 따라

가는 대신, 그저 눈을 감고 특정 사건에 있는 자신을 상상하면서 떠오르는 모든 것을 알아차린다. 제대로 몰입하고 있는지 평가하는 유용한 방법이 있다. 그 사건을 상상했을 때 자신이 영화 배우처럼 보인다면 분리되어 있는 것이며, 그 상황에 있으면서 자신의 눈으로 직접 보고 있다면 몰입해서 그 사건을 제대로 재연하고 있는 것이다. 몰입했다면 자신의 손이나 다리를 볼 수 있지만 전체 몸을 볼 수는 없다. 분리되었다면 머리에서 발끝까지 전체 모습을 볼 수 있다. 이는 자신을 사건과 감정 반응으로부터 분리하여 거리를 두고 있음을 의미한다. 그렇다면 감정 반응과 유발요인 사이의 연결고리를 완전히 끊을 수 없다. 이것이 바로 EFT를 할 때 사람들이 가장 많이 하는 실수다.

참조: 어떤 사람들은 자연스럽게 분리되기 때문에, 그 순간에 완전히 몰입하기 위해 좀 더 철저하게 몰입을 시도하고 더 많이 연습할 필요가 있다. 이런 사람들은 앞서 이야기한 도움말 #1처럼 다섯 가지 감각 기관 모두로 들어오는 모든 감각 정보를 활용해서 지금 여기에서 특정 사건을 생생하게 재연하는 것이 중요하다.

3. **중요한 단계: 감정을 누그러뜨리기.** 특정 사건을 마치 지금 일어나는 것처럼 재연해야 한다는 생각만으로도 이미 동요하거나 불안해져서 그 사건에 대한 감정 강도가 너무 높을 것 같다면, EFT로 감정을 누그러뜨리기 방식을 사용하는 것이 좋다. 즉, 세부 사항으로 들어가 특정 사건을 떠올리기 전에, 사건 전체에 대한 감정을 목표로 삼는 것이 좋다. 그 감정들에 대해 EFT를 적용하여, 가능하면, 이상적으로는 0과 3 사이로 강도를 낮춘다. 본격적으로 특정 사건에 몰입해서 노출, 재연하기 전에 이 작업을 먼저 하는 것이 핵심이다. 감정에 압도되거나 재외상을 겪지 않으려면, 시간을 들여 이 작업을 해야 한다. 이와 관련된 증상-중심 EFT는 **5장**에서 설명할 것이다.

어찌 되었든 그 일을 겪어냈고, 살아남았으며, 지금, 여기 현재 무사히 있다는 것과 이제 자신의 이야기를 할 수 있다는 것은, 바로 그 일이 지금 벌어지고 있지 않다는 것을 상기시켜 준다. 이것은 해당 상황을 '리프레이밍'하는 데 도움이 된다. 이렇게 하면 그 상황을 더 충격적으로 만들 수 있는 동요나 두려움을 중화시키는 데 좋다. 리프레이밍은 6장에서 자세하게 다룰 것이다. 다시 한번 강조하지만, 어떤 문제가 공황 상태나 극심한 두려움을 유발하여 그 상황에 완전히 몰입하는 것을 감당할 수 없을 것 같다면, 절대로 이에 대해 EFT를 하지 말라. 나중에 하도록 잠재의식에 안전하게 보관하거나, 숙련된 EFT 전문가에게 상담받을 것을 권한다.

4. **감정 강도가 0이 될 때까지 EFT하기.** EFT를 한 번 할 때마다 테스트(특정 사건을 다시 떠올리고 감정 강도를 평가)하는 것은 진행 과정을 확인하고 부정적 감정이 완전히 해결되었는지 알아내는 데 도움이 된다. 감정 강도가 0이 되지 않았다면, 0이 될 때까지 EFT를 계속해야 한다. 이것이 EFT의 놀라운 효과를 만들어 내는 독특한 특징이다. 스트레스 반응이 완전히 사라졌는지를 계속해서 테스트하는 이유는, 그렇게 해야 유발요인과 스트레스 반응 사이의 그 어떤 연결도 없도록 둘 사이의 연결고리가 끊을 수 있기 때문이다. 이것을 제대로 했다면, 그 결과로 연결고리가 확실하게 지속적으로 끊어져, 그 사건은 중립적 기억이 될 것이다.

중립적 기억으로 되었는지 확인하려면, 먼저 (각각의 크레센도에 몰입한 상태로 모든 감정 강도가 0이 될 때까지) 사건의 모든 크레센도들을 다루고 그 다음에 남아 있는 부정적 감정이 있는지를 확인하기 위해, 몰입된 상태로 전체 사건을 살펴본다. 원래의 감정 반응은 물론 그 어떤 새로운 부정적 반응 또는 신체 감각을 반응을 포함하여, 어떤 종류의 반응이든 그때의 불편함 감정을 최대한 불러일으키도록 노력하라. 익숙해지는데 다소 시간이 걸리겠지만 이것은 대단히 중요하다. 테스트의 목적은 EFT를 한 번 했다는 것을 확인하는 것이 아니라, 남아 있는 감정 반응을 찾고자 함이다. 문제 해결에 성공하려면 스트레스 반응의 연결고리가 더 이상 작동하지 않을 때까지 지속적으로 그 문제를 작업해야 한다.

참조: 만약 여러 번 일어난 사건을 다루고 있다면, 감정 반응을 바로 0으로 낮추지 못할 수도 있다. 이런 종류의 사건을 다루는 방법에 대해서는 **5장**에서 설명할 것이다. 하

지만 특정 사건들은 대부분 상대적으로 쉽게 중화되므로, 0을 목표로 계속해서 작업해야 한다는 것을 기억하길 바란다. 사람들이 가장 많이 하는 실수는 너무 빨리 그만둬서 진행 과정을 완전히 마무리하지 않는 것이다. 종종, 높은 강도의 반응이 상당히 가라앉으면, 이 정도면 충분히 좋다며 마음을 놓곤 한다. 예를 들어, 감정 강도가 9에서 3으로 떨어지면, 우리는 *'아까보다 낫다'*며, 작업을 멈춘다. 그렇게 해도 되기도 하지만, 아니기도 하다. 물론, 감정 강도가 3인 것은 9인 것보다 낫지만, 그래도 전체 특정 사건의 해당 감정이 0이 될 때까지 EFT를 계속 해야 한다. 문제에 영향을 미치는 특정 사건들을 완전히 중화시킬 때에만, 그 문제가 해결된다.

감정 반응이 0이 될 때까지 계속하지 않아도 될 때는 스트레스를 받는 상황에 즉시 EFT를 적용할 때뿐이다. 그런 상황에서, EFT로 감정 반응을 최대한 낮추는 것만으로도, 스트레스를 덜 받으며 그 상황에 더 잘 대처할 수 있게 된다. 그렇다면 멈춰도 된다. 이것은 증상-중심 EFT (symptom-focused EFT)의 방식 중 하나이다. 이것은 자신을 괴롭히는 증상(이 예에서는 느껴지는 스트레스가 대상이지만, 두통이나 다른 신체 증상 또한 같은 방식으로 적용할 수 있다)을 줄이는 것을 목표로 한다. 이 방식도 효과가 있지만, 효과는 대부분 일시적일 뿐이다. (나중에 시간적 여유가 있을 때) 특정 순간을 다시 EFT를 하여, 모든 감정 반응을 완전히 0까지 만들어야 한다. 증상-중심 EFT는 **5장**에서 자세히 설명할 것이다.

EFT를 하면 모든 사건에 대한 감정 반응을 0으로 낮출 수 있는지를 물어볼 수도 있다. 그 질문에 대한 우리의 답은 '그렇다'이다. 너무 끔찍했던 외상성 사건 기억들을 포함하여 모든 기억의 감정 강도를 0으로 중화할 수 있다. 우리는 내담자들이 끔찍한 신체 폭력, 전쟁 범죄, 심리적 학대 등에 대한 스트레스 반응을 중화해서 감정적으로 자유로워지는 것을 많이 봤다. 하지만, 더 설명하기 전에, 이 책의 정보만으로 이런 외상을 혼자서 작업하는 것은 안 된다는 점을 다시 한 번 더 강조한다.

아무리 끔찍하고 심각한 경험을 했더라도, 어떻게든 이를 겪어내고 살아남았다는 것, 그 일은 이제 과거의 일이고 지금은 그런 일이 일어나지 않고 있음을 기억하는 것이 핵심이다. 이는 그 당시 활성화되었던 스트레스 반응이 지금은 더 이상 필요하지 않다는 것을 의미한다. 결국 그 상황은 더 이상 일어나지 않으므로, 더 이상 싸우거나 도망치거나 얼어붙을 필요가 없다. 게다가, 지금 여기에서 자신의 이야기를 하고 있고 살아남았으니, 더 이상 살아남지 못할까 봐 두려워하지 않아도 된다. 그렇기에, 감정 반응을 다루어, 중립적 사건이 되게 할 수 있다. 우리는 중립적이라는 표현을, 과거에 일어났지만 지금은 더 이상 벌어지지 않는 경험에 대한 스트레스 반응이 더 이상 활성화되지 않는다는 의미로 쓴다. 물론 그렇다고 해서 현재 일어난 일을 묵인하거나, 이런 일이 일어나도 아무런 감정을 느끼지 못한다는 뜻은 아니다. 우리는 과거의 사건에 대해서만 이야기하고 있다. 이 과거 경험과 관련된 스트레스 반응에서 자유로워지면 놀라운 해방감을 느낄 것이다. 또한 우리는 과거에 일어난 특정 경험이 더 이상 현재의 당신에게 스트레스를 유발하지 않는지를 테스트하는 것일 뿐이다.

우리는 과거의 일을 되풀이하지 않도록 자신을 지키기 위해, 과거의 감정을 붙잡고 있을 필요가 없다는 것을 상기할 필요도 있다. 사람들은 감정을 붙잡고 있는 것이 도움이 된다고 흔히 오해한다. 화내고, 분개하거나, 두려워하거나 쉽게 자극을 받고, 희생자라고 느끼면서 스트레스 반응을 유지하는 것은, 엄청난 에너지를 소모하며, 같은 일의 재발을 방지할 수 있도록 준비하는 데 도움이 되지도 않는다. 이는 어떤 식으로든 도움이 되지 않는다. 또한, 이 말은 향후 비슷한 상황에 반응하지 않겠다는 의미도 아니다. 물론 어떤 경험들은 항상 스트레스 반응을 일으킬 수 있다. 하지만, 이것들은 과거의 강도 높은 특정 경험들이 중화되었는지 여부를 테스트하는 올바른 방법이 아니다. 당신은 과거에 벌어졌지만, 지금은 벌어지지 않고 있는 일만 테스트할 수 있다. 진심으로 놓아주는 것만이 과거의 속박에서 벗어나는 유일한 길이다. EFT로 과거 부정적 사건의 감정 반응을 중화하면, 더 이상 과거에 영향을 받지 않고, 지금이나 미래에 벌어질 특정 강렬한 부정적 상황에 대해 둔감해지지 않게 된다.

참조

만약 당신이 극심한 스트레스를 겪고 있다면, 어느 정도 자동적으로 해리(분리) 상태가 된다. 이것은 자연스러운 보호 기전이다. 우리 모두는 분리 상태에서 기억하는 특히 화가 났던 사건에 대한 기억이 있다. 이런 기억은 이 책에서 배운 내용만으로 혼자서 다루지 말기를 권고했던 것이다. 6장에서는 기본 프로토콜로 시작할 수 있도록 실행 계획의 개요를 안내할 것이다. 조금 덜 심각한 상황에 대해 그 기법들을 연습해 보라. 사소한 문제들을 해결하는 것만으로도 얼마나 많은 것을 이룰 수 있는지 깜짝 놀랄 것이다. 더 크고 충격적인 사건들을 다루는 것은, 좀 더 경험을 쌓고 기본 프로토콜에 대해 완전히 이해할 때까지 무의식에 안전하게 보관해 두자. 매우 심각한 외상과 외상후 스트레스장애(post-traumatic stress disorder, PTSD)는 숙련된 EFT 전문가의 도움을 받을 것을 권한다.

3

GOLD STANDARD EFT (TAPPING)

표준 EFT (두드리기)

모든 것은 가능한 한 단순해야 하지만, 더 단순하면 안 된다.[1]

알버트 아인슈타인 *Albert Einstein*

독일계 미국인 물리학자, 1879~1955년

공식 EFT의 첫 번째 형식의 배경

게리 크레이그는 1995년에 공식 EFT의 첫 번째 형식인 EFT 두드리기를 만들어서 발표했다. 그 후 수많은 의사, 심리학자, 정신과 의사 및 다양한 치료사들이 EFT를 사용하고 있다. EFT 두드리기는 일반인들에게도 효과적이며 안전하기 때문에, 자기 치유의 도구로도 널리 사용하고 있다. 이는 다른 치료법에 비견되는 EFT의 큰 장점이다. 표준 EFT는 게리 크레이그의 EFT 두드리기 프로토콜의 최신 버전으로, 2011년부터 사용되기 시작했다.

표준 EFT는 특정 형태의 노출 기법과 일련의 경혈들을 두드리는 것을 결합한 방식이다. 이 조합은 강력하고 효과적인 개입을 가능하게 한다. 노출 기법으로

1 역주: 모든 현상을 설명함에 있어 최대한 단순한 것이 중요하지만, 핵심을 빠뜨리거나 왜곡할 정도로 단순하게 만들어서는 안 된다는 의미다.

스트레스 경험과 연결된 부정적 감정에 집중하는 동시에, 경혈들을 부드럽게 두드려서 신체 이완 반응을 자극하여, 스트레스 반응을 없앤다.

이 과정은 유발 요인과 그와 관련된 스트레스 반응 사이의 연결고리를 효과적으로 끊는다. 표준 EFT를 적절하게 사용하면 스트레스 경험에 지나치게 강렬하고 압도되는 방식으로 노출되지 않도록 할 수 있다. 외상 치료라는 측면에서, EFT는 외상성 경험을 다루는 가장 부드러운 방법이다. 앞에서 이야기했듯, 상대적으로 사소한 문제부터 EFT를 사용해 보는 것을 권한다. 큰 외상을 다루는 것은 EFT 기법을 더욱 깊이 이해하고, 사소한 문제들에 대한 EFT의 성공 경험이 많이 쌓일 때까지 미뤄두자. 더 심각한 외상은 숙련된 EFT 전문가와 상담하는 것이 가장 좋다.[2,3,4]

표준 EFT는 전통 중국 의술(traditional chinese medicine, TCM)[5] 중 특히 침술의 원리[6] 및 지난 세기 동안 심신 연관성에 관한 여러 곳에서 이루어진 발전에서 나온 지혜와 통찰을 기반으로 만들어졌다. 주목할 만한 기여자로는 로저 캘러핸(Roger Callahan)[7], 로버트 러빗(Robert Lovett)과 헨리와 플로렌스 켄달(Henry & Florence Kendall)[8], 프랭크 채프먼(Frank Chapman)과 테런스 베넷

2 Understanding the stress response. Harvard Health Publishing. July 06, 2020. https://www.health.harvard.edu/staying-healthy/understanding-the-stress-response.

3 Borzou, S.R., Akbari, S., Fallahinia, G., Mahjub, H. (2018). The Effect of Acupressure at the Point of Hugo on Pain Severity of Needle Insertion in Arteriovenous Fistulas in Hemodialysis Patients, Nephro-Urol Mon. 2018; 10(1): e14252. doi: 10.5812/numonthly.14252.

4 Lee, E., Park, J.H. (2021). Effect of Acupressure on Pre-Exam Anxiety in Nursing Students. Altern Ther Health Med. 2021 Jul 31; AT6370. Epub ahead of print. PMID: 34331752.

5 Newman, D. (2020). Modern traditional Chinese medicine: Identifying, defining and usage of TCM components. Adv Pharmacol. 2020; 87:113-158. doi: 10.1016/bs.apha.2019.07.001. Epub 2019 Aug 24. PMID: 32089231 DOI: 10.1016/bs.apha.2019.07.001.

6 Yang, F., Yao, L., Wang, S., Guo, Y., Xu, Z., Zhang, C., Zhang, K., Fang, Y., Liu, Y. (2020). Current Detective Work on Effectiveness and Mechanisms of Acupuncture Therapy: A Literature Review of High-Quality Studies. Chin J Integr Med. 2020 Apr;26(4):310-320. doi:10.1007/s11655-019-3150-3. Epub 2019 Feb 1. PMID: 30707414 DOI: 10.1007/s11655-019-3150-3.

7 Callahan, R., Trubo, R. (2002). Tapping the Healer Within: Using Thought-Field Therapy to Instantly Conquer Your Fears, Anxieties, and Emotional Distress. McGraw-Hill Education. ISBN: 978-0-07-139492-5.

8 https://www.kinesiology.com/kinesiology.php.

(Terrence Bennett)[9], 조지 굿하트(George Goodheart)[10], 존 티(John Thie)[11], 폴 데니슨(Paul Dennison)[12], 존 다이아몬드(John Diamond)[13] 등이 있다. 부록 1에 이러한 발전 과정에 대한 간단한 요약이 담겨 있다.

EFT 두드리기의 변형기법들

당신은 이미 다른 출처를 통해 EFT를 알고 있을 수도 있고, 어쩌면 EFT로 효과를 본 경험도 있을 수도 있다. 안타깝게도, 인터넷에서 접하는 EFT에 관련된 많은 정보들은 지속적인 결과를 얻기에는 불완전하거나 너무 피상적이다. 게리 크레이그가 EFT를 처음 개발했을 때, 그가 인터넷에 올린 EFT 매뉴얼은 100만 번 이상 다운로드되었다. 게리의 EFT에 대한 열정은, 가능한 한 많은 사람들이 EFT를 자기 치유 도구로 사용하여 그 효과를 발견하고 혜택을 볼 수 있도록 자료를 무료로 제공하게 했다. 게리 크레이그는 그 당시 EFT 매뉴얼에 "우리는 치유의 거탑(拒塔, 고층 건물)의 1층에 있다"고 이야기하면서, EFT 두드리기는 시작일 뿐이라고 예견했다. 그는 사람들이 EFT의 본질(특정 사건을 찾아내어 작업하며 철저하게 테스트하는 것)을 유지하면서 EFT를 사용하고, 어쩌면 더 발전시키기를 기대했다. 안타깝게도, 이것은 너무 순진한 기대였다는 것을 그는 나중에야 깨달았다.

EFT를 무료로 제공한 것은, 한편으로는, 수백만 명의 사람들이 EFT를 사용하여 큰 혜택을 누릴 수 있게 되었다. 다른 한편으로는, EFT의 본질이 상실된 수많은 EFT의 변형들이 짧은 시간 동안 쏟아져 나오는 심각한 문제를 야기했다.

---

9 Seffinger, M. (2018). Foundations of Osteopathic Medicine: Philosophy, Science, Clinical Applications and Research. Wolters Kluwer 4th Ed. ISBN: 978-1-49-636832-4.

10 Gin, R.H., Green, B.N. Goodheart, G. Jr. (1997). D.C., and a history of applied kinesiology. J Manipulative Physiol Ther. 1997 Jun; 20(5):331-7. PMID: 9200049.

11 Thie, M. (2012) Touch for Health. Devorss & Co. ISBN-10 087516871X.

12 Dennison, P.E., Dennison, G.E. (1989) Brain, Gym Teacher's Edition; Edu Kinesthetics; ISBN-13: 978-0942143027.

13 Diamond, J. (1977, 1980). The Collected Papers (Volumes 1&2). Valley Cottage, NY: Archaeus Press; ISBN 1-890995-30-4.

예를 들면, 수많은 '따라 두드리기' 비디오와 대본들을 찾을 수 있다. 두 가지 모두 일반적인 문장으로 두드리는 것이 많은 사람들의 문제를 해결하는 데 도움이 될 수 있다는 잘못된 가정에 근거한다. 그러나 EFT로 정말 효과를 보려면, 언제나 개인의 필요와 경험, 문제의 근본 원인에 초점을 맞춰야 한다.

EFT는 맞춤형 과정이다. 특정 문제에 대해 느낄 수 있는 모든 것을 일반적으로 두드리는 것은 효과가 없다. EFT의 본질은 부정적 감정과 제한적 신념, 부정적 경험의 근본 원인을 해결하는 것이다. 문제의 기저에 있는 특정 사건을 찾는 것이 바로 핵심이다. 이런 근본 원인들은 오직 그 사람 고유의 것이다. 배가 아파서 병원에 가는 것과 비교해 보자. EFT의 일부분을 받아들인다는 것은 마치 의사가 *"이런 복통은 보통 위궤양이죠"*와 같이 말하면서, 증상을 철저히 조사하여 복통의 원인을 파악하지 않은 채, 자신이 했던 말에 따라 치료를 하는 것과 같다.

표준 EFT를 사용하면, 문제가 언제 시작되었고 그 당시 무슨 일이 있었는지 등 문제를 깊이 들여다보기 때문에, 근본 원인을 파악하고 해결할 수 있다. 일반적인 문구와 단어를 반복해서 두드리기를 하면, 그 순간 스트레스 반응이 어느 정도 감소하기 때문에 처음에는 기분이 좀 나아질 것이다. 하지만 이런 방식으로는 문제의 근본 원인인 각 개인의 특정 사건과 관련 양상들을 제대로 해결하지 못하기 때문에 효과는 일시적일 수밖에 없다. 따라서, 이러한 일반적인 문구로 두드리는 것은 EFT의 핵심인, 유발요인과 스트레스 반응 사이의 연결고리를 끊는 것에 실패한다. 그래서 같은 유형의 유발요인과 마주치는 순간, 스트레스 반응이 다시 활성화된다.

마찬가지로, 긍정적 언어를 사용하면서 두드리고, 긍정적 느낌과 생각에 대해 두드리면 기분이 조금 나아질 수 있지만, 유발요인과 스트레스 반응 사이의 근본적인 연결고리를 해결하는 데는 별로 도움이 되지 않는다. 스트레스 반응을 완전히 활성화시키기 위해 (긍정적 감정이 아니라) 부정적 감정에 집중한 다음 EFT를 사용하여 유발요인과 스트레스 반응 사이의 연결고리를 완전히 끊는 것이 중요하다. EFT는 부정적 감정을 놓아주는 데 도움이 되지, 긍정적 감정을 심어주지는 않는다. EFT를 자기 치유 도구로 사용하고 싶다면, 모든 긍정적 언어는 피하는 것이 최선이다. 특정 순간의 부정적 감정과 느낌에 깊이 몰입하여, 이것들을 중화해서 감정 강도가 0이 되도록 한다.

특정 상황에서, EFT 전문가는 전문적인 훈련을 바탕으로 긍정적 언어를 효과적으로 사용할 수는 있다. 하지만 대부분의 경우, 긍정적 언어는 피해야 한다. 예를 들면, 부정적 감정들이 대부분 해결되어 리프레이밍을 하거나, 내담자의 감정이 너무 격렬해서 휴식이 필요할 때 긍정적 언어를 사용할 수 있다.

마지막으로, EFT 두드리기보다 더 빠르고 간단하다고 주장하는 EFT 변형기법들이 있다. 우리가 보기엔 EFT는 이미 충분히 빠르고 간단하다. 더 빠르게 만들려고 하면 지속적인 결과를 내는 능력을 저해할 수 있다. 일반적으로 하나의 경험을 놀랄 정도로 빠르게 다뤄서 해결할 수 있지만, 오래 지속되는 결과를 얻으려면 철저한 접근 방식이 필요한데, 이는 일반적으로 인내와 헌신을 요한다.

문제의 근본 원인을 파악해서 해결해야 하며, 이를 위해 스트레스 반응을 유발하는 모든 순간을 적절하게 재연하면서, 감정 강도가 중화될 때까지 계속 두드려야 한다. EFT의 작동 원리와 적용방법을 이해한다면 EFT 접근법은 매우 간단하다. 궁극적으로, 문제를 해결하는 능력은 인내심을 갖고 EFT를 적절하게 적용하는 것에 달려 있다.

1분의 기적?

EFT 초창기에, 특별하고 인상적인 결과를 보여주는 성공 사례들이 많이 공유되었다. 하지만, 이런 사례들은 다소 피상적이고 지나치게 단순하게 문제에 접근해서 결과를 얻은 것처럼 보이는 경향이 있다. 그 사례들을 보면, 몇 개의 일반적인 단어나 문구를 반복하면서 두드리는 것만으로도 이렇게 극적이고 긍정적인 효과를 얻을 수 있는 것처럼 보인다. 하지만 실제로는 거의 그렇지 않다. 물론 어떤 사람들은 이처럼 피상적인 접근 방식으로도 원하는 결과를 얻었지만, 대부분의 사람들은 그렇지 못했고 EFT가 효과가 없다는 잘못된 결론을 내리게 되었다. EFT는 효과가 있지만, 제대로 적용해야 한다.

요약하면, EFT에 대한 많은 정보들이 실제 작동 원리와 적용방법에 대한 잘못된 개념을 기반하고 있다는 것이다. 다른 기법도 EFT라는 약어를 사용하는데, 이것 또한 혼란을 더했다. 당신은 공식 EFT와 비슷한 시기에 만들어진 또 다른 유형의 치료법인 정서 중심 치료(Emotionally-Focused Therapy)를 들어봤을 수도 있다. 이것은 EFT와 아무 상관없는 인간관계 치료법이다. 인터넷에서 EFT에 대한 신뢰할 만한 정보를 찾고 싶다면, 게리 크레이그의 웹사이트에서 무료로 다운로드 받을 수 있는 표준 EFT 튜토리얼(Gold Standad EFT Tapping Tutorial)과 옵티멀 EFT의 보이지 않는 치유자 전자책(*The Unseen Therapist* e-book on Optimal EFT)을 포함하여 방대한 양의 자료를 살펴볼 것을 권한다.[14]

EFT 두드리기의 작동원리

EFT 두드리기는 경혈을 자극함으로써 작동한다. 중국 전통 의학(TCM)에 따르면, 모든 부정적 감정은 신체 에너지 시스템의 교란에 의해 발생한다.[15] 이 에너지 시스템은 2,000개가 넘는 에너지 지점을 연결한 경락 네트워크로 구성된다. 이 사이를 흐르는 에너지를 기(氣, Qi,)라고 부른다(이 에너지는 다른 전통에서는 프라나, 생명력 등으로도 불린다). 거의 모든 경락은 특정 장기와 관련이 있어서, 그 이름을 만들 때 위 경락, 간 경락, 소장 경락과 같이 장기의 이름을 땄다. 침구사는 경락을 따라 위치한 경혈에 침을 놓는다.[16] 표준 EFT는 9개의 주요 경혈을 사용하며, 이 경혈들을 손가락 끝으로 부드럽게 두드린다. 침을 사용하지 않고 두드리기 때문에 지압의 한 형태라고 볼 수 있다. MRI (자기공명장치)를 사용한 연구 논문을 포함한 연구에 따르면[17], 경혈 자극은 중추신경계에 영향을 미쳐 시상(뇌간

14 https://www.emofree.com.

15 Standard Acupuncture Nomenclature, part 1. Rev. Ed. 1991 (https://apps.who.int/iris/handle/10665/207635).

16 Cabyoglu, M.T., Ergene, N., Tan, U. (2006, 2009). The Mechanism of Acupuncture and Clinical Applications. Int. Journal of Neuroscience. (116), 2006 - issue 2: 115-125. Jul 2009. https://pubmed.ncbi.nlm.nih.gov/16393878.

17 Cai, R., Shen, G., Wang, H., Guan, Y. (2018). Brain functional connectivity network studies of acupuncture: a systematic review on resting-state fMRI. J Integr Med. 2018 Jan;16(1):26-33. doi: 10.1016/j.joim.2017.12.002. Epub 2017 Dec 11.

의 주요 중계소)의 신경 활동을 증가시키고, (통증과 염증 영향을 미치는) 사이토카인과 (천연 진통제인) 엔도르핀, (기억, 기분, 수면, 감정에 영향을 미치고 통증 처리를 돕는) 세로토닌 같은 물질 분비를 촉진한다. 경혈 자극 효과는 통증을 완화하고 행복감과 안녕감을 촉진하기 때문에 아편제제와 비교할 수 있다. 결과적으로 EFT는 스트레스 반응을 없앤다. 경락의 차원에서, 침과 지압은 경락 내 교란과 막힘을 해소하여 기의 균형을 회복한다. EFT의 노출기법과 경혈 두드리기를 결합하면 유발요인과 스트레스 반응 사이의 연결고리를 효과적으로 끊을 수 있다. 달리 말하면, 연결고리가 더 이상 작동하지 않게 된다. 그 유발요인은 남아 있을 수 있지만, 스트레스 반응은 더 이상 일어나지 않게 된다.

표준 EFT의 기본 프로토콜

2장에서 특정 순간에 몰입해서 재연함으로써, (해결하고 싶은 특정 사건의 기억과 연결된) 스트레스 반응을 완전히 활성화시키는 것이 중요하다고 설명했다. 이것을 노출이라고 한다. 동시에, 스트레스 반응을 해제시키는 EFT의 경혈을 두드리면, 편안한 상태가 된다. EFT는 과거 사건에 대한 감정 반응을 해결할 뿐 아니라, 현재 스트레스 상황에 마주쳤을 때에도 적용할 수 있다. 하지만, 일반적으로 특정 순간에 바로 EFT를 하는 것이 쉽지 않기 때문에, 실제로 EFT를 할 때에는 (최근 혹은 오래된) 스트레스 사건의 기억에 적용하게 될 것이다. 5분 전에 일어난 일조차도 벌써 추억이 된다.

참조

만약 어떤 사건에 대한 기억이 너무 충격적이라 눈을 감고 그 일이 지금 일어난다고 가정할 때, 감정이 너무 격렬해지고 압도감을 느끼게 될 거라고 의심되면, **절대 그 일을 다루지 말라.** 처음에는 이 책을 이용해서 작은 문제들을 해결하고, 중요한 외상이나 특정 심각한 경험을 해결하고 싶은 경우에는 숙련된 EFT 전문가의 도움을 받도록 한다. 일상의 사소한 문제들을 해결하는 것의 효과를 과소평가하지 않기를 바란다. 이런 '사소한' 문제들을 해결하는 것만으로도 기분이 얼마나 좋아질 수 있는지 놀라게 될 것이다.

1단계: 부정적 감정이 느껴지는 순간을 선택하기

해결하고 싶은 특정 사건을 확인하고 현제 시제를 사용하는 것을 명심한다. 이 사건을 가능한 구체적으로 만든다. 일정표에 특정 행사를 쓰는 것처럼 구체적이어야 한다. 예를 들면, *'지난 월요일 일을 마치고 집에 늦게 와서 너무 피곤한데 남편이 인사를 하지 않는다. 그리고 저녁을 같이 먹기에 너무 늦었다며 화난 목소리로 말하고, 쿵쿵거리며 방을 나가면서 문을 쾅 닫는다.'*

이어서, 이 특정 사건 내에서 부정적 감정이 느껴지는 크레센도를 파악해야 한다. 아마도 첫 번째 크레센도는 남편이 당신의 인사를 받아 주지 않는 순간이고, 두 번째 프레센도는 그가 화난 목소리로 *"이제야 집에 오셨구먼! 난 이미 다 먹었어! 내가 언제까지나 당신을 기다려줄 것이라고 기대하지 마!"*라고 말하는 순간일 것이다. 세 번째 크레센도는 그가 쿵쿵거리며 방을 나가면서 문을 쾅 닫아버리는 순간으로 나눌 수 있을 것이다. 이 모든 세부 사항과 당신이 느낀 감정들이 이 특정 사건의 양상이다.

2단계: 몰입하기

그 순간으로 들어가서 부정적 감정 반응을 파악함으로써 첫 번째 크레센도를 최대한 생생하게 재연한다. 이 순간에 집중하여 당신이 느끼는 감정 및/또는 신체 반응을 0 (없음)에서 10 (최대)까지의 척도로 점수를 매긴다. 생각하지 말고 직관적으로 숫자를 매긴다. 이것은 EFT를 한 다음 부정적 감정이 남아 있는지를 테스트하는 데 사용하는 주관적 척도이다. 앞의 사례에서, 슬픔이 7 정도로 느껴진다고 확인했다고 하자. 신체 감각을 확인하면 그것도 더해서, *목(구멍)*에서 느껴지는 7 정도의* 슬픔이라고 한다. 이제 이것을 다루면 된다.

* 역자 주: throat을 neck (목)과 구분하기 위해, 목(구멍)으로 번역했다.

3단계: 수용확언 및 연속 두드리기

수용확언을 만든다. 수용확언의 목적은 다루고 있는 부정적 감정이나 신체 감각에 계속 집중하여 이것이 자신의 반응임을 받아들이는 것이다. 감정 및 신체 반응에 집중하지 않고 단순히 수용확언을 반복하는 것만으로는 신체 혼란이 일어나지 않거나 스트레스 반응이 활성화되지 않는다. 이것이 바로 그 순간을 재연하고 그 상황에 집중하여 수용확언을 사용하도록 안내하는 이유다. 스트레스 반응이 활성화되지 않으면, EFT를 사용하여 그 반응을 없앨 수 없다. 이 사례에서는 다음의 표현을 사용할 수 있다: '*나는 비록 이 슬픔을 느끼지만, 나 자신을 받아들입니다*' 또는 '*나는 비록 목(구멍)에서 7 정도의 슬픔을 느끼지만, 나 자신을 받아들입니다*(이렇게 하는 것이 더 좋다).'

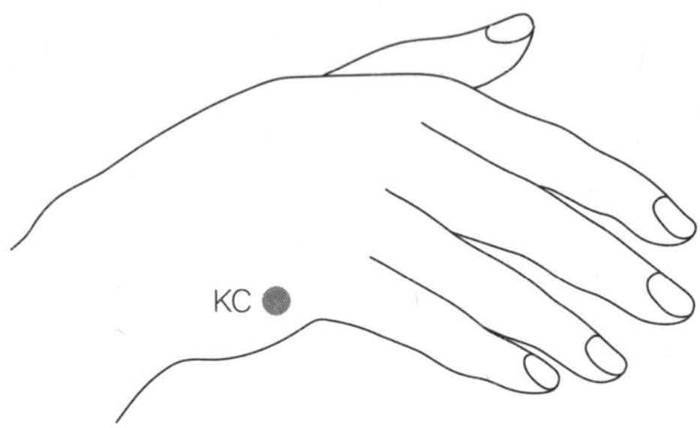

그림 2. 손날 타점(후계)

수용확언을 (가능한 큰 목소리로) 말하는 동안, 한 손의 손가락 끝으로 다른 손의 손날 타점(후계혈, 그림 2 참조)을 지속적으로 두드린다. 이렇게 하면 당신의 시스템은 당신이 무엇을 해결하려는지를 알 수 있다. 손날 타점은 양손의 바깥쪽의 살이 많은 부분으로 손목 위와 새끼손가락 아래 선 사이의 2/3에 있는 지점에 위치한다.

그런 다음 연속 두드리기를 하는데, 각 타점들을 연속해서 3-7번 두드린다. 각 타점을 두드리는 동안, 당신의 느낌을 가장 잘 표현하거나 요약하는 단어나 짧은 문장을 반복해서 말한다. 이 사례에서는 *나의 슬픔* 또는 *목(구멍)에서 느껴지*는 슬픔이 그 예이다. 연속 두드리기는 다음의 타점들을 두드린다.

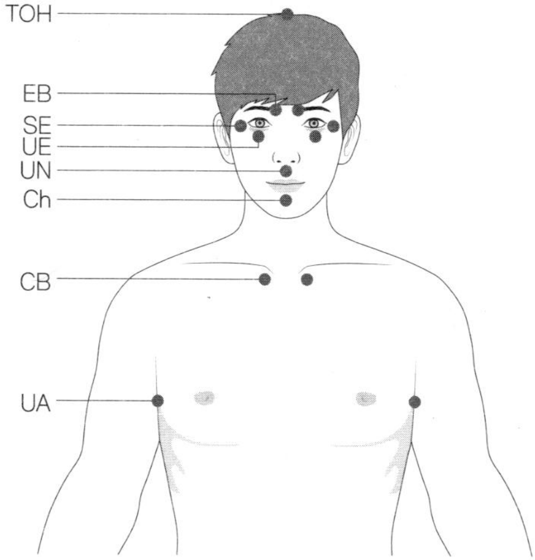

그림 3. EFT 타점

- **정수리(머리 꼭대기):** 손을 편평하게 하여 머리 위를 두드린다. 한쪽 귀에서 정수리를 지나 다른 귀로 이어지는 선과, 코에서 뒷목으로 이어지는 선이 교차하는 지점이다. 정수리 주변이 아니라 정수리 타점을 두드린다.
- **눈썹(눈썹 시작점):** 눈썹이 시작되는 지점을 손가락 한두 개로 두드린다. (미간이 아니라) 눈썹이 시작되는 곳이다.
- **눈 옆(눈가):** 눈 바깥쪽 모서리에 접한 뼈, 안와 테두리 지점을 손가락 한두 개로 두드린다. 관자놀이가 아니라 눈에 매우 가까운 위치다.
- **눈 아래(눈 밑):** 눈동자에서 약 2.5 cm 아래, 안와 아래쪽 테두리 지점을 손가락 한두 개로 두드린다.
- **코 아래(코 밑):** 코 아래쪽과 윗입술 사이 홈의 가운데 지점을 손가락 한두 개로 두드린다.
- **턱(입술 아래):** 아랫입술의 아래쪽과 턱 끝 사이 중간 지점을 손가락 한두 개로 두드린다.
- **쇄골(쇄골 부위):** 쇄골 부위는 넥타이 매듭을 짓는 부분으로, 주먹을 가볍게 쥐어 양쪽 쇄골의 시작 부분 모두를 부드럽게 두드린다.

- **팔 아래**(**겨드랑이 아래**)**:** 겨드랑이 아래 몸의 측면(겨드랑이에서 손 너비 하나만큼 아래의 지점)을 손을 펴서 두드린다.

도움말: 어느 손으로 두드려도 되지만, 보통 편한 손을 사용한다. 어떤 타점들은 좌우에 한 쌍씩 있다. 다년간의 경험을 통해 양쪽 중 한쪽만 두드려도 충분하다는 것을 알게 되었다. 하지만, 양손이 자유롭다면 추가로 양손을 사용하는 것도 좋다.

4단계: 크레센도 테스트하기

다시 특정 사건의 첫 번째 크레센도를 몰입해서 재연하여 감정 강도를 평가한다. 위의 사례에서는, 감정은 슬픔이고 처음 측정한 감정 강도는 7이었다. 다음 4가지 중에서 어느 하나가 일어난다.

1. 슬픔의 강도가 낮아졌다: 이는 매우 흔히 일어나는 상황이다. 이 예에서는 슬픔이 7에서 5로 떨어졌을 수 있다. 수치가 낮아진 동일한 감정을 다음 단계(5단계)에서 사용한다.

2. 슬픔의 강도가 변하지 않았다: 이런 경우는 똑같은 순간을 재연하고 있는지, 감정이 정확히 같은지, 신체 감각이 느껴지는 부위가 같은지 아니면 이동했는지를 확인한다. 아주 작은 변화라도 어떤 효과가 있었음을 보여주기 때문에 중요하다. 사람들은 보통 감정 반응을 정확하게 파악하지 않기 때문에, 익숙해지는 데 시간이 좀 걸린다. 연습을 하면 더 쉬워질 것이다. 다음 단계(5단계)에서는 강도에 변화가 없는 감정을 사용하는데, 만약 신체 감각의 위치가 변했다면 이를 반영해서 사용한다.

3. 슬픔의 강도가 더 높아졌다: 이것은 지금의 느낌과 더 잘 연결되어 스트레스 반응이 완전히 활성화되었다는 것을 의미하기 때문에 좋은 반응이다. 점수가 더 높아진 이 감정을 다음 단계(5단계)에서 사용한다.

4. 슬픔의 강도는 낮아졌지만, 이제는 다른 감정이 더 강하게 느껴진다: 예를 들어, 슬픔은 5 이하로 떨어졌는데 지금은 분노를 6 정도로 느낀다. 이런 경우, (두 감정의 강도가 비슷하기 때문에) 분노와 슬픔을 함께 두드리거나, 분노부터 두드린다. 분노가 0이 되면, 남아 있는 슬픔을 계속해서 해결한다. 순서 자체는 중요하지 않지만, 가장 강하게 느껴지는 것을 두드리는 것이 대개 가장 효과적이다. 하나의 크레센도 안에 보통 하나에서 세 가지의 감정 사이를 경험하는 것이 일반적이며, 그 이상의 감정을 포함시키지 않는다는 것을 유념하라. 만약 세 가지 이상의 감정을 느낀다면, 이미 다음 순간을 재연하고 있거나, *'왜 이런 일이 나에게 일어난 걸까? 왜 그는 항상 이런 식이지?'*와 같은 수사적인 질문을 하며, 문제를 더 개괄적으로 생각하기 시작했을 수 있다. 이런 상황이 발생하면, 다시 첫 번째 크레센도를 떠올리는 것에 집중하여 감정 강도가 0이 될 때까지 두드린 후 다음으로 넘어간다. 강도가 높은 새로운 감정이나, 강도가 비슷하다면 해당 감정들을 결합해서 다음 단계(5단계)에서 사용한다.

5단계: 0이 될 때까지 수용확언과 연속 두드리기를 반복하기

수용확언과 연속 두드리기를 계속 반복하면서 첫 번째 크레센도를 (재연하면서) 테스트를 이어 나간다. 매 회, 테스트를 하는 동안 발견한 것에 따라 감정과 점수를 조정하고 모든 감정이 0이 될 때까지 연속 두드리기를 한다. 그 후 다음 크레센도로 넘어간다. 위의 예에서, 두 번째 크레센도는 남편이 당신에게 화를 내면서 말하는 것이다. 이것이 중화되면, 세 번째 크레센도로 넘어간다. 바꿔 말하면, 각각의 크레센도에서 느껴지는 모든 부정적 감정이 0이 될 때까지, 재연(테스트)-수용확언-연속 두드리기-재연(테스트) 사이클을 반복한다.

6단계: 최종 테스트

최종 테스트 단계에서는 특정 사건 전체를 처음부터 끝까지 재연하면서, 남아 있는 부정적 감정 반응을 활성화하기 위해 (예를 들면, 시각과 청각과 신체감각을 과장하여) 더 부정적으로 느껴보려고 최대한 노력해야 한다. 부정적 감정이 남아 있지 않다면, 이 특정 사건을 완전히 해결한 것이다. 만약 어떤 식으로든 반응이 있다면, 남아 있는 감정을 확인하여 모든 크레센도의 강도가 0이 될 때까지 EFT를 해야 한다. 우리는 이것을 '검증된 0'이라고 부른다. EFT를 할 때 가장 자주 하는 실수는 테스트를 충분히 구체적으로 하지 않는다는 것이다. 그 다음으로는 검증된 0을 확인할 때까지 EFT를 하지 않는다는 것이다. 특정 사건의 크레센도 중 어느 하나라도 강도가 남아 있다면 스트레스 유발요인과 조건화된 감정 반응 사이의 연결고리가 완전히 끊어진 게 아니다. 남은 강도가 1보다 작을 수 있지만, 아직 0은 아니다. 몸 어딘가 약간 불편한 것처럼 매우 미세한 느낌일 수 있다. 테스트를 할 때에는 남아 있는 감정이나 신체 감각이 있는지를 파악하는 데 집중해야 한다. 충분히 편안해져서 EFT를 그만해도 되는지를 확인하려는 것이 아니다. 철저하게 테스트할수록 영구적인 결과를 더 빨리 얻게 될 것이다.

1단계: 부정적 감정을 느끼게 하는 특정 사건 선택하기
2단계: 첫 번째 크레센도에 몰입해서 재연하기
3단계: 수용확언 및 연속 두드리기
4단계: 생생하게 떠올린 상태로 크레센도 테스트하기
5단계: 특정 사건의 모든 크레센도의 강도가 0이 될 때까지, 수용확언 및 연속 두드리기를 반복하기
6단계: 최종 테스트하기(특정 사건의 전체가 중화되어야 한다.)

그림 4. 표준 EFT 단계 요약

이것이 전부인가?

그렇다. 이것이 표준 EFT 기본 프로토콜이다. 배운 대로 적용해보면, 얼마나 많은 스트레스를 스스로 해결할 수 있는지 깜짝 놀랄 것이다.

표준 EFT 기본 프로토콜 영문판은 다음 사이트에서 무료로 다운로드할 수 있다:
https://www.eftpraktijkactrom.nl/home-english/

흥미로운 점이 하나 더 있다.

수용확언의 변형

표준 수용확언은 다음과 같다: '*나는 비록 […]를 느끼지만, 여전히 나 자신을 받아들입니다.*' 수용확언의 첫 번째 부분은 그 순간의 감정 반응이나 신체 증상을 설명하는데 이때 그 강도를 포함할 수도 있다. 두 번째 부분은 어떤 일이 일어나든 자기 자신을 받아들인다는 것이다. 이렇게 하면 확언이 된다. 앞부분의 문제를 확인하는 부분과 자신을 수용하는 두 번째 부분 모두 다양하게 변형할 수 있다. 핵심은 문제와 이를 (감정적 및/또는 신체적으로) 경험하는 방식을 정확하고 구체적으로 설명하는 수용확언을 만드는 것인데, 여기에는 자신과 일어난 일을 받아들이는 것 또한 포함해야 한다.

다음과 같이 바꿀 수 있다.

- […] *할지라도 나는 나 자신과 내 모든 느낌을 온전히 받아들입니다.*
- *나는 비록* […]*을 했지만, 마음 깊은 곳에서는 내가 괜찮다는 것을 압니다.*
- *비록* […] *일이 일어났지만, 나에게는 아무 문제가 없습니다.*
- *나는* […] *을 느끼지만, 나 자신을 받아들입니다.*

EFT 초창기에 사용했던 수용확언 문구는 자신을 받아들이는 것만 아니라 자신을 사랑하는 내용도 포함했었다. 게리 크레이그는 자신을 사랑한다고 말하는 것에 거부감을 갖는 사람들이 많다는 것과, EFT의 효과를 얻기 위해 꼭 자기 사랑 표현을 포함하지 않아도 된다는 것을 알게 되면서, 표준 EFT에서는 자기 수용 문구만을 사용하고 있다. 물론, 자신을 사랑한다고 표현하는 것은 잘못이 아니므로, 그렇게 말하는 것이 괜찮다면 언제든 포함시켜도 된다.

심지어 자신을 받아들인다고 말하는 것이 어려운 사람들도 있다. 일단 우리는 자기 수용확언을 그냥 사용해 볼 것을 권한다. 하다 보면 저항감이 종종 줄어든다. 하지만, 저항이 너무 크다면, 나 자신을 받아들인다고 말하는 대신 다음 중한 가지 대안을 골라 사용할 수 있다.

- … *나 자신을 받아들이는 것을 시작하는 것이 가능할지도 모릅니다.*
- … *시간이 지나면 나 자신을 조금이나마 받아들일 수 있을 것 같습니다.*
- … *나 자신을 받아들이고 싶습니다.*
- … *나는 자신을 받아들일 수 있는 가능성에 열려 있습니다.*
- … *근본적으로 나에게는 아무런 문제가 없습니다.*
- … *나는 아직 자신을 받아들이지 않는다는 것을 받아들입니다.*

만약 위의 변형조차 사용할 수 없다고 느낀다면, 자신에 대해 불안하고 다소 비판적이라고 느끼게 만드는 자존감 문제가 있을 수 있다. 우리 모두는 부정적인 자기 제한적 신념을 가지고 있다. 이것들은 하나의 주요한 신념으로 요약할 수 있는데, 이를 부정적 핵심 신념이라고 한다. 그 예로는 '*나는 부족하다, 나는 쓸모가 없다, 나는 어울리지 않는다, 나는 여기 있으면 안 된다*' 등이 있다. EFT를 사용하면 시간이 지남에 따라 이런 신념들을 약화시킬 수 있다. 그러니 지금은, 위의 수용확언 중 가장 저항감이 적은 것을 하나 고른다.

아이들과 함께 EFT를 한다면, 아이들의 연령과 경험에 맞도록 수용확언을 조정할 수 있다. 예를 들면:

- 나는 두렵지만, 지금은 안전하고 나에게는 아무런 잘못이 없어.
- 나는 엄마에게 거짓말을 했지만, 그래도 나는 여전히 좋은 아이야.
- 아빠가 나에게 화를 내서 깜짝 놀랐지만, 아빠는 나를 여전히 사랑해.
- 나는 화가 났지만, 그래도 완전 괜찮아.

일반 규칙은 다음과 같다: 특정 수용확언에 대한 저항감이 너무 크거나, 위협적이거나 옳지 않다고 느껴진다면, 자신을 받아들이는 목표에 다가갈 수 있도록 더 작은 단계로 나눠서 그에 대한 수용확언을 만든다.

4

OPTIMAL EFT (UNSEEN THERAPIST)

옵티멀 EFT (보이지 않는 치유자)

천국이 자기 안에 있지 않은 사람이여,
우주 구석구석에서 천국을 헛되이 찾고 있구나.

오토 루트비히 Otto Ludwig

독일 극작가, 비평가, 1813~1865년

공식 EFT의 최신 형식의 배경

옵티멀 EFT는 부정적 감정 및 제한적 신념을 해결하기 위해 특정한 노출 기법과 영적 차원의 도움을 구하는 명상을 결합한 치유법이다. 옵티멀 EFT에서는, 사람들의 영적 또는 종교적 신념과 충돌하지 않도록, 이 영적 차원이나 상위의 힘을 보이지 않는 치유자TM라고 부른다. 옵티멀 EFT를 더 알고 싶다면, 게리 크레이그의 웹사이트(emofree.com)에서 무료로 제공되는 전자책 『보이지 않는 치유자TM (The Unseen Therapist™)』를 읽어볼 것을 권한다.[1] 참조하기 쉽도록 다음의 간략한 요약을 살펴보자.

1 https://emofree.com/unseen-therapist/read-this-first.html.

보이지 않는 치유자는 누구인가?

보이지 않는 치유자는 우리 내면의 영적 안내자이자 치유자이다. 이 내면의 영적 안내자는 인류에게 생명의 숨결이며 전 세계의 여러 종교에서 다양한 이름으로 불리고 있다. 모든 영적 가르침은 우리 안에 존재하는 본질적 사랑을 이야기한다. 이를 무엇이라 부르든 상관없다. 게리 크레이그는 '보이지 않는 치유자'라는 용어를 선택했고, 여성이 보다 부드럽고 자비롭다고 여겨지기 때문에 여성성을 부여했다. 하지만, 당신이 이 기법을 사용할 때, 어떤 이미지나 어떤 성별, 어떤 이름을 사용해도 괜찮다.

보이지 않는 치유자는 모든 사람의 의식의 일부를 이룬다. 누구나 이 본질과 연결하여 도움과 안내를 요청할 수 있지만, 이를 들으려면 연습과 인내가 필요하다. 왜냐하면 많은 사람들이 내면의 본질적 사랑을 잊어버렸거나, 우리 안에 있다고 배워본 적도 없다. 그래서 사용해 본 적도 없다. 이런 면에서, 보이지 않는 치유자와 작업하는 것은 새로운 치유법을 배우는 것이 아니라 사랑의 힘을 재발견하는 것에 가깝다. 이것은 이미 우리 안에 있다.

우리의 경험에 따르면 이 새로운 형식의 EFT가 더욱 강력하므로, EFT에서 중요한 발전을 이루었다고 본다. 우리는 이 형식이 더욱 깊고 효율적으로 작동한다는 것을 발견했다. 당신은 표준 EFT로 이미 많은 치유를 경험했을 수도 있지만, 이 새로운 형식의 EFT 또한 사용해 보기를 바란다. 일단 한 번 사용해 보면 당신은 보이지 않는 치유자의 도움을 점점 더 많이 구하게 될 것이라고 우리는 굳게 믿는다. 물론 너무 화가 나서, 마음을 진정시키고 명상 상태로 들어가서 보이지 않는 치유자와 연결하는 것이 어려울 때는 표준 EFT가 여전히 유용하다. 두 가지 형식의 EFT를 번갈아 사용하는 것이 좋다는 것을 알게 될 것이며, 시간이 지남에 따라 주어진 상황에서 어떤 형식의 EFT가 좀 더 도움이 되는지 자연스럽게 알게 될 것이다.

옵티멀 EFT는 2014년부터 통용되었지만, 그 시작은 훨씬 이전으로 돌아간다. 돌이켜 보면, 1988년에 게리 크레이그는 영적 체험을 했었고, 그 경험은 궁극적으로 EFT의 발전으로 이어지는 영적 여정의 시작이었다. 그는 영적 차원과의 연결이 치유와 감정적 자유에 가장 효과적임을 알았기 때문에, EFT 두드리기를 시작할 때부터 옵티멀 EFT도 세상에 알리고 싶다는 생각을 했다. 하지만 1990년대 초, 그는 대부분의 사람들이 자신의 상위의 힘과 연결될 준비가 되어 있지 않다는 것을 알았다. 그래서 그 당시에는 EFT 두드리기를 개발하고 가르치기를 원했다. 하지만 초기에 또 나중에 옵티멀 EFT를 소개하면서, 우리는 완전히 새로운 치유 패러다임의 거탑의 지하실에 있는 것이며, 어쩌면, 언젠가 우리는 치유의 펜트하우스에서 만날 것이라고 말했다. 펜트하우스에서 만난다는 것은, 치유를 위해 EFT 두드리기가 아니라 옵티멀 EFT를 사용한다는 것을 뜻했다. 이를 마음에 품고, 그는 초기의 EFT 비디오 중 하나에서 어쩌면 더 이상 혈자리를 두드리지 않아도 되는 날이 올 것이라고 말했다. 그 당시에 그가 말하는 바를 알아듣는 사람은 거의 없었다. 사람들은 단순하면서도 엄청난 결과를 내는 EFT 두드리기를 만난 것만으로도 그저 흥분했을 따름이었다.

이제서야 우리는 게리 크레이그가 했던 이 말들이 무엇을 의미하는지 완전히 이해하게 되었다. 그는 그 당시 지압 기술을 EFT 프로토콜의 일부분으로 만들기로 결정했는데, 지금 옵티멀 EFT라 부르는 것은 대부분의 사람들이 받아들이기에 너무 높은 차원이었기 때문이다. 이것은 매우 현명한 결정이었다. EFT 두드리기는 세계에서 가장 오래된 치유법인 중국 전통 의학에 기초하고 있음에도 이것이 효과적인 치유법으로 인정받기까지 시간이 꽤 걸렸기 때문이다. EFT 두드리기를 시도해 본 사람들은 곧바로 그 효과를 확신했다. 하지만 의료 및 치료 기관에 종사하는 많은 사람들은 이렇게 간단한 기법이 그렇게 극적인 결과를 내는 것에 회의적이었다. 그래서 EFT 두드리기가 더 널리 받아들여지기까지는 오랜 시간이 걸렸다. 2010년에 게리 크레이그는 앞으로 어떻게 EFT를 발전시킬지 탐구하기 위해 안식년을 가졌다. 2011년, 현장에 돌아온 그는 EFT 두드리기의 공식 프로토콜과 EFT의 다양한 변형들을 구별하기 위해서 표준 EFT라는 용어를 도입했다. 2014년, 그는 세상에 옵티멀 EFT를 발표했다.

질병과 치유에 대한 다른 사고방식

질병의 진짜 원인은 몸이나 몸 밖이 아니라 마음에 있다. 이것은 단지 정신 문제만 아니라 신체 문제에도 적용된다. 마음이 물질보다 중요하다.[2] 당신의 신념은 자신에게 일어나는 일을 대부분 결정하고, 당신의 지배적인 (잠재적인) 생각이 당신의 현실을 만든다. 마음이라고 할 때, 우리는 두뇌를 말하는 게 아니다. 뇌는 그저 정보를 받고 전달하는 신체 기관이다.[3] 뇌에서 아무 일도 저절로 일어나지 않는 것처럼, 몸의 다른 부분에서도 저절로 일어나는 일은 없다. 반면, 마음은 '물질'은 아니지만 영적 기반을 가지고 있다. 마음의 작은 부분 하나를 우리는 의식이라고 부른다. 의식은 일상적인 생각, 신념 그리고 기억을 담고 있다. 의식이 행동을 결정한다. 의식은 우리 자아(ego)의 본거지이다. 이는 또한 신체 및 정신 문제의 원인이기도 하다.

게리 크레이그의 '새로운 생각'

게리 크레이그는 자신의 전자책에서 옵티멀 EFT와 보이지 않는 치유자와 함께 작업하는 것의 기반이 되는 새로운 사고 방식을 소개한다. 그는 이를 *새로운 생각(New Think)*이라고 부르며, 그 핵심을 다음과 같이 설명한다.

새로운 생각 1: 우리는 질병의 진정한 원인을 이해하지 못한다.
새로운 생각 2: 질병의 진정한 원인은 부정적 감정이다.
새로운 생각 3: 모든 것을 위한 하나의 자연치유법이 있다.
새로운 생각 4: 양자 물리학이 오랫동안 말해 온 것에 귀를 기울이자.
새로운 생각 5: 영적 증거에 귀를 기울이자.

2 이것은 이 책의 범위를 넘어서는 방대한 주제이며 양자 물리학, 마음의 비국소성, 치유와 영성, 과학의 유물론적 관점이 입증되지 않은 가정이라는 사실을 다룬다. 루퍼트 셸드레이크의 웹사이트를 참고하라(https://www.sheldrake.org/about-rupert-sheldrake).

3 Lipton, B.H. (2008). The biology of belief - how your thoughts shape your life. Hay House; ISBN: 9781401923129.

새로운 생각 6: 보이지 않는 치유자만이 참된 치유자이다.

새로운 생각 7: 우리에겐 단 하나의 도전과제가 있다.

새로운 생각 1: 우리는 질병의 진정한 원인을 이해하지 못한다

기존 의학 전문가들조차도 대다수 질병의 정확한 원인을 모른다고 인정한다. 그들은 질병의 잠재적 기여 요인 목록을 제공할 수는 있어도, 그 원인을 밝혀내는 경우는 드물다. 경향성이나 외부 영향, 위험 요인은 실제 원인이 아니다. 하지만 우리는 이런 의사들에게 의존하고 있으며, 문제가 가끔 해결되기도 하지만 불필요한 수술이나 오진, 처방된 약물 부작용 등에 노출되는 경우가 너무 많다.

장애(disorder)의 진정한 원인을 안다면, 의학 패러다임이 이전과는 완전히 다르게 보일 것이다. 어떤 장애를 살펴볼 때 가장 중요한 질문은 '원인이 무엇이고, 어떤 영향을 미치는가?'이다. 우울증을 예로 들어보자. 일반적으로 우울증은 뇌의 화학적 불균형에 의해 발생한다고 여겨진다. 이는 우울증에 걸린 사람들은 세로토닌이나 노르에피네프린과 같은 신경전달물질이 적다는 연구결과에 근거한다. 하지만, 그 사람들은 신경전달물질이 왜 적은지, 이런 화학적 불균형이 일어나는 이유는 무엇인지에 대해서는 아무런 설명도 하지 않는다. 상실, 외상, 고립과 거부감과 같은 부정적 아동기 경험과 사회적·환경적 요인이 우울증에 영향을 준다는 것이 수많은 연구를 통해 알려져 있다. 하지만, 기존 의료계는 우울증 진단을 받을 당시 연구실 검사에 근거한 것일 뿐임에도, 여전히 유전적 요인이나 화학적 불균형, 호르몬 변화만이 우울증의 원인이라고 밝히고 있다. 약물은 보통 체내의 부족한 화학물질을 보충하기 위해 처방된다. 이런 약물에 의존하여 건강을 회복하려는 사람들은, 대개 약물 복용을 중단하면 증상이 재발하기 때문에, 평생 동안 약물에 의존하게 되는 경우가 많다. 우울증의 근본 원인이 밝혀지거나 해결되지 않았기 때문에 이는 놀랄 만한 일이 아니다.

새로운 생각 2: 질병의 진정한 원인은 부정적 감정이다

질병의 진정한 원인은 부정적 감정이다. 질병은 지금까지 살면서 축적된 해결되지 않은 두려움이나, 분노, 죄책감 및 다른 부정적 감정의 징후가 몸에서 나타난 것이다. 이제는 의학 연구자들도 부정적 감정이 질병의 주요 원인이라는 것을 받아들이고 있으며, 이 발견에 기초하여 정신신경면역학이라는 새로운 의학 분야가 등장했다. 그러나 의사들은 부정적 감정의 해로운 영향을 제대로 중화하는 교육을 받지 못했다. 그들의 교육은 신체에 대한 것으로 이루어져 왔다. 마음 문제는 다른 분야인 정신 의학에 속하는 것으로 여긴다. 하지만 정신과 의사들도 그 원인을 해결하기보다는 약물로 증상을 치료하려는 경향이 있다.

우리 내면에는 마음에 의해 조절되는 놀라운 자기 치유 능력이 있다. EFT로 부정적이고 근본적인 감정 문제를 해결하면, 정상적인 균형이 저절로 회복되고 이는 종종 신체적으로도 드러난다. 문제가 체내의 (갑상샘 호르몬이나 인슐린 또는 신경전달물질 같은) 특정 물질이 항구적으로 부족하여 생기는 경우, 근본적인 감정 원인이 해결되었을 때 이런 물질이 다시 생성되는지를 확인하는 연구는 흥미롭게도 전혀 없다. 질병은 결과일 뿐, 근본 원인은 잠재의식 속에 있는 해결되지 않은 부정적 감정이다. 감정문제를 해결하면 근본 원인은 사라진다.

6장에서는 감정 문제를 파악하고 해소하여 문제의 근본 원인을 해결할 수 있는 실행 계획을 다룰 것이다. 긴급한 치료가 필요하지 않은 신체 문제가 있는 경우, 우선은 EFT로 관련 스트레스를 철저하게 다뤄보기 바란다. 그런 다음, 원인을 무시하며 증상을 치료하는 약물을 복용하는 대신, EFT를 적용한 후 그 효과를 확인해 본다. 심각하거나 급성 증상이 있는데도 의료 지원을 받지 말라는 말이 아니다. 하지만 즉각적인 치료가 필요하지 않은 사안이나 문제도 많으므로, 여기에 옵티멀 EFT를 적용하여 스트레스와 부정적 감정을 해결할 때 일어나는 효과를 직접 경험해 보길 바란다.

이런 대안적 치유법을 시도할 의향과 능력이 있는지 여부는 개인적 상황과 자신의 신념, 주변 사람들의 견해에 따라 달라진다. 만약 기존 의학을 따르라고 강요하는 사람들로 둘러싸여 있거나, 의식적이든 무의식적이든 기존 의학만 효과가 있을 것이라 믿거나, 걱정이 많아서 의사를 포함한 다른 사람들의 뜻을 거스를 수 없다면 먼저 일반적인 방식으로 증상을 치료할 수 있다. 그 다음에 옵티멀

EFT로 일상적 스트레스와 유발요인들을 해결한다. 아니면 병원에 가기 전에 잠시 옵티멀 EFT를 해 볼 수도 있다. 어떤 경우든, 자신에게 더 많은 스트레스를 주기보다는 직관에 따라 지금 당장 자신에게 가장 적합하다 여겨지는 것을 하자.

새로운 생각 3: 모든 것에 효과가 있는 자연치유법이 하나 있다

사람들은 모든 질병이나 증상에는 그에 맞는 특정한 치료법이 필요하다고 믿도록 길들어져 왔다. 두통에는 두통약, 불안에는 안정제. 어떤 종양에는 방사선 치료, 다른 종양에는 수술. 하지만 신체적 증상이 무엇이든 질병의 원인은 동일하다. 신체 증상은 해결되지 않은 부정적 감정이 일으키는 반향 혹은 표현이다. 드러나는 신체 증상보다 그것을 일으키는 원인이 훨씬 더 중요하다. 해결되지 않은 부정적 감정과 스트레스가 질병의 근본 원인이라는 것을 감안하면, (스트레스를 완전하고 영구적으로 해결하는) 한 가지 치유법만으로도 충분하다. 옵티멀 EFT는 모든 것에 효과가 있는 자연치유법이라고 할 수 있다. 보이지 않는 치유자가 질병의 근본 원인(부정적 감정)에 가져다 주는 평온함은 신체 증상을 해결하는 데 도움이 되거나, 증상이 남아 있은 경우 그 증상을 더 큰 평온함으로 대할 수 있게 해주기 때문이다.

새로운 생각 4: 양자 물리학이 오랫동안 말해 온 것에 귀를 기울이자

저명한 과학자들은 지난 수십 년 동안 세상이 보이는 것과 상당히 다른 구조로 이루어져 있다고 말해 왔다. 양자 물리학에 따르면 우리의 물리적 세계는 환상에 불과하다. 우리의 감각은 우리가 다른 사람들을 비롯한 세상의 모든 것과 분리되어 있다고 그럴듯하게 말하고 있지만, 양자적 수준에서 이것은 불가능한 일이다. 우리의 에고는 우리가 각자 분리된 몸과 개별적인 생각을 가진 개인이라고 믿기를 바란다. 그러나 그 무엇도 다른 것과 분리되어 존재하지 않는다. 오직 위대한 하나됨(oneness)만으로 존재하지만, 우리는 이를 인식하지 못한다. 이 세상이 실재하지 않는다면, 우리는 세상에 대한 우리의 모든 신념에 대한 의문을 제기해야 한다. 여기에는 치유에 대한 우리가 현재 지니고 있는 신념도 포함된다.

이것들이 환상에 기초하고 있다면 그 신념들은 신뢰할 수 없다.

옵티멀 EFT를 하면 할수록, 당신은 이 세상 모든 것, 모든 사람과 연결되는 느낌 속에서 고요하고 평화롭게 머물게 될 것이다. 이 하나됨은 자연스런 사랑의 상태이다. 이 하나됨은 새로운 형식의 공식 EFT의 중심축이다. 이 하나됨에서 보이지 않는 치유자는 자신의 빛을 비추어 원인과 결과를 올바른 순서로 정리하고 당신이 진정으로 원인을 해결하도록 돕는다. 보이지 않는 치유자는 우리의 제한적 신념과 잘못된 가정들 너머를 내다본다. 그 결과, 우리는 기존의 치유 방식보다 훨씬 더 나은 결과를 얻을 수 있다.

새로운 생각 5: 영적 증거에 귀 기울이자

영적 깨달음이나 임사 체험을 포함하는 영적 경험에 관련된 이야기들은 수십 년 동안 하나됨에 대한 증거들을 꾸준히 말해 왔다. 게리 크레이그는 그의 전자책에서 1988년에 자신이 경험한 깨달음에 대해 이야기한다. 그 체험은 그가 EFT를 개발하는 시작점이 되었고 그 깨달음을 세상에 나누도록 영감을 주었다. 거의 모든 영적 깨달음의 공통적인 특징은 모든 것을 포괄하는 영적 사랑이다. 형언할 수 없는 이 치유의 사랑은 자유롭게 출렁이는 기쁨으로 가득 찬 하나됨 안에서 모든 것을 하나로 연결한다. 이런 행복한 상태가 완전한 보호와 무조건적인 수용감으로 자리 잡으면서 우리의 두려움과 분노, 죄책감은 점점 작아져 사라진다. 불안과 신체 질병을 야기하는 부정적 감정은 사랑의 바다에서는 존재할 수가 없기에, 여기에서는 불안이나 신체 질병이 생길 수가 없다.

당신이 깨달음을 경험해야만 보이지 않는 치유자와 함께 작업할 수 있는 것은 아니다. 하지만 옵티멀 EFT를 하면 할수록 보이지 않는 치유자와 소통을 더 잘하게 되고, 이 놀랍도록 강력한 상태를 활용할 수 있게 된다. 순수한 사랑의 존재 상태를 인식하고 그 상태를 유지하며, 필요할 때 그 상태에 도움을 요청하는 것은 당신의 삶을 새로운 차원으로 끌어올릴 것이다.

새로운 사고 6: 보이지 않는 치유자만이 진정한 치유자이다

보이지 않는 치유자는 진정한 치유자이다. 우리는 보이지 않는 치유자 곁에서 작업하는 법을 배우고 그녀의 소중한 조력자가 된다. 보이지 않는 치유자는 판단하지 않고 인내하며 기다린다. 우리가 해야 할 일은 그녀의 임재로 향하는 문을 여는 것뿐이다. 보이지 않는 치유자는 우리가 무엇을 믿든 우리의 자유의지에 절대로 간섭하지 않는다는 점을 유념해야 한다. 이는 우리의 모든 문제가 어째서 저절로 해결되지 않는지를 설명해 준다. 보이지 않는 치유자는 우리가 분리된 상태를 믿게 만드는 분노와 슬픔, 죄책감, 두려움 같은 부정적 감정들을 유지하거나, 잊거나, 심지어 자신에게도 숨기려는 우리의 선택에 간섭하지 않는다. 만일 보이지 않는 치유자가 영적인 마법 지팡이를 흔들어서, 우리가 다루고 싶지 않은 문제 즉, 우리의 잘못된 신념들과 우리가 붙들고 있거나 망각하거나 숨겨놓은 문제를 없애 준다면, 겉으로 보기엔 사랑을 베푸는 것처럼 보일지도 모른다. 그러나 그것은 우리가 선택한 대로 생각하고 믿을 권리와 자유의지를 침해하는 것이며, 따라서 우리를 진정으로 사랑하지 않는 행동인 것이다! 제한적 신념들은 잠재의식 속에 완전히 숨어 있어서, 우리는 심리 문제나 신체 증상이 생기는 이유조차 이해하지 못할 수도 있다. 모든 사람들이 건강하고 행복하기를 바라지 않는가? 그렇다. 하지만 우리는 우리가 경험한 것과 질병 사이의 연관성을 잘 인식하지 못한다. 그래서 치유를 위해서는 근본적인 감정 원인을 해결해야 한다는 사실을 깨닫지 못한다.

이 책을 통해 당신이 보이지 않는 치유자와 연결하고 옵티멀 EFT를 올바르게 사용하는 방법을 배워, 실질적이고 지속적인 효과를 얻을 수 있도록 돕고자 한다. 보이지 않는 치유자는 당신이 숨어 있는 문제에 다가가서 그것을 없애도록 도와줄 것이지만, 당신이 허용하는 것 이상으로 이끌어 줄 수는 없다. 옵티멀 EFT를 계속 연습하면 준비를 더 잘할 수 있게 될 것이다. 우리의 치유 여정은 하나의 과정이다. 당신은 진실에 반하는 신념을 너무 많이 갖고 있어서 모든 문제가 즉시 사라지기를 기대하는 것은 비현실적이다. 핵심은 연습하는 것이다!

새로운 사고 7: 우리에게는 단 하나의 도전과제가 있다

보이지 않는 치유자가 우리의 몸을 치유하고 우리를 즉시 깨닫게 하는 것[4]을 방해하는 것은 무엇인가? 바로 우리 자신이다! 우리 모두는 보이지 않는 치유자와 똑같이 하나됨으로 존재하고, 따라서 그녀와 같은 힘을 가지고 있다. 다만 우리는, 우리가 그 힘을 가졌다는 것을 알지 못한다! 우리는 자신이 실제로 얼마나 강력한지 인식하지를 못한다. 만약 우리가 문득 깨달아서 우리의 실제 모습을 알게 된다면, 엄청난 충격을 받을 것이다. 따라서 이러한 깨달음은 대부분 점진적으로 이루어진다. 분리가 사실이 아니라는 것을 학문적으로 논의하기는 쉽다. 하지만 이것을 진정으로 받아들이고 깊은 수준에서 내면화하기는 훨씬 어렵다. 우리가 속한 하나됨을 진정으로 경험하려면, 보이지 않는 치유자와 옵티멀 EFT 과정에 대한 신뢰를 쌓아야 한다. 신뢰는 사랑의 필수 요소이다. 그 신뢰를 어떻게 쌓을 수 있을까? 바로 경험을 통해서다. 우리는 옵티멀 EFT를 연습함으로써 이러한 경험을 얻을 수 있다. 이 연습은 보이지 않는 치유자와 연결하여 도움을 요청하고, 그렇게 하면서, 그녀가 우리를 항상 기꺼이 도와줄 준비가 되어 있음을 기억하는 것을 포함한다. 계속해서 연습하고 그 혜택을 경험함에 따라, 우리는 보이지 않는 치유자와 더욱 깊은 관계를 맺게 되고 그녀와 옵티멀 EFT 과정에 대한 신뢰와 확신을 쌓게 된다.

옵티멀 EFT 기본 프로토콜

옵티멀 EFT 기본 프로토콜은 내적평화과정이라고 불리며, 보이지 않는 치유자의 도움을 받아 명상하면서 영적 영역과 연결하는 것을 포함한다.

명상은 효과가 있다!

명상의 유익한 효과들은 널리 알려져 있다. 여러 연구에서 명상의 이점을 다음

4 여기에서 깨달음이라는 용어는 의식의 영적 변화를 묘사하며 더 큰 자각과 현존의 상태에 도달하는 것을 의미한다.

과 같이 보여준다.

- 스트레스를 줄이고 편도(싸울지 도망칠지를 결정하는 뇌의 부위)의 반응성을 감소시킨다.[5] 명상이나 다른 심신 치유 기법들은 편도의 크기를 실제로 작게 만든다.[6,7]
- 뇌 기능 저하속도가 느려지고 기대 수명이 늘어난다.[8]
- 차분해지고 불안한 생각에 사로잡히는 빈도가 줄어든다.[9]
- 집중력이 향상된다.[10]
- 불안과 스트레스, 우울이 감소하고 삶의 질이 향상된다.[11]

기존 의학은 명상의 유익한 효과를 점차 받아들이고 있으며 어떤 의사들은 만성 질환으로 고통받는 환자들에게 명상을 추천하기도 한다. 이런 동향이 더

5 Bauer, C.C.C., Caballero, C., Scherer, E., West, M.R., Mrazek, M.D., Phillips, D.T., Whitfield-Gabrieli, S., Gabrieli, J.D.E. (2019). Mindfulness Training Reduces Stress and Amygdala Reactivity to Fearful Faces in Middle-School Children. Behav Neurosci. 2019 Dec;133(6):569-585. doi:10.1037/bne0000337. Epub 2019 Aug 26. PMID: 31448928.

6 Gotink, R.A., Vernooij, M.W., Ikram, M.A., Niessen, W.J., Krestin, G.P., Hofman, A., Tiemeier, H., Hunink, M.G.M. (2018). Meditation and Yoga Practice Are Associated with Smaller Right Amygdala Volume: the Rotterdam Study. Brain Imaging Behav. 2018 Dec;12(6):1631-1639. doi:10.1007/s11682-018-9826-z. PMID: 29417491; PMCID: PMC6302143.

7 Holzel, B.K., Carmody, J., Evans, K.C., Hoge, E.A., Dusek, J.A., Morgan, L., et al. (2010). Stress Reduction Correlates with Structural Changes in the Amygdala. Social Cognitive and Affective Neuroscience. 2010;5(1):11-17. doi: 10.1093/scan/ nsp034.

8 Luders, E., Cherbuin, N., Kurth, F. (2015). Forever Young (er): Potential Age-Defying Effects of Long-Term Meditation on Gray Matter Atrophy. Front. Psychol., 2015 Jan 21;5:1551. https://doi.org/10.3389/fpsyg.2014.01551.

9 Brewer, J.A., Worhunsky, P.D., Gray, J.R., Tang, Y., Weber, J., Kober, H. (2011). Meditation Experience Is Associated with Differences in Default Mode Network Activity and Connectivity PNAS. December 13, 2011 108(50) 20254-20259; https://pubmed.ncbi.nlm.nih.gov/22114193/.

10 Mrazek, M.D., Franklin, M.S., Phillips, D.T., Baird, B., Schooler, J.W. (2013). Mindfulness Training Improves Working Memory Capacity and GRE Performance While Reducing Mind Wandering. Sage Jounals.2013. Research Article. Find in PubMed https://pubmed.ncbi.nlm.nih.gov/23538911/.

11 Goyal, M., et al. Meditation programs for psychological stress and well-being: a systematic review and meta-analysis. JAMA Intern Med. 2014 Mar;174(3):357-68.

보편화되길 바란다. 하지만, 명상이 이미 병에 걸렸을 때에만 보조적 역할을 할 뿐, 건강을 유지하고 질병을 예방하기 위한 방책으로 흔히 권장되지 않는 것이 안타깝다. 기존 의학은 질병의 원인을 해결하기 위해 더 나아가는 대신, 증상만을 치료하는 데 그치는 경우가 많다. 우리는 명상으로 훨씬 더 많은 것이 가능하다고 믿는다. 명상은 그 자체로도 이점이 상당하지만, 옵티멀 EFT 및 보이지 않는 치유자와 함께 하면 한발 더 나아가 문제의 근본 원인을 해결하는 데에 도움이 된다.

옵티멀 EFT는 명상이나 마음 챙김과 어떻게 다른가?

옵티멀 EFT는 일반적인 명상과 마찬가지로 진정 효과가 있으며 시간이 지날수록 뇌 기능을 향상시킨다. 하지만, 명상 후 온전히 지금 이 순간에 머물며 평화를 느끼는 선(禪)의 상태가 되었다 하더라도 나중에 스트레스 상황을 맞닥뜨리면 여전히 스트레스 반응을 보일 수 있다. 규칙적인 명상은 마음을 진정시키고 시간이 지남에 따라 자동반응하는 것을 줄여주기도 하지만, 잠재의식 속에 해결되지 않은 부정적 감정을 없애지는 못하기 때문이다. 스트레스 상황과 스트레스 반응 사이의 연결고리가 끊어지지 않은 것이다. 스트레스 반응(싸움과 도피, 얼어붙기)은 의식적 생각보다 천만 배 이상 빠른 잠재의식에서 일어나는 자동 반응이다. 컴퓨터 용어로 이야기하자면, 잠재의식은 초당 1,120만 비트의 속도로 정보를 처리하는 반면 의식은 초당 40-60 비트의 속도로만 정보를 처리할 수 있다. 그래서 잠재의식에서 일어나는 반응은 따라잡거나 막을 수가 없다.[12] 따라서, 명상을 하고 나면 의식적으로 더 차분해지기는 하지만 외부 세계의 사건에 대한 잠재의식의 반응이 변한 것은 아니다.

규칙적인 명상과 옵티멀 EFT의 또 다른 차이는 수행하는 의도이다. 옵티멀 EFT의 목적은 유발요인과 스트레스 반응 사이의 연결고리를 완전히 끊는 것이

12 https://sites.psu.edu/psych256sp14/2014/03/09/the-bandwidth-of-consciousness/와 https://www.britannica.com/science/information-theory/Physiology.

다. 이 프로토콜을 사용하려면 보이지 않는 치유자와 연결되는 명상 상태로 들어가야 한다. 특히 감정을 유발하는 순간에 초점을 맞추고, 그 순간에 대한 감정적 반응이 완전히 해소될 때까지 작업을 계속 이어나간다. 작업을 진행하는 동안 감정 강도를 지속적으로 점검하며, 강도가 0이 될 때까지 멈추지 않는 것이 중요하다. 이와 같이, Optimal EFT는 독특한 형태의 치유법이다. 유발요인에 대한 부정적 감정 반응이 완전히 사라졌는지 확인하기 위해 계속 테스트를 하는 다른 기법이나 치료법은 없기 때문이다.

표준 EFT와 비슷한 점

표준 EFT와 옵티멀 EFT는 둘 다 스트레스 반응이 활성화되는 특정 순간을 찾아내야 한다. 그 다음 그 상황에 완전히 몰입해서 재연하여 스트레스 반응을 활성화한다(외상 사건이라면 외상이 더 심해지는 것을 막기 위해 먼저 감정을 누그러뜨린다). 이어서 두드리거나 명상 상태로 들어가 보이지 않는 치유자와 연결하여 스트레스 반응을 해결한다. 그런 다음 그 상황을 재연하고 평가한다. 모든 부정적 감정 및/또는 신체 반응이 중화될 때까지 이 과정을 반복한다. 반응이 0으로 줄었더라도 다시 한 번 더 그 사건을 재연하여 부정적 감정이나 신체 감각을 최대한 활성화시킨다. 이를 통해 정말로 0이 된 건지 테스트한다. 즉, 유발요인과 스트레스 반응 사이의 연결고리가 완전히 끊어졌는지 확인하기 위해 테스트하는 것이다. 그 순간을 다시 재연했을 때 여전히 침착하고 그 어떤 신체 반응도 느껴지지 않는다면 과정이 완료된 것이다. 옵티멀 EFT 세션을 한 번이라도 받아 본 사람은 대부분 이전에 느껴보지 못했던 놀라운 평화와 평온함을 느낀다고 이야기한다. 어떤 식으로든 자신에게 해를 끼쳤다고 여겼던 사람들을 마침내 이해하게 되고 연민을 느끼게 된 것 같다고도 이야기했다.

무엇을 기대할 수 있는가

내적평화과정과 보이지 않는 치유자의 사랑으로 자신의 문제를 다룰 준비가 되었는가? 이 새로운 사고방식과 치유방식에 열려 있는가? 당신은 치유의 다리를 건너는 우리의 여정에 함께 하겠는가? 보이지 않는 치유자는 다리 건너편에서 인내하며 우리를 기다리고 있다. 이 다리를 건너면 보이지 않는 치유자의 사랑 가득한 관점으로 자신과 세상을 바라볼 수 있게 된다. 그저 요청하는 것만으로 우리 모두가 공유하고 나눌 수 있는, 보이지 않는 치유자가 건네는 사랑 넘치는 하나됨을 경험하고 싶지 않은가?

이 질문들은 오직 자신만이 답할 수 있다. 장담하건대, 이 과정 자체는 사전 교육이 필요 없으며 누구나 배울 수 있는 간단한 세 단계로 구성되어 있다. 하지만 이 과정은 연습이 필요하다. 당신의 치유 잠재력은 엄청나지만, 우리는 당신이 그 힘의 완전한 효과를 즉각적으로 경험할 거라 기대하지는 않는다. 결국 당신은 미지의 영역으로 들어가는 것이기 때문에 처음에는 환상적인 결과부터 큰 실망까지 다양한 경험을 할 수 있다. 심지어 아무것도 경험하지 못할 수도 있다. 어떤 결과를 얻느냐는 준비 수준과 자신감, 보이지 않는 치유자와 소통하는 능력에 달려 있다.

따라서 이런 기준과 그에 따르는 결과는 상황에 따라 다르고 순간순간마다 다르다. 모든 기술이 그렇듯 연습해야만 완벽해진다. 치유의 다리를 건널 때, 당신은 때로는 세 걸음 앞으로 나아갔다가 다음 순간에는 두 걸음 뒤로 물러서기도 할 것이다. 결국 인내가 이긴다. 어떤 변화도 느껴지지 않아 실망감에 어깨를 으쓱하는 입문자가 있는 반면, 어떤 입문자는 극심한 공포와 심한 우울, 고통을 비롯한 신체적 한계가 기적처럼 순식간에 사라지는 것을 목도하기도 했다. 대부분의 입문자는 두 극단 사이 어딘가에 서 있다. 지속적으로 연습한다면 시간이 지남에 따라 누구나 좋은 결과를 얻을 수 있다. 하지만, 보다 복잡한 문제는 숙련된 옵티멀 EFT 전문가의 도움이 필요할 수 있다.

모든 치유가 즉시 일어나는 것은 아니며 심지어 치유가 일어난 것을 알아차리지 못할 수도 있음을 명심하자. 보이지 않는 치유자는 우리보다 훨씬 더 많은 것을 알고 있기 때문이다. 예를 들어, 그녀는 즉각적인 치유가 당신의 신념 체계에 너무 위협적일 수 있음을 알고 있을지도 모른다. 반면, 당신은 이 사실을 전혀 인지하지 못할 수 있다. 그런 경우, 그녀는 치유를 지연시키거나 더 오랜 시간에 걸쳐 서서히 이루어지도록 할 것이다. 또, 당신의 질병이 아직 다룰 준비가 되지 않은 더 깊고 숨겨진 문제와 관련이 있다면, 당신이 준비될 때까지 치유가 지연될 것이다.

하지만 시간과 노력을 기울인다면 옵티멀 EFT가 기대를 뛰어넘는 효과를 낸다는 사실은 변하지 않는다. 최선을 다한다면 무엇이든 가능하다. 보이지 않는 치유자에게 도움을 요청하려는 의지가 조금이라도 있다면, 그녀는 그 자리에 함께할 것이다.

내적평화과정 명상

게리 크레이그는 자신의 전자책에서 입문자를 위한 내적평화과정 명상을 간단하게 설명한다. 여기에서 우리는 이 기법과 각 단계를 좀 더 자세히 설명할 것이다. 치유의 기반이 되는 내적평화과정은 매우 간단하다. 그 단계는 다음과 같다.

1. 부정적 감정이 남아 있는 특정 사건을 찾는다.
2. 마음을 최대한 고요하게 하고 사랑의 순간을 떠올리며 그 상태로 들어간다. 보이지 않는 치유자를 초대해서 부정적 감정을 해결한다.
3. 결과를 테스트하고 부정적 감정이 사라질 때까지 1-3을 반복한다.

위의 세 단계는 보이지 않는 치유자와 함께하는 모든 세션의 기초가 된다. 누구나 할 수 있다. 심리 또는 신체 문제의 감정적인 근본 원인인 특정 사건에 집중한다. 진정한 감정적인 근본 원인을 해결하는 것은 잡초를 뿌리까지 뽑는 것과 같다. 이런 감정적인 근본 원인에 얼마나 잘 접근하느냐에 따라 문제가 줄어들지 아니면 완전히 사라질지가 결정된다. 당신이 문제의 모든 양상에 대해 솔직하게 드러내야, 보이지 않는 치유자는 당신이 문제를 완전히 해결할 준비가 되었다고 이해한다.

최고의 결과를 위해 내적평화과정 명상 프로토콜의 각 단계를 자세히 설명하겠다.

1단계: 부정적 감정이 남아 있는 특정 사건을 찾는다

표준 EFT와 마찬가지로, 감정적 또는 신체적으로 부정적 반응을 보이는 특정 사건을 찾는다. 이어서, 부정적 스트레스 반응이 무엇인지 확인하고 0에서 10 사이의 점수를 매긴다. 그 순간을 몰입하여 재연하는 방법은 2장의 표준 EFT 두드리기에서 다룬 것과 같다. 특정 사건에 감정 크레센도가 두 개 이상 포함되어 있는 경우라면, 더 짧은 여러 개의 장면으로 나눠서 진행해야 한다는 점을 유념하자. 특정 사건을 감정 크레센도가 하나씩만 있는 더 짧은 사건으로 범위를 좁혀서 한 번에 하나씩 해결한다. 다시 말하지만, 다른 사람의 도움 없이도 완전히 몰입해서 재연할 수 있는 사건으로 제한하는 것이 좋다.

2단계: 마음을 고요하게 하고 사랑의 순간을 느낀다. 보이지 않는 치유자에게 해결해 달라고 요청한다

2단계를 4개의 세부 구간으로 나누었다. 결국 이 세부 구간들은 어떤 특정 사건을 다룰 때 사용할 수 있는 원활한 루틴 중 하나가 될 것이다. 처음에는 이 과정이 낯설고 불편하게 느껴질 수도 있다. 하지만 어느 정도 성과를 얻게 되면, 당신은 우리 모두에게 열려 있는 사랑과 지지의 힘을 깨닫고 그것을 활용하기 위해 치유의 다리를 건너기 시작할 것이다.

얼마나 많이 발전하고 얼마나 성공하는지는 당신의 마음가짐에 달렸다.

1구간: 성공을 기대하기

결과가 나타나기 시작하면 성공을 기대하는 것이 자연스러워지겠지만, 처음에는 어려울 수 있다. 중요한 것은 기꺼이 시도하려는 것인데, 이 책을 읽고 있는 당신이라면 그런 의지가 분명히 있을 것이다. 다행히도, 입문자로서 당신에게는 확고한 믿음이 필요하지 않다. 그저 약간의 성공을 기대하는 것만으로도 충분하다. 이를 위해 어떤 루틴도 필요하지 않다. 무엇이 생각나든 그냥 해보자. 때로는 이렇게 말을 하는 것도 도움이 된다. *'보이지 않는 치유자여, 당신의 일을 해주세요, 보이지 않는 치유자여, 내게로 와주세요, 나는 지금 당신의 도움이 필요해요'*

또는 보이지 않는 치유자의 도움을 받을 준비가 되어 있다는 것을 암시하는 다른 표현도 괜찮다. 이제는 잘 알겠지만, 보이지 않는 치유자는 당신의 영적인 내면의 안내자요 치유자이며, 이 힘이 바로 당신이 활용하고자 하는 것이다. 그러므로 성공을 기대하되 *'이것은 불가능해'*처럼 가능성을 차단하는 생각에서 벗어나는 것이 중요하다. 그런 생각이 든다면 이와 싸우려 하지 말고 그저 보이지 않는 치유자에게 이런 생각을 치워달라고 요청하면 된다.

2구간: 고요해지기

우리 머릿속에는 신경 쓰이는 것이나 해야 할 일처럼 무수히 많은 잡생각이 끊임없이 재잘거리고 있다. 그래서 이 단계는 가장 많은 연습이 필요하다. 이런 재잘거림을 없앨 수는 없지만 연습을 통해 생각을 잠재우고 마음을 고요하게 할 수 있다. 고요할수록 좋지만 완벽하게 고요해야만 결과를 얻는 것은 아니다. 처음에는 휴대전화나 주의를 끄는 다른 것들이 없는 고요한 공간에서 홀로 연습하는 것이 가장 좋다. 좀 더 능숙해지면, 사람들이 가득한 시끄러운 공간에서조차 고요하고 평화로워질 수 있다. 이것은 얼마나 연습하는가에 달려 있다. 조용한 곳에 편안하게 앉아서 심호흡을 한 번 이상 한다. 떠오르는 생각들로 주의가 산만해지지 않도록 10에서 0까지 거꾸로 셀 수도 있다. 처음부터 완벽하기를 기대하지 않는다. 지금 새롭고 중요한 기술을 배우고 있고, 숙달하는 데 시간이 걸린다는 것을 명심하길 바란다.

3구간: 사랑의 순간 떠올리기

사랑의 순간을 떠올린다. 누군가에게 사랑받거나 누군가를 사랑한다고 느꼈을 때 아니면 반려동물과 함께 사랑으로 충만했던 순간이나 자연에서 평화로웠던 때를 떠올려 본다. 책이나 영화에서 본 사랑의 순간이어도 괜찮다. 사랑을 느꼈다면 어떤 순간이든 괜찮다. 만약 그런 순간을 찾기가 어렵다면 잠깐 쉬거나 자연을 즐기는 것을 상상한다. 이때 부드럽게 미소 지으면 도움이 된다.

그 순간을 떠올리며 사랑하는 느낌에 완전히 몰입한다. 보이지 않는 치유자는 항상 당신과 함께 있으며 당신이 무엇을 하고 있든지 즉시 알아차린다. 따라서 단지 마음을 고요하게 하고 사랑의 순간을 떠올리려고만 해도, 그녀는 그것을 함께 해달라는 초대로 받아들인다. 비록 그 노력이 '완벽하지 않더라도' 말이다. 이런 식으로 마음을 집중하면 사랑의 치유력이 활성화될 뿐만 아니라 머릿속의 잡념에서 벗어날 수 있다.

어떤 입문자들은 완벽한 사랑의 순간을 찾아내고 그것을 완벽하게 해야 한다는 압박감을 느껴 이 단계를 어려워한다. 그러한 압박감을 피하려면 그저 사랑의 순간을 떠올리려는 시도만으로도 충분하다는 점을 스스로에게 상기시키자.

4구간: 보이지 않는 치유자에게 특정 사건 해결 요청하기

실제로 해보면, 특정 사건에 몰입해서 재연하는 1단계와 2단계의 4구간 사이에는 틈이 거의 없다. 이때 무엇을 작업하고 싶은지 알게 되고 감정 반응을 느끼게 된다. 보이지 않는 치유자에게 그 문제를 해결해 달라고 요청하는 방법은 다양하다. 시도해 볼 수 있는 세 가지 접근법은 다음과 같다.

1. 감정 반응과 그에 대한 신체 느낌을 알게 되면, 보이지 않는 치유자에게 이 감정을 해결해 달라고 요청한다.
2. 보이지 않는 치유자에게 이 문제나 상황 전반을 해결해 달라고 요청한다.
3. 그 순간을 재연하면서 보이지 않는 치유자에게 해결해 달라고 요청한다.

위의 모든 접근방식에서, 가능한 한 사랑이 가득한 상태를 유지하는 것 외에는 다른 어떤 것도 할 필요가 없다. 특히 명상을 하는 동안 아무것도 하지 않는 것이 어렵거나 그 과정이 익숙하지 않은 경우라면 은유를 사용하는 것이 도움이 된다. 몸에서 일어나는 감정 반응의 이미지를 떠올린 다음, 보이지 않는 치유자가 아름답고 밝은 빛이나 시원한 바람, 쏟아지는 폭포수 등의 은유를 통해 그 문제를 해결해 주는 모습을 상상하는 것이다. 또는 보이지 않는 치유자가 그 상황을 사랑으로 가득 채우거나 그 상황이 하늘 높이 떠올라 녹아 없어지도록 도와주는 모습을 상상할 수도 있다. 모든 것이 가능한 한 저절로 일어나도록 두되, 아무 일도 일어나지 않아도 된다는 것을 기억하며, 지나치게 애쓰지 않도록 한다. 마음에 아무것도 떠오르지 않는다면 그것도 괜찮다. 우리는 이 단계를 명상이라고 부른다. 이 짧은 명상 도중 다른 생각들로 인해 마음이 흩어지는 것을 알아차린다면 가능한 한 부드럽게 사랑이 가득한 상태로 다시 돌아오도록 한다.

위의 접근 방식을 하나씩 실험해 보고, 어떤 것이 자신과 자신의 특정 사건에 효과가 있는지 확인한다. 이 과정을 좀 더 경험하면, 보이지 않는 치유자로부터 어떤 영상이나 메시지를 자연스럽게 받을 수도 있다. 그것은 해결해야 하는 특정 사건과 관련이 있을 수도 있고, 그 상황에 대한 통찰이나 더욱 깊은 이해일 수 있으며, 자신 및/또는 관련된 다른 사람에 대한 연민일 수도 있다.

기억해야 할 것은 이 내적평화과정을 하는 동안 아무 일도 일어나지 않아도 되고, 무언가를 적극적으로 할 필요도 없다는 것이다. 어떤 사람들은 명상하는 동안 대부분 사랑이 가득한 순간에 머문다. 반면, 다른 사람들은 단순히 고요한 상태나, 모든 것이 어둡거나 환하게 보이는 상태일 수도 있다. 어떤 것이든 괜찮다. 문제를 적극적으로 생각하거나 분석하지 않는 것이 가장 좋다. 그런 생각들이 떠오르면, 그저 알아차리고 흘려보낸 후 다시 사랑이 가득한 순간으로 주의를 돌리면 된다.

명상에 필요한 시간은 보통 2분에서 10분 정도이지만, 좀 더 짧거나 길 수도 있다. 어느 정도 안정이 되거나 자연스럽게 끝날 때가 되었다고 느낄 때까지 명상을 한다. 결과를 테스트하지는 않는다(테스트는 다음 단계에서 한다). 명상이 끝났는지 확신이 서지 않으면, 잠시 더 명상을 하다가 눈을 뜬다. 다시 말하지만, '제대로 했는지' 걱정하지 않도록 한다. 그저 적당히 시도해 보자. 결국 모든 것이 제자리를 찾게 될 것이다.

3단계: 결과 테스트하기

특정 사건을 몰입해서 재연하고 현재 신체적, 감정적 느낌이 어떤지 확인한다. (모든 양상에 대한) 반응이 아직 0이 아니라면, 내적평화과정을 반복하고 다시 테스트한다. 사건이 중화되어, 부정적 감정이나 신체 반응이 없어지게 될 때까지 이 작업을 계속 수행한다. 6장에서는 EFT를 여러 번 했는데도 특정 사건에 대한 감정 및/또는 신체 반응을 해결하지 못하고, 이를 0까지 내리지 못하는 경우에 무엇을 할 수 있는지 설명할 것이다.

옵티멀 EFT 기본 프로토콜 영문판 무료 다운로드:
https://www.eftpraktijkactrom.nl/home-english/

1단계: 부정적 감정이 남아 있는 특정 사건을 찾는다.
2단계: 마음을 고요하게 하고 사랑의 순간을 떠올린다.
보이지 않는 치유자를 초대해서 부정적 감정을 해결한다.
3단계: 결과를 평가하고 해당 사건이 중화될 때까지 반복한다.

그림 5. 옵티멀 EFT 단계 요약

정말 이렇게 간단한가?

옵티멀 EFT는 이렇게 간단하지만, 그렇다고 해서 항상 성공한다는 뜻은 아니다. 성공은 여러 요인에 달려 있으며, 가장 중요한 것은 과정에 전적으로 헌신하고 신뢰하려는 의지이다. 명상과 마찬가지로, 첫 번째 단계는 이 과정을 시도하기로 마음먹는 것이다. 그런 다음 실제로 시간을 내어 이 과정을 실행하고, 마지막으로 과정 중에 일어나는 모든 것들을 완전히 받아들여야 한다(자신을 판단하거나 너무 완벽하게 하려고 애쓰다가, 오히려 포기할 수 있다). 이는 그 과정을 순순히 받아들이고 신뢰하는 것이다. 보이지 않는 치유자의 도움을 얼마나 받는지는 과정에 정기적으로 헌신하려는 의지와 문제를 꺼내놓을 준비 여부에 달려 있다.

과정의 단순성을 유지하는 데 도움이 될 두 가지 흥미로운 사항을 소개한다.

마음을 고요하게 할 수 없다. 너무 시끄럽거나 너무 감정적이다

때로는 너무 화가 나거나, 슬프거나, 두렵거나, 불안해서 눈을 감고 생각을 가라앉히고 마음을 진정시키는 것조차 불가능하게 느껴지기도 한다. 충분히 그럴 수 있다. 그럴 때에는 먼저 표준 EFT 프로토콜을 사용하여 두드리기를 해볼 것을 권한다. 두드리는 동안 보이지 않는 치유자에게 마음을 진정시키고 감정과 생각에 대한 집착을 내려놓게 해달라고 요청할 수도 있다. 생각이 일어났다가 사라지는 것을 그저 알아차리고, 옵티멀 EFT를 할 수 있을 정도로 충분히 안정될 때까지 두드린다. 연습을 계속할수록 마음을 진정시키기가 점점 더 쉬워질 것이다. 어느 순간, 극도로 화가 났거나 사람들이 많은 시끄러운 장소에서도 자연스럽게 보이지 않는 치유자의 도움을 구할 수 있음을 발견할 수 있을 것이다. 주변이 시끄럽고 산만할 때, 보이지 않는 치유자에게 마음 속으로 조용히 "지금 당신의 도움이 필요합니다"라고 말하는 것도 도움이 될 것이다. 이렇게 하면, 어떤 차원에서는 당신이 혼자가 아니라는 것과, 어려운 상황에서도 보이지 않는 치유자가 늘 함께 있다는 것을 깨닫는 데 도움이 된다.

사랑이 가득한 순간을 떠올릴 수 없다

사랑이 가득한 순간을 떠올리려는 단순한 시도만으로도 충분하다는 점을 강조하고 싶다. 사랑이 가득한 순간은 단순하고 복잡하지 않다. 얼굴에 미소를 짓게 하는 것이면 무엇이든 괜찮다. 예를 들어 강아지가 노는 모습을 바라보거나, 아이를 처음으로 품에 안았던 순간, 어제 저녁에 본 아름다운 석양 등을 떠올리면 된다. 약간의 평화로운 느낌이나 막연하게 기분 좋은 느낌만으로도 충분하다. 그것마저 어렵다면, 지금은 그런 감정을 느낄 수 없더라도, 과거에 즐거웠던 경험을 떠올려도 된다. 무엇보다도 사랑의 감정에 얼마나 잘 빠져들었는지 판단하는 것을 자제해야 한다. 그건 중요하지 않다. 사랑의 순간을 떠올리려고 노력한 것만으로도 충분하다. 우리가 사랑이 가득한 순간을 떠올리는 이유는, 다만 우리가 진정으로 무엇인지 (사랑이자 보이지 않는 치유자와 서로 하나인 존재) 상기하기 위함이다. 또한, 보이지 않는 치유자를 초대하여 함께 머물며 그녀와 더 잘 소통하고 그녀의 도움과 인도를 구하기 위함이다.

5

INSTRUCTIONS FOR SELF-HELP

자기 치유 시작하기

자신을 돕는 것은 인류를 돕는 것이다.
인류를 돕는 것은 자신을 돕는 것이기도 하다.
이것이 바로 모든 영적 진보의 법칙이다.

크리스토퍼 아이셔우드 *Christopher Isherwood*

영미 작가, 1904~1986년

대체 나는 뭐가 문제일까?

지금쯤이면 당신에게는 본질적으로 아무런 문제가 없다는 것을 이해했으리라 믿는다. 유일한 문제는 과거 사건들로 인해 잠재의식에 저장된 해결되지 않은 부정적 감정들이 당신의 현재 기분과 반응에 영향을 미친다는 점이다. 실제 일어나는 상황에 비해 감정반응이 더 강렬하다면, 그 해결되지 않은 감정들이 영향을 미치고 있는 것이다.

반면, 상황에 맞게 감정적으로 적절히 반응하고 있다면 과거 경험에서 배운 것을 잘 활용하고 있는 것이다. 불행히도, 이런 적절한 반응은 우리가 바라는 만큼 그렇게 자주 일어나지는 않는다. 과거가 얼마나 자주, 많이 우리의 반응에 영향을 주는지를 인식하지 못하기 때문이다. 지금 일어나는 일에 대한 반응 중 과거 조건에 의한 것은 아마도 80-90%이며, 실제 지금 일어나는 것에 대한 반응은 단지 10-20% 정도에 불과할 것이다. 물론 그 반대의 경우, 즉 당신의 반응 중

10% 이하만이 과거 경험에 의해 유발되는 경우는 거의 없다. 우리의 행동 중 95%가 무의식에서 비롯되고 5%만이 의식적이라는 대중적인 주장에는 과학적 근거가 없다. 첫째, 이 숫자들은 행동이 아니라 두뇌 활동과 관련이 있다. 둘째, 대부분의 연구는 측정 가능한 결과를 낳는 선택과 관련된 의사결정에 초점을 맞추고 있다. 하지만 잠재의식적(혹은 무의식적) 행동을 측정할 수 있는 방법은 없다.[1,2] 비율이 어떻든 간에, 우리의 행동이 과거 경험에 의해 영향을 받는다는 것은 부인할 수 없는 사실이다.

EFT는 해결되지 않은 부정적 감정을 처리하고 해소할 수 있게 해 준다. 그래서 더 이상 부정적 반응과 행동을 반복하지 않게 되며, 우리 삶에 감정적 자유와 더한 평화를 가져다준다. 감정적 자유를 얻기 위해서는 EFT를 적절하게 사용하는 방법을 알아야 한다. 단지 앞으로 변하겠다고 결심하는 것만으로는 효과가 없다는 것쯤은 이미 잘 알고 있을 것이다. 그것만으로 효과가 있었다면, 모든 부정적 반응과 행동, 습관을 진작에 극복했을 것이다. 새해를 맞아 결심한 것을 이루는 사람들이 드문 이유이기도 하다. 이는 의지력이나 자기수양이 부족하거나 희망이 없어서 그런 것이 아니다. 단지, 좋은 의도를 가졌음에도 불구하고 계속 방해하는 조건화된 잠재의식에 의해 행동이 크게 영향받기 때문이다.

4장에서 우리는 컴퓨터 비유를 사용했었다. 잠재의식은 초당 1,120만 비트의 속도로 작동하는 반면, 의식은 초당 40-60비트의 속도로 작동한다. 따라서 당신이 의식적으로 어떤 것을 결정하기 전에 잠재의식적 반응은 이미 시작되어 자동으로 연결 짓고 판단과 결정을 내리며, 조건화 스트레스 반응을 일으킨다. 이러한 이유로, 행동의 근본 원인, 즉 저장된 기억에 숨어 있는 잠재의식 속의 풀리

1 Sutil-Martín DL, Rienda-Gómez JJ. The Influence of Unconscious Perceptual Processing on Decision-Making: A New Perspective From Cognitive Neuroscience Applied to Generation Z. Front Psychol. 2020 Aug 11;11:1728. doi: 10.3389/fpsyg.2020.01728. Erratum in: Front Psychol. 2021 Sep 02;12:752308. PMID: 32903621; PMCID: PMC7438726.

2 Mudrik L, Arie IG, Amir Y, Shir Y, Hieronymi P, Maoz U, O'Connor T, Schurger A, Vargas M, Vierkant T, Sinnott-Armstrong W, Roskies A. Free will without consciousness? Trends Cogn Sci. 2022 Jul;26(7):555-566. doi: 1016/j.tics.2022.03.005. Epub 2022 Apr 12. PMID: 35428589.

지 않은 감정과 제한적 신념을 찾아내어 해결하는 것이 필수적이다. EFT를 적절히 적용하면 바로 그렇게 하는 것이 가능해진다. EFT가 그토록 강력하고 효과적인 기법인 이유이다.

스트레스 패턴

스트레스를 받을 때면 이런 생각을 할 것이다: *'왜 나에게 이런 일이 생기는 거지?'* 또는 *'제발 그만 좀!'* 아니면 *'또 시작이네.'* 대부분의 부정적 반응과 행동은 반복해서 일어나며 시간이 지날수록 더욱더 뿌리가 깊어진다. 이를 스트레스 패턴이라고 부르는데, 이것은 당신이 어떤 상황에서 어떻게 반응하는지에 주요한 영향을 미친다. 분명히 하자면, 우리는 당신이 상황과 사람들에 대해서 어떻게 반응하고 행동하는지에 대해 이야기하고 있다. 다른 사람들도 스트레스 패턴을 가지고 있다. 어떤 사람이 부정적 행동으로 당신을 자극할 수 있다. 그가 당신을 화나거나 속상하게 해서 당신은 부정적으로 반응하는 것이 정당하다고 느낄 것이다. 하지만 당신의 반응은 내면에서 벌어지는 일이고, 대부분은 과거 경험에서 비롯된 자동반응이다. 그러므로 당신과 다른 사람 모두가 자신의 스트레스 패턴에 따라 반응하고 있는 것이다. 이는 문제 해결에 좋은 방법이 아니다. 그 순간 어렸을 때 경험했던 무력감, 분노 또는 슬픔을 느끼면서 다시 어린아이가 되기 때문이다. 이를 퇴행이라고 부르는데, 촉발되면 (대부분의 경우에는 알아차릴 겨를도 없이) 자동으로 일어나 버린다. 그 순간 당신은 그 나이 때의 지적 수준으로 어린아이처럼 생각하고 행동하기까지 한다.[3] 어떤 경우에는 자신의 생각이나 행동, 목소리가 다소 어린아이 같다고 의식할 수도 있다. 성인이 5살이나 14살 아이처럼 상황에 대처하는 것이 이상적이지 않은 것은 두말할 나위가 없다.

스트레스 패턴이 어떻게 생기고 어떻게 작용하는지 좀 더 자세히 살펴보자. 세상에 대한 우리의 인식은 모든 과거 경험을 토대로 한다. 우리의 마음은 경험

3 Lokko HN, Stern TA. Regression: Diagnosis, Evaluation, and Management. Prim Care Companion CNS Disord. 2015 May 14;17(3):10.4088/PCC.14f01761. doi: 10.4088/PCC.14f01761. PMID: 26644947; PMCID: PMC4578899.

을 분류하고 이를 이용해서 자신과 세상을 일반화하거나 결론짓는 성향이 있는데, 이는 시간이 지날수록 더욱 견고해진다. 이런 결론을 다시 확인하게 되는 상황을 더 많이 경험할수록, 우리는 이 결론이 항상 진실이라고 확신하게 된다. 이것은 우리의 진실이 된다. 이런 진실은 우리가 관찰하고 결정하는 모든 것에 영향을 미친다. 판단, 일반화, 해석, 결론, 결정, 신념 또는 진실 등, 당신이 뭐라고 부르든 그것은 당신이 세상을 어떻게 해석하는지 보여주는 예이다. 우리는 그것을 '마음의 벽글씨'라고 부른다. 이것은 당신의 세계관일 뿐 실재는 아니다. 세계관은 두 단계로 만들어진다. 첫째 당신 삶의 특정한 경험에 의해, 둘째 이런 특정 경험을 토대로 자신과 세상에 대해 내리는 결론에 의해 만들어진다.

2장에서 살펴본 대로, 탁자 상판과 다리 은유는 다루고 싶은 문제(탁자 상판의 결론)와 이 결론을 이끌어낸 특정 사건들(다리)을 식별하는 데 도움이 된다. 이제 당신이 앞으로 작업할 것들을 더 깊이 이해할 수 있도록, 이 비유를 좀 더 자세히 살펴보자.

감정 문제의 해부학

그림 6과 같이 "나는 부족해"라는 탁자 상판의 결론은 수없이 많은 구체적 사건(다리)으로 만들어져서 지탱되고 있다. 뿐만 아니라 상판 위의 작은 탁자 두 개가 있는데 이는 감정 문제들이 오랫동안 층층이 쌓여서 서로 영향을 주고 있다는 개념을 보여준다. 이 예시는 단순하면서도 불완전하다. 평생 큰 탁자(이 결론은 부정적 핵심 신념으로, 후에 설명하겠다)와 연결된 수십, 수백 개의 작은 탁자들을 모아 왔을 수 있기 때문이다. 만약 이 상판을 해결하지 않는다면, 앞으로 살아가면서 작은 탁자들이 계속 쌓여갈 것이다.

큰 탁자나 아래에 있는 문제는 당신이 6-7세까지 축적한 모든 감정 경험의 소산물이다. 임신되었을 때부터 뇌가 완전히 발달하는 23-24세까지 일어난 일들이 감정 발달에 어떤 영향을 미치는지 자세히 설명해 보겠다. 이 시기는 다양한 주요 스트레스 패턴을 형성하는 데 기초가 된다. 그러나, 발달이 23-24세에 끝나는 게 아니라 평생 지속된다는 점은 분명하다.

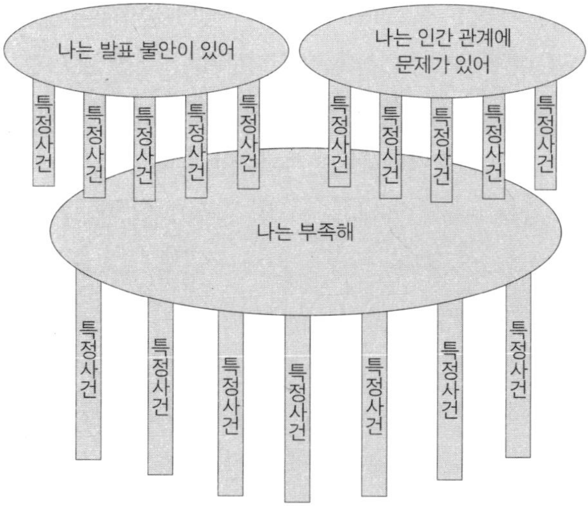

그림 6. 확장된 탁자 상판과 다리의 비유

임신-2년: 연구에 따르면, 외부 세계와의 상호작용은 수정 후 약 3주가 지나면 시작된다. 2살이 될 때까지, 아이는 자신과 환경을 구별하지 못하고 하나로 여기는 상태다. 이 시기에는 우반구가 더 우세하다. 좌반구가 더 느리게 발달하기 때문이다. 앞서 설명했듯이, 우뇌의 입장에서는 모든 것이 항상 지금 일어나고 있으며, 당신은 모든 것, 모든 사람과 연결되어 있다. 태아, 영아 그리고 유아인 당신은 너무 작고, 힘이 없어서 다른 사람들에게 의지해야 살아남을 수 있다. 아직 무슨 일이 일어나고 있는지 충분히 이해할 수 없다. 갑자기 일어나는 것처럼 보이는 그 어떤 일도 당신을 깜짝 놀라게 하거나 두렵게 만들 수 있다. 따라서 비교적 작은 사건이라도 당신에게는 큰 영향을 미칠 수 있다. 자궁 내에 있을 때를 포함하여 이 시기에, 당신의 어머니가 겪는 스트레스와 부정적 감정들은 간과할 수 없다. 당신도 그것들을 함께 경험하기 때문이다. 아버지나 주위의 다른 사람들의 감정도 마찬가지다. 당신은 아직 자신과 다른 사람을 구별할 수 없기 때문에, 마치 자기가 그 일의 원인인 것처럼, 다른 이들의 감정을 자신의 감정인 것처럼 경험한다. 나쁜 일이 생기면 종종 자신의 잘못이라고 결론을 내린다. 이 시기에 평생 영향을 미칠 감정과 행동 반응의 기초가 만들어진다. 아이가 자신의 생각과 느낌에 대해 말하는 것을 배우기 시작하면, 자신이 뭔가 잘못하고 있다는 암묵적인 결론은 확실하게 부정적 핵심 신념이 된다: *'나는 부족해.'* 아기들의 연약함도 중요한 영향을 준다. 자신이 괜찮지 않고, 자신에게 뭔가 문제가 있다고 느끼면, 그 느낌은 거부에 대한 두려움 즉, 죽음에 대한 두려움으로 변할 수 있다. 실제로 아기들은 너무 취약해서, 누군가가 먹여주고 따뜻하게 해주고 돌봐주지 않는다면 죽을 수도 있다.

2세에서 6-7세까지: 2세 정도가 되면 보통 아이들이 어구나 문장을 사용하여 길게 말하기 시작하므로 좌뇌가 '온라인' 상태라는 것을 쉽게 알 수 있다. 대부분의 부모들은 아이가 말을 하기 시작하면, 곧 이성(理性)적으로 이해할 수 있을 것이라 생각해서 본격적인 '양육'을 시작해야 하는 신호로 여긴다. 물론 이러한 사회화 과정은 반드시 필요하며, 여기에서는 어떤 것이 최선의 양육법인지를 논의하려는 것이 아니다. 다만 한 가지는 확실하다. 아이를 양육하는 방식은 불행하게도 거부를 많이 수반한다는 점이다. 부모들은 아이가 무엇을 잘못하고 있는지, 아이가 무엇을 변화시켜야 인정(사랑)을 받을 수 있는지에 집중하는 경향이 있다. 부모가 자신의 스트레스 패턴과 부정적 핵심 신념을 인식하지 못한다면, 자신의 감정과 반응을 아이 탓으로 돌리고 아이 잘못이라고 말하며 아이가 행동을 바꿔야만 자신의 기분이 다시 좋아질 것이라고 말할 수도 있다. 이런 식으로, 아이들은 어떤 일이 생겼을 때 자신에게 책임이 있다는 말을 부모로부터 직접 듣게 될 수 있다. 이로써 부정적 핵심 신념이 뿌리내리는 것이다. 이렇게 거부당할 때마다 아이들은 결론을 내린다: *'내가 제대로 하지 않으면, 엄마 아빠는 내가 부족하다고 생각할 거야.'* 이것은 곧 일반 결론으로 변한다. *'나는 부족해'*, 이것의 변형버전은 다음과 같다. *'나는 여기에 어울리지 않아, 나는 여기에 있어선 안 돼, 나는 별 볼일 없지, 나는 쓸모없는 존재야, 나는 투명인간이라고.'* 우리는 이것들을 부정적 핵심 신념이라고 부른다. 모든 아이들은 자신에 대해 부정적 결론을 만들어 간다. 이런 부정적 핵심 신념은 당신이 살아가는 동안 계속해서 중요한 영향을 미치는 부정적 스트레스 패턴이다.

다른 사람들에게 거부당하는 것 외에도, 우리는 자신을 더 많이 거부하곤 한다. 이는 다른 사람들(특히 의식주와 사랑을 제공해 주는 부모)로부터 거부당하는 것이 매우 위협적이고 큰 스트레스를 주기 때문에, 부모로부터, 나중에는 타인으로부터 거부당하는 두려운 경험을 피하기 위해 (무의식적으로) 차라리 자기 자신을 거부해 버리는 것이다. 이런 논리의 배경에는 부모가 어떤 행동을 하는 원인이 우리의 행동이라면 부모에게는 아무런 잘못이 없고, 우리가 행동을 바꾸기만 하면 부모가 우리에게 필요한 사랑과 돌봄을 여전히 줄 것이라는 생각이 숨어 있다. 행동을 바꾸는 것은 우리가 통제할 수 있는 부분이기 때문에, 부모의 인정(사랑)을 받을 수 있는 좋은 자녀가 되기 위해 더 노력하면 된다.

뇌가 성인 크기의 90%에 도달하는 6-7세의 아이들은 현실과 상상을 자유롭게 넘나드는 상태에 있다. 이 연령에 도달할 때까지 자기 인식은 서서히 발달하며, 이 시기에는 마법적 사고가 특징이다. 이 단계에서 아이들의 추론은 아직 원시적이며 어떤 것이 왜 그렇게 존재하는지 이해하기 위해 많은 질문을 던진다. 아이들은 마법적 사고를 하면서 환경 속에서 벌어지는 사건들과 자신 사이에 온갖 종류의, 실제로는 사실이 아닌 (인과관계의) 연결고리들을 만든다. 예를 들어 이혼한 부모를 둔 많은 아이들은 자신이 좀 더 말을 잘 들었더라면, 방을 깨끗이 정리하고 형제자매들과 덜 싸웠더라면 부모가 서로 싸우지 않았을 것이고, 부모가 여전히 함께였을 거라고 진심으로 믿는다. 다시 말해, 자기 잘못 때문에 부모가 이혼했다고 결론짓게 된다. 이 시기의 감정적 경험은 부정적 핵심 신념을 견고하게 만든다. 모든 거부와 불인정, 비판은 부정적 핵심 신념을 활성화시키고 재확인하게 한다.

6-7세에서 23-24세까지: 정서 발달은 6-7세에 멈추지 않는다. 사실, 결코 멈추지 않는다. 그러나 23-24세가 되면 뇌는 완전히 발달할 것이다. 6-7세에서 23-24세까지의 기간은 자아상과 세계관의 발달에 엄청난 영향을 미치지만, 그 영향은 태아 때부터 6-7년까지의 기간과는 약간 다르다. 이 시기에 겪는 부정적 삶의 경험은 부정적 핵심 신념을 더욱 단단하게 만들고, 자신이 부족하다는 어

린 시절의 결론을 계속해서 재확인시킨다: *'거봐, 나는 부족해. 그럴 줄 알았어, 나는 쓸모없다니까. 봤지? 난 여기에 어울리지 않아, 그렇지 뭐, 다른 사람들이 더 중요하지'* 그 외에도, *'나는 멍청해, 나는 나약해, 나는 사랑스럽지 않아, 나는 능력이 없어, 나는 예쁘지 않아….'* 살면서 머릿속의 이런 목소리는 점점 더 커질 것이다. 이것은 당신의 내부 비판자(에고[4])가 인생이라는 영화에 나오는 음성 해설처럼 모든 것이 어떤 의미인지를 알려주는 목소리이다. 어떤 이는 남들보다 훨씬 더 고통을 받긴 하지만, 모두가 이 내면의 목소리로 인해 고통받는다.

부정적 핵심 신념 자세히 보기

이제, 당신은 자신의 부정적 핵심 신념(NCB)이 무엇인지 찾았을 것이다. NCB는 비판이나 거부당했을 때 자기 대화(self-talk)에 반영되는 자신에 대한 부정적 결론이다. 모든 사람은 NCB 하나를 가지고 있다. 때로는 다른 결론도 적용되는 것처럼 보일 수 있지만, 진정한 NCB는 단 하나뿐이다. 당신의 NCB는 *'나는 쓸모없는 존재야'*처럼 말로 표현되는 느낌이다. 누군가가 당신에게 '그 일을 하기에 너는 부족하니까 다른 사람이 그걸 해야 해.'라고 말한다면 당신은 이런 결론을 내릴 것이다. *'나는 부족한 사람이야'* 그러나 자신이 어떻게 느끼는지 잘 살펴보면, *'나는 부족하다'*는 이 말이 실제로는 자신을 쓸모없다고 느끼게 함을 알아차릴 수 있을 것이다. 이런 경우, *'나는 쓸모없어'*가 오히려 어린 시절부터 가지고 있던 당신의 NCB이다. 자신의 NCB가 정확히 무엇인지 찾아내는 데는 시간이 좀 걸릴 수도 있다. NCB를 확인할 때에는 정확한 표현을 찾는 것이 중요하다. 그래야 자신에게 진정으로 반향을 일으키는 것이 무엇인지 발견할 수 있다. 이를 위해서는 판단, 비판, 거부, 안전하지 않다고 느끼거나 오해를 받는다고 느낄 때 일어나는 자기대화에 주의를 기울이는 것이 도움이 된다. 당신은 마음속으로 스

4 에고(ego)라는 단어는 프로이트의 연구를 번역한 데서 유래했다. 프로이트는 독일어 'das Ich' (나)를 사용했으나, 번역가는 이 용어로 라틴어 'ego' (나)를 선택했다. 흥미롭게도 에고라는 단어는 프로이트의 그 어떤 텍스트에도 등장하지 않는다. 프로이트는 에고(자아)를 '나'라고 생각하는 의식적이고 의사 결정적인 마음의 부분이라고 설명한다: 나는 여동생을 좋아한다, 나는 머리 색깔을 바꾸고 싶다, 나는 EFT를 배우고 싶다. 바로 이것이 나, 즉 에고이다. 이 책에서는 에고라는 용어를 같은 의미로 사용한다.

스로에게 뭐라고 말하고 있는가?

앞서 설명했듯이 부모를 비롯한 다른 권위자들(조부모, 형제자매, 교사, 스포츠 코치 등)은 당신의 NCB 형성에 상당한 영향을 미친다. 어렸을 때 당신이 부족하다거나, 실망을 주는 존재 혹은 패배자라거나, 당신이 무엇을 필요로 하는지는 중요하지 않다거나, 당신은 중요하지 않다는 말을 자주 들었다면, 그런 말들을 자신의 신념 체계의 일부로 받아들였다는 것은 놀랄 만한 일이 아니다. 다시 말해, 위에서 설명한 것처럼 우리는 일반화하는 경향이 있으며, 이러한 부정적 진술들은 모두 합쳐져 결국 당신 자신에 대한 부정적 핵심 신념 하나로 귀결된다. 당신은 어렸기 때문에 이 사람들이 자신의 부정적 경험과 신념에서 비롯된 스트레스 패턴대로 행동한다는 사실도, 그들이 당신을 대하는 방식이 사실은 당신과 거의, 혹은 전혀 상관이 없다는 사실도 알지 못했다.

때로는 비판이 그렇게 노골적이지 않고 은근히, 지속적으로 당신의 자신감과 자존감을 갉아먹는 사소한 부정적인 언어로 이뤄졌을 수도 있다. 비언어적 행동도 주요한 영향을 미친다. 당신은 말 한마디 없이도 완전히 거부당했다고 느낄 수 있다. 아마도 부모님이나 삶에서 중요한 사람들은 당신을 그냥 쳐다보거나 눈을 마주치지 않거나 무시하거나 그저 비웃기만 했을지도 모른다.

아니면 단지 부모가 당신과 함께하는 시간이 많지 않았을 수도 있다. 예를 들어, 부모 중 한 분이나 두 분 모두 안 계시거나, 부모가 자신의 일이나 필요에만 집중했거나, 혹은 서로가 끊임없이 싸우느라 부모 역할을 제대로 할 수 없었든지 부모 역할을 원하지 않았을 수도 있다. 이런 경우, 자녀에게 나쁜 의도로 그런 것이 아닐지도 모른다. 다만 자신들의 문제를 아직 해결하지 못해서, 진심으로 당신과 함께 하며 당신을 사랑하고 돌봐 줄 수 없었을 뿐이다. 대부분의 경우, 부모를 비롯한 다른 권위자들은 당신을 기죽게 하거나 불안하게 하거나 사랑하지 않으려는 의도를 가졌던 것은 아니다. 그들은 단지 자신의 말과 행동이 어떤 영향을 미치는지 몰랐던 것이다. 하지만 어떤 경우에는 부모가 그 영향을 실제로 인식하고 있었을 수도 있다. 괴롭힘은 학교에서 다른 학생들로 인해 경험하기도 하지만, 가정이나 직장에서, 다른 대인관계를 포함한 다양한 상황에서 발생하기도 한다.

마음의 벽글씨

부정적 핵심 신념은 스트레스의 주요 원인이지만, 당신은 살면서 그 외에도 부정적이고 제한적인 다른 신념들도 많이 모아왔다. 모든 경험은 우리가 학습하는 순간이고, 어린 시절의 경험일수록 더욱 큰 영향을 미친다. 모든 행동은 학습된 행동이다. 우리는 성장 과정과 주변 사람들을 통해 어떤 행동이 인정받고(사랑받는다고 느끼게 하고) 어떤 행동이 거절과 (거부당하고 외롭게 느끼게 하는) 사랑을 거두어가는 결과를 가져오는지 배우게 된다. 이렇게 배운 모든 결론을 *마음의 벽글씨*[5]라고 부르며, 우리는 평생 동안 (대부분 무의식적으로) 이를 계속 참조한다. 이것은 앞서 설명한 장기기억 속 잠재의식의 데이터베이스와 같은 것이다. 우리는 무의식적으로 이러한 부정적이고 제한적인 신념에 의해 살아가며, 이는 결국 스트레스의 근원이 된다.

이는 긍정적 감정에도 동일하게 적용된다. 긍정적인 경험을 통해, 긍정적인 결론을 이끌어내면 긍정적 자아상과 세계관을 형성하는 데 도움이 된다. 긍정적 삶의 경험은 긍정적 신념을 굳건히 한다. 그러나, 부정적 신념과 행동의 영향은 일반적으로 훨씬 더 강하고 두드러지며 만성 스트레스로 이어진다.

좋은 소식은, 이러한 모든 부정적 제한적 신념 중 그 어떤 것도 사실이 아니며, 그 어떤 것도 당신 잘못이 아니라는 것이다. 당신은 그저, 주변 환경에서 일어난 일과 자신에게 일어나는 일에 대해 스스로를 탓하는 경향 때문에 잘못된 결론을 내렸을 뿐이다. 당신은 자신이 잘못 알고 있었다는 것을 전혀 몰랐고, 잠재의식 수준에서 너무도 사실이라 느껴졌고 오늘날에도 사실로 느끼는 모든 결론들이 그저 거짓이라는 것을 몰랐을 뿐이다. 다행히도 이 부분에서 EFT가 진정으

5 이 표현은 벨사살의 향연(다니엘서 5:5-31) 편에 나오는 표현으로, 아람어 '메네 메네 테켈 우파르신'을 번역한 '벽에 글이 있다.'에서 유래한 것이다. 아람어로 이것은 향연 중에 홀연히 나타난 손이 궁전 벽에 쓴 글귀를 가리킨다. 이 문맥에서는 미래에 나쁜 일이 일어날 것이라는 매우 명백한 징조를 의미한다. EFT에서는 더 넓은 의미, 즉 모든 부정적 신념을 의미한다.

로 도움이 될 것이다. EFT를 사용하여 부정적 핵심 신념을 약화시키고 다른 부정적 제한적 신념들을 해소하여 그것이 더 이상 진실로 느껴지지 않게 하면 더 이상 삶에 부정적인 영향을 미치지 않도록 할 수 있다. 사실, 이런 신념들을 버리고 마음을 치유하는 데 EFT보다 더 나은 접근법을 본 적이 없다.

모든 상황은 바르게만 지각된다면 하나님의 아들을 치유하는 기회가 된다.

기적수업, 내면의 평화 재단. 통합본, 제3판, 1975

정신적 문제에서 신체적 문제로 그리고 다시 정신적 문제로

이 책을 여기까지 읽었다면, 만성 스트레스가 정신적, 신체적 문제의 원인이며, 그런 스트레스의 근본 원인은 부정적 감정을 느끼게 했던 과거의 특정 사건이라는 우리의 주장을 분명히 익숙하게 느낄 것이다. 그러므로 문제가 무엇이든 당신은 그 특정 사건들을 다뤄야만 한다.

심리적 문제를 해결하려면, 자신이 특정한 방식으로 반응하도록 배우게 했고 스스로가 내린 결론을 믿게 만들었던 특정 사건들을 확인해야 한다.

신체적 문제를 해결하려면, 결국 신체 증상이나 질병으로 드러나게 된 만성 스트레스를 일으킨 근본적인 특정 사건들을 파악해야 한다. 신체 증상은 이런 특정 사건들을 가리키는 지표이다. 두통이나 복통과 같은 단순한 증상의 경우, 그 연관성이 꽤 분명할 것이다. 대부분의 사람들은 무언가에 대해 걱정하고 압도감을 느끼면 결국 두통이 생길 수 있다는 것을 알고 있다. 마찬가지로, 아이가 학교 가는 것에 대해 불안해하거나 긴장하면, 부모는 자녀가 복통을 호소해도 놀라지 않을 것이다. 보다 복잡한 신체 문제의 경우 감정적 연관성을 찾는 데 더 많은 노력과 탐색 작업이 필요하며, 확실히 연습을 더 많이 해야 할 것이다. 많은 경우, 마음이 물질보다 더 중요하다는 사실을 완전히 받아들이는 것도 어려울 수 있다. 이는 우리가 일반적으로 학교에서 배우지도 않고, 주류 의학에서도 흔히 지지하지 않는 관점이다. 마음을 다스리는 것은 쉽지는 않지만 모든 영적 가르침에서 중요한 부분이다.

의료 전문가와 연구자들은 유전적 원인, 호르몬이나 기타 체내 물질의 불균형, 그들이 주범으로 여기는 병원체를 찾아서 신체적 문제를 해결하려고 애를 쓴다. 그리고는 각 문제를 약물치료나 수술적인 방법을 사용하여 해결하려고 한다. 하지만 이 접근 방식은 각각의 문제에 대해 다른 해결책을 찾는 것으로, 병의 근본 원인이 아니라 증상에만 전적으로 초점을 맞춘다.

다행스럽게도, 기존 의학은 현대 치료 프로토콜에 반영된 바와 같이 최근 몇 년간 스트레스의 영향에 더 많은 관심을 갖기 시작했다. 그러나 의사들은 환자들에게 스트레스를 관리하는 조치를 취하도록 권장하면서도, 여전히 신체 증상은 이전에 하던 대로 약물이나 수술 또는 다른 의학적 처치를 통해 치료하고 있다. 과학 출판물들은 20년 넘게 (스트레스 상황과 강렬한 부정적 감정을 포함하는) 부정적 아동기 경험과 이후에 발병하는 (만성질환부터 암에 이르기까지)[6] 다양한 의학적 문제 사이에 연관성이 있음을 보여주고 있다. 그럼에도 불구하고 의학계는 만성 스트레스가 질병의 주요 원인이라는 사실을 여전히 인정하지 않는다. 우리의 관점에서 스트레스는 질병에 단순히 기여하는 요인 정도가 아니라 근본 원인이다. 우리는 EFT가 태동될 때부터 이 견해를 유지해왔으며, 의료 전문가들이 이해할 수 없고 종종 "불가능하다"[7]고 일축해 버리는 결과들을 계속 경험해 왔다. 그래서 우리는 우리가 올바른 길을 가고 있다는 것을 알 수 있었다.

신체 증상의 근본 원인에 대한 깊은 탐구

모든 의료 전문가들이 질병의 원인을 다루지 않고 증상만을 치료하는 것에 만족하는 것은 아니다. 독일의 내과 의사인 라이케 게르트 하머는 질병의 근본 원

6 Felitti VJ, Anda RF, Nordenberg D, Williamson DF, Spitz AM, Edwards V, Koss MP, Marks J.S. (1998). Relationship of Childhood Abuse and Household Dysfunction to Many of the Leading Causes of Death in Adults. The Adverse Childhood Experiences (ACE) Study. AJPM. Volume 14, ISSUE 4, P245-258, 1998. DOI: https://pubmed.ncbi.nlm.nih.gov/9635069/.

7 See emofree.com for examples of 'impossible' healings: https://emofree.com/answers/read-this-first.html.

인을 깊이 탐구했다.

1980년대에 하머는 감정적으로 충격적인 사건과 신체의 특정한 반응 사이의 연관성을 발견했다. 하머의 연구는 기존 의학이 질병으로 간주하는 것이 사실은 신체의 논리적이고 자연스런 반응이라는 것을 보여주었다. 하머는 이러한 신체 반응에 대해 *의미 있는 생물학적 특수 프로그램*이라는 용어를 만들었다. 감정적으로 충격적인 특정 사건을 경험할 때 신체가 어떻게 반응하는지 면밀히 살펴보고 이런 신체 반응의 생물학적 의미를 이해하고자 한다면, 장기의 기능 변화나 조직 증식 혹은 손실과 같은 신체 반응이 해당 문제나 상황을 이겨내는 데 도움이 되도록 설계되었다는 것을 곧 깨닫게 될 것이다. 문제가 해결되면, 신체는 정상 기능으로 돌아온다. 이러한 반응들은 문제가 해결되는 과정이지만, 기존 의학은 이러한 증상들을 질병(즉 문제)으로 여긴다.[8] 하머는 환자들에 대해(CT 스캔과 혈액 검사, 개인적 감정 경험에 대한 상세한 조사를 포함하는) 광범위한 연구를 수행하여, 충격적 사건이 경험되는 방식(감정적 해석)과 신체 반응 사이에 논리적인 관계가 있다는 결론을 내렸다. 그는 이 관계를 자연의 다섯 가지 생물학적 법칙(The Five Biological Laws of Nature)이라는 이름으로 요약했다.

뇌가 신체 기능을 통제한다는 것을 감안하여 하머는 암, 피부 질환, 당뇨병, 심장 문제, 근육 문제 등 모든 종류의 질환과 질병으로 진단받은 환자 수천 명의 뇌 스캔을 분석했다. 그는 같은 질병을 가진 환자들의 뇌 스캔이 해당 장기를 통제하는 뇌의 특정한 부분에 같은 변화를 보인다는 것을 발견했다. 또한 환자들의 개인사를 조사한 결과, 모든 환자들이 예외 없이 질병이 발병하기 전에 사랑하는 사람을 잃거나 직장에서 쫓겨나는 것과 같이 매우 특정한 유형의 감정적 충격을 경험했다는 것도 발견했다. 그는 (충격을 경험하는) 정신과 (해당 충격이 저장되는 특정한) 뇌 그리고 (해당 영역에 의해 통제되는) 장기가 하나의 생물학적 단위로 항상 동기화되어 작동한다는 것을 발견했다. 감정적 충격의 유형과 그것이 주관적으로 어떻게 인식되는지에 따라 어떤 장기가 영향을 받는지 결정된다. 일단

8 The Psychic Roots of Disease. Eybl, B., Thirty-Three & 1 Publishing; ISBN-13: 9781948909-00-6.

충격을 받으면, 미리 프로그램된 과정이 문제를 원활하게 해결하기 위해 세포의 증식이나 손실, 장기의 기능 변화 중 하나를 시작한다.

여기서는 하머의 모든 통찰을 살펴보기보다는 증상과 질병의 근본 원인이 되는 근본적 감정 사건을 확인할 수 있는 실용적이고 유용한 도구를 제공하는 그의 발견에 초점을 맞추고자 한다. 이를 통해 증상의 근본 원인이 되는 특정 사건에 초점을 맞출 수 있으므로 EFT를 훨씬 더 효과적으로 사용할 수 있다.

다음은 신체적 문제의 감정적 근본 원인을 파악하는 데 사용할 수 있는 간단한 설명이다. 이 책의 2부에서는 하머의 통찰에 대해 더 자세히 설명할 것이다. (스트레스가 신체 질병의 원인이라는) 하머의 이론은 기존 의학에서 부분적으로만 인정되지만, 우리는 수년 동안 그와 동일한 견해를 가져왔으며, 그의 연구결과는 우리가 EFT에서 허용하는 접근 방식과 놀랍게도 잘 맞는다. 요컨대, 우리가 질병이라고 배워온 많은 증상들이 실제로는 치유 증상이라는 사실로 귀결된다. 그것들은 스트레스를 해결한 후 신체가 정상 기능으로 복귀하기 위해 진행하는 특수 프로그램의 일부이다.

EFT로 해결해야 할 특정 스트레스 사건을 확인할 때, 많은 증상이 스트레스가 지나간 후 이어지는 치유 단계에서 발생한다는 것을 기억하면 도움이 된다. 발열, 두통, 편두통, 피로, 염증 및 다양한 통증은 모두 치유 단계 동안 발생한다. 예를 들어, 사람들은 일상에서 벗어나 쉬기 시작하는 주말이나 방학이 시작될 때 주로 편두통 발작을 경험한다. 주말이나 방학에는 유발요인이 작동을 멈추어서 치유가 일어나기 시작할 수 있기 때문이다. 핵심은 증상이 시작되기 전 감정적 스트레스를 유발한 특정 사건들을 파악한 다음 EFT로 감정적 스트레스를 해소하여 신체가 치유되고 건강한 균형을 되찾을 수 있도록 하는 것이다.

하머의 자율신경계 그래프

우리 몸에서 무슨 일이 일어나는지 이해하려면 자율신경계를 살펴볼 필요가 있다. 아래 하머의 그래프는 신체 자율신경계의 정상적인 반응을 설명한다. 이 그래프는 교감신경계 스트레스 반응과 부교감신경계 이완 반응이 어떻게 함께 작용하는지, 그리고 감정 갈등이 해결되면 신체에 어떤 일이 일어나는지를 보여준다. 그래프는 정상적인 낮-밤 리듬, 갈등-활성 단계(감정적 충격 후), 치유 단계(문제 해결 후) 그리고 다시 정상적인 낮-밤 리듬으로 돌아오는 네 개의 단계로 나뉜다.

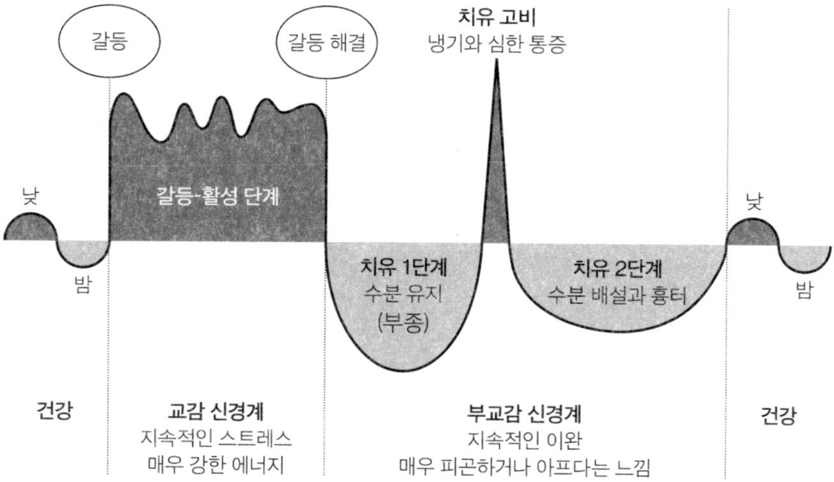

그림 7. 교감반응(어두운 부분)과 부교감반응(회색 부분)을 보여주는 하머 그래프[9]

정상적인 낮-밤의 리듬 - 건강한 균형 상태

왼쪽에서 시작하는 그래프의 첫 번째 부분은, 낮 동안의 정상적인 스트레스양(선 위 어두운 반원)과 밤의 정상적인 이완 반응(선 아래 회색 반원)이 있는 정상적인 낮-밤 리듬을 보여준다. 정상적인 일상생활에서 신경계는 균형을 유지한다. 낮 동안에는 신체적 및/또는 정신적으로 활동해야 하기 때문에 교감 신경계가 좀 더 활성화된다. 교감 신경계 스트레스 반응은 어떤 행동이 필요할 때마다 약간씩 상승한다. 예를 들어 일어서거나, 넘어질 뻔한 후 몸을 바로 세울 때, 교통체증을 헤쳐 나갈 때, 무언가를 잡거나 스포츠를 할 때와 같은 상황에서 적절하게 대응하는 데 유용하고 필요하다. 밤에는 휴식을 취하고 잠을 자면서 낮에 받은

9 The Psychic Roots of Disease, Eybl, B., Thirty-Three & 1 Publishing; ISBN-13:9781948909-00-6.

스트레스로부터 회복하도록 부교감 신경계 활동이 조금 더 활성화된다. 이것이 정상적이고 균형 잡힌 리듬이다.

갈등-활성 단계

중요한 스트레스 유발 요인이나 갈등이 생기면, 자동으로 교감 신경계 스트레스 반응이 켜지고 스트레스 모드로 전환된다. 하머는 이것을 갈등-활성 단계라고 부른다. 이것은 그래프의 두 번째 부분에서 선 위의 더 큰 어두운 영역으로 표시된다. 갈등-활성 단계는 갈등이 해결될 때까지 지속된다. 갈등-활성 단계에서는 보통 '질병' 이라고 할 만한 증상은 거의 나타나지 않는다. 이 단계는 단지 몇 초일 수도 있지만 몇 주, 몇 달, 몇 년 심지어 수십 년 동안 지속될 수도 있다. 이 단계에서 당신은 스트레스와 긴장을 느낄 수 있지만, 일반적으로 활기차고 많은 일을 할 수 있다. 또한 문제에 대한 강박 사고와 고혈압, 수면 부족, 수족 냉증, 식욕 부진, 입과 눈이 건조해지는 것을 겪을 수도 있다. 당뇨병, 갑상샘 기능 항진증(갑상샘 기능 증가), 골다공증과 같은 특정 증상들도 당신이 갈등-활성 단계에 있다는 것을 보여준다.

치유 또는 회복 단계

갈등이 해결되면, 스트레스 반응이 가라앉고 치유 또는 회복 단계가 시작된다. 이 단계는 세 부분으로 구성된다:

1. 치유 1단계(선 아래 첫 번째 회색 골)
2. 치유 고비(선 위의 어두운 봉우리)
3. 치유 2단계(선 아래 두 번째 회색 골)

치유 1단계와 치유 2단계에서는 부교감 신경계 반응이 활성화된다. 이때의 부교감 신경계 반응은 밤에 경험하는 건강하고 균형 잡힌 정상적인 부교감신경계 반응보다 훨씬 더 두드러지게 나타난다. 보통 피곤하거나 더 많이 자야 하거나 두통이 있을 수 있다. 치유 1단계에서는 신체가 체내 수분을 유지하므로 아침에 일어났을 때 눈과 손발이 부을 수 있다. 심지어 체중이 증가할 수도 있다. 부종은 관련된 신체 부위의 통증을 유발할 수 있다. 그러므로 염증, 발열 및 통증 같은 모든 증상은 당신이 치유 1단계에 있다는 것을 나타낸다. 모든 독감 증상, 감기, 피부, 관절 또는 장기의 염증, 피부 발진이 치유 1단계에 포함된다.

치유 고비에서는 선 위의 어두운 봉우리에서 볼 수 있듯이 교감신경계가 다시 활성화된다. 그 강도와 지속 시간은 일반적으로 갈등-활성 단계의 강도와 지속 시간에 의해 결정되며, 3초에서 3일까지 지속될 수 있다. 경미한 갈등이라면, 치유 고비가 최소화될 수 있으며, 좀 피곤하거나 두통이 있거나 아니면 눈에 띄는 증상이 없을 수도 있다. 그러나 갈등이 심각하고 어느 정도 지속되면 일반적으로 증상이 두드러지고 심각할 수 있다. 고열이 나고 특정 종류의 발작(천식 발작, 편두통, 통풍, 담석 등)이 나타나거나 극심한 독감, 감염 또는 피부 발진이 절정에 달할 수 있다. 때로는 증상이 너무 심해서 치료가 필요할 수도 있다. 치유 2단계는 치유 1단계에서 유지되던 수분이 배설되면서 소변이 증가하는 것이 특징이다(이는 항상 눈에 띄는 것은 아니다). 증상은 빠르게 개선되어 몸은 정상 기능으로 돌아간다.

하머의 자율신경계 그래프를 사용하는 방법

당신은 발열, 두통, 고통스러운 부기, 염증과 같이 서양 의학에서 문제라고 여기는 많은 증상들이 실제로는 치유 단계의 일부라는 것을 알게 되었을 것이다. 치유 단계에서 '질병'을 발견하고 진단하며 치료한다. 실제로 질병은 치유 증상이다. 갈등-활성 단계에서는 스트레스 받을 때 경험하는 증상 외에는 상대적으로 증상이 거의 없는 것이 특징이다. 극심한 스트레스 상태는 상당히 오랜 시간 심지어 수년 동안 계속될 수 있다. 당신은 (휴가를 가거나 은퇴하거나 스트레스 받는 기간이 끝날 때) 갑자기 모든 증상들을 겪으며 결국은 쓰러지게 될 수도 있다. 이러한 증상을 경험한다는 것은 갈등이 해결되었거나 갈등에 대처할 방법을 찾았기 때문에 당신이 치유 단계로 넘어갔다는 것을 의미한다. 그런데 놀랍게도 당신은 그 상황이나 문제가 해결되었음에도 불구하고 병이 나게 된다.

이런 증상들은 치유 단계의 일부이며, 신체가 정상 기능으로 돌아가려면 이 과정을 거쳐야 한다는 점을 기억하는 것이 중요하다. 핵심은 스트레스 수준을 낮추고, 건강하고 균형 잡힌 상태를 유지하여 심각한 치유 증상을 피하는 것이다. EFT를 사용하여 매일 가장 중요한 스트레스 패턴을 해결함으로써 전반적인 스트레스 수준을 현저히 낮출 수 있다. 그러면, 갈등-활성 단계가 별로 강렬하지 않거나 오래 지속되지 않을 것이다. 이는 치유 단계가 그다지 극적이지 않으며 치유 고비가 그렇게 심각하지는 않을 것이라는 뜻이다. 삶에서 갈등을 피할 수는 없지만, 가능한 빨리 해결하는 것에 집중하여 증상을 더 적게, 덜 힘들게 겪는 선택을 할 수 있다.

치유 단계에 해당하는 증상이 있다고 여겨지면, 시간을 내어 스트레스를 유발하는 특정 상황을 파악한 다음 EFT를 사용하여 이를 해결하는 것을 강력히 추천한다. 아래의 실행 계획에서는 갈등의 유형과 신체적 증상 및 질병과의 관계를 설명할 것이다. 또한 우리는 하머의 그래프(그림 7)가 단순화된 것임을 강조하고 싶다. 이 그래프는 특정 시점에서 한 가지 유형의 갈등만을 경험한다고 보여주기 때문이다. 그러나 삶은 복잡하며, 당신은 동시에 여러 가지 다른 갈등이나 스트레스 상황을 경험하곤 한다. 하나의 갈등과 관련하여 나타나는 증상(예: 매우 건조한 눈)은 당신이 갈등-활성 단계에 있음을 나타낼 수도 있다. 그러나 당신은 (인후통, 구순포진 또는 열성 물집과 같은) 치유 단계의 특징적인 증상 또한 경험할 수도 있다. 위에서 언급했듯이, 하머는 감정적 충격의 유형과 그것을 주관적으로 어떻게 인식하는지에 따라 영향을 받는 기관과 증상이 결정된다는 사실을 발견했다. 따라서 물리적으로(예: 싫어하는 음식) 또는 은유적으로(예: 거친 말, 부당한 비난, 모욕) 무언가를 삼키고 싶지 않은 갈등을 해결한 후에는 인후통을 경험할 수 있다. 어떤 말을 하고 싶지 않거나 감히 하지 못하는 것, 어떤 말을 하지 말았어야 했다고 후회하는 것, 입술 접촉을 원하거나 원하지 않는 것(예: 입맞춤을 하고 싶거나 입맞춤하기 싫은 것) 또는 먹는 것과 관련된 갈등이 해결된 후에는 입술에 열성 물집이 생길 수 있다.

치유 단계에 대해 설명해야 할 것이 하나 더 있다. 만약 치유 단계의 증상이 강한 부정적 감정을 유발하면 이 단계에 갇히게 되어 신체가 정상 기능으로 돌아가지 않을 수 있다. 이를 치유 지연이라고 부른다. 이런 경우에는 증상 자체가 주는 감정을 다루는 것에 집중해야 한다.

아래는 치유 단계에서 경험하는 다른 모든 증상과는 달리 갈등-활성 단계에서 경험하는 증상에 대해 위의 내용에 제시된 예시를 간단히 요약한 것이다.

- **당뇨병:** 감정 차원에서 (종종 잠재의식에서) 지속적으로 ① 자신을 공격했다고 느껴지는 무언가 혹은 누군가에 대해 무력감과 함께 (성공 여부와 상관없이) 스스로를 방어하거나 싸우고 싶은 강렬한 저항감, ② 무언가 또는 누군가에 대한 두려움과 혐오감이 있을 수 있다.
- **갑상샘 기능 항진증(갑상샘 기능 증가):** (원하는 것을 얻거나 원하지 않는 것을 피하기에) 자신이 너무 느리다고 느끼며 (자신도 모르게) 자신을 너무 몰아붙이고 있을 수 있다. 갑상샘 기능 저하(갑상샘 기능 저하증)에도 같은 감정 원인이 작용하는데, 무의식적으로 자신을 너무 몰아붙이기 때문에 속도를 늦추고 싶어 할 수 있다.
- **안구건조증:** 문자 그대로 또는 비유적으로 보고 싶은 것을 볼 수 없다고 느낄 때나, 꼴 보기 싫은 것을 보게 될 때 안구건조증을 겪을 수 있다.
- **골다공증:** 버림받은 느낌 및/또는 열등감과 관련된 일반적인 자존감 갈등으로 인해 발생한다(종종 여성들이 나이 들면서 겪는 증상으로, 동양 여성에 비해 일반적으로 인정받지 못하는 서양의 여성들이 특히 잘 겪는다).

하머의 연구는 기존 의학에서 질병으로 진단하는 많은 '치유 증상'을 다루고 있다. 2부에서는 이 책을 참고로 당신이 겪고 있는 여러 증상의 있을 법한 원인을 파악할 수 있도록 다양한 실제 사례와 상세한 증상 목록을 자세하게 설명할 것이다. 이런 방식으로 증상의 감정적 원인을 찾는 데 익숙해지려면 시간이 걸리겠지만, 그만한 가치가 있다고 확신한다.

EFT로 갈등 해결하기

치유 단계는 갈등이 해결되었거나, 아니면 적어도 치유 단계를 시작할 수 있을 만큼 충분히 해결된 후에야 시작된다. 감정 원인을 파악할 때는 스트레스 유발 요인과 그 요인이 영향을 주는 시기를 고려하는 것이 중요하다. 예를 들어, 학교에서는 매우 조용하고 겁이 많고 위축되어 있지만 집에서는 엄청 말이 많고 행복하며 외향적인 아이가 있다고 생각해 보자. 이는 학교에서는 갈등이 활성화되고, 집에서는 갈등이 해결되거나 비활성화되며, 다시 학교에 가면 활성화된다는 것을 보여준다. 당신은 스트레스를 해결하거나 스트레스 상황에서 벗어나기 위해 무언가를 하기로 결심함으로써 갈등을 실질적으로 해결할 수 있다. 두 가지 사례를 살펴보며 좀 더 자세히 알아보자.

직업이 마음에 들지 않아 직장에서 스트레스를 받는다고 가정해 보자. 그래서 이 직업을 그만두게 해 줄 과정에 등록하기로 결심한다. 그 순간 갈등이 해결되어 당신은 치유 단계로 접어들 수 있다. 그러면 어떤 증상을 경험하게 될까? 그것은 당신이 직장에서의 스트레스를 주관적으로 어떻게 경험하느냐에 달렸다. 만약 자신이 부족하고 저평가된다고 느낀다면, 등이나 목의 통증(또는 경추간판탈출) 또는 (섬유근통으로 불타는 것 같은) 근육통을 경험할 수 있다. 이런 증상은 자존감 갈등과 관련이 있다. 덫에 걸린 것처럼, 일을 그만두고 싶어도 그만두지 못한다고 느낀다면 당신은 하지불안증을 경험할 수 있다. 이 증상은 하머가 운동 갈등이라고 부르는 감정 고착 갈등과 관련되어 있다. 하지만 단순히 약한 피로를 느끼거나 잠을 더 많이 자게 될 수 있으며, 이 단계는 거의 눈에 띄지 않고 지나갈 수도 있다.

또 다른 예로는 대화 중 누군가가 당신의 경계를 존중하지 않고 자꾸 끼어들며 당신의 이야기를 듣지 않는 경우가 있다. 이때 당신이 자신의 의견을 표현하면, 잠깐 기침을 하게 될 수 있다. 이것은 충격-공포 또는 말문 막힘 갈등의 작은 치유 고비를 나타낸다. 단순히 어떤 말을 하기로 마음먹을 때에도 기침을 할 수 있다. 이 또한 갈등을 해결한 것이기 때문이다. 당신이 겪게 되는 신체적 증상의 종류는 각 상황을 주관적으로 어떻게 경험하는지에 따라 달라진다. 따라서 하루에도 몇 번씩 갈등-활성 단계에 들어갔다가, 거기에서 벗어나게 하는 어떤 행동을 금방 할 수도 있다. 따라서 치유 고비는 뚜렷하게 드러날 필요가 없으며 종종 눈에 띄지 않게 지나간다.

위에서 언급했듯, 당신은 여러 갈등을 동시에 겪을 수 있다. 이때 여러 프로그램들이 동시에 실행되고 있음을 이해하는 것이 필요하다. 이러한 프로그램 중 어떤 것은 갈등-활성 단계에, 다른 것은 치유 단계에 있을 수도 있다. 같은 유형의 증상에서 이러한 현상이 나타나는 흥미로운 예로는 건선(비늘 같은 피부)이 있다. 건선은 두 가지 분리 갈등이 동일한 피부 영역에 겹쳐서 나타나는 것으로, 하나는 치유 단계(붉은 피부)이고, 다른 하나는 갈등-활성 단계(비늘 같은 피부)이다. 예를 들면, 다른 도시로 이사를 가는 바람에, 가까이 지내고 싶은 사람과 연락이 끊기는 동시에 보고 싶지 않은 사람과 만나게 되는 문제도 해결되는 상황이다. 그러나 대부분의 경우 다양한 갈등은 서로 다른 유형이며, 위의 예에서 살펴보았듯 다른 피부 유형이나 장기에 나타난다.

특정한 문제를 해결하기 위해 EFT를 사용하면, 해당 갈등의 치유 단계에 들어가게 되며, 이에 따라 몇 가지 신체적 영향을 경험할 수 있다. 이런 영향들은 대체로 경미하며 두통이나 피로를 포함한다. EFT 사용 후 경험할 수 있는 경미하거나 눈에 띄는 치유 증상 그 자체는 부작용이 아니다. 오히려 모든 형태의 갈등이 해결될 때, 즉 스트레스가 해소될 때 나오는 매우 자연스러운 반응이다. 이러한 신체적 증상을 다루기 위해 즉시 EFT를 사용할 수 있으며, 반응들이 가라앉을 때까지 계속 EFT를 할 수 있다. 이때 반응이 더 두드러질 수도 있는데, 이는 일반적인 감기, 천식 발작, 감염 또는 허리 통증 같은 증상으로 나타날 수 있다. 다시 말해, 이러한 증상들은 치유 단계에서 일어나는 정상적인 신체 반응으로, 실제로는 갈등이 해결되고 치유 단계가 시작되었다는 좋은 신호이다. 다시 한번 강조하지만, EFT는 심각한 신체 반응을 일으키지 않는다. 심각한 신체 반응은 장기간에 걸쳐 많은 스트레스를 경험한 후, 생활 환경이 크게 변하고/거나 삶에 큰 영향을 미치는 중요한 결정으로 인해 갑자기 큰 위기 상황에 직면할 때 발생할 수 있다. EFT를 사용하면 당신은 과거 사건으로 인한 부정적 감정을 하나씩 처리하고 풀어가기 때문에 훨씬 더 점진적인 과정을 거치게 된다.

이제 기초 지식을 얻었으니, EFT로 어떻게 당신의 문제들을 해결할 수 있는지 그 방법을 알아보자.

6

EFT ACTION PLAN

EFT 실행 계획

모든 질병은 육체의 고백이다.

오스카 블라디슬라스 드 루비츠 밀로즈 Oscar Valdislas De Lubicz Milosz

프랑스-리투아니아 시인, 극작가, 1877~1939년

도입

EFT의 기본 프로토콜을 사용하여 문제와 증상을 해결하는 방법을 알려주고자 한다. 우리는 증상 완화를 훨씬 뛰어넘는 접근 방식을 알려줄 것이며, 제대로 적용하면 실제 효과를 경험하게 될 것이다. 다시 한번 말하지만, 큰 외상은 혼자서 해결하려 하지 않길 바란다. 우리의 경험에 의하면, 눈을 감고 해당 기억을 지금 일어나고 있는 것처럼 재연하는 것이 불편하거나 안전하지 않다고 느껴진다면, 그렇게 하지 말아야 한다는 것이 일반적인 지침이다. (중대한 외상의 경우, 숙련된 EFT 전문가와 상담하는 것을 권장한다.) 대신, 일상의 스트레스와 부정적 감정이 적게 느껴지는 사소한 기억부터 시작하면 더 효과적이고 좋은 결과를 얻을 수 있다. 작은 문제를 완전히 중화할 수 있다는 자신감이 생기면 조금 더 큰 문제를 다룰 수 있다.

그렇지만, 우리의 기억은 서로 연결되어 작동하기 때문에, 사소한 문제만을 다루다가도 큰 외상이 떠오를 수 있다. 따라서, 그 잠재적인 시나리오를 어떻게 다룰 것인지 설명하는 것부터 시작해 보겠다.

아이코, 이게 아닌데: 문제를 안전하게 보관하기(Safely parking the problem)

어떤 순간을 떠올리기 시작했는데 너무 강렬하게 느껴진다면, 그때는 해당 순간을 떠올리는 것을 멈춰야 한다(구체적인 방법은 아래에서 설명할 것이다). 계속 EFT를 하면서 그저 반응을 낮춰 보자. 떠올리고 싶지 않은 기억은 EFT를 할 때만이 아니라 다른 다양한 상황에서 떠오르기도 한다. TV를 보거나 대화 중이거나 책을 읽을 때, 또는 그저 일상적인 일을 하다가도 불현듯 기억이 떠오를 수 있다. 달리 말하자면, 다양한 상황에서 특정 기억이 떠오를 수 있다는 것이다. EFT를 하다가 이런 일이 생긴다면, 그 강렬한 기억이 당신이 작업하고 있는 문제와 어떤 관련이 있다는 것을 알 수 있을 것이며, 이는 유용한 깨달음이 될 것이다.

이 특정 기억을 계속 다룰 수 없거나 다루고 싶지 않다면, 다시 다룰 준비가 되거나 숙련된 EFT 전문가를 만날 때까지, 해당 사건을 안전하게 보관해야 한다. 문제를 안전하게 보관하는 것은 2단계로 진행된다.

1. 기억과의 연결을 끊고 EFT로 부정적 감정을 해결한다

그 기억에서 벗어나기 위해, 눈을 뜬다. 자신이 더 이상 과거의 그 순간에 있는 것이 아니라 지금 이 순간, 현재에 있으며 안전하다는 것을 상기한다. 그런 다음 떠오르는 부정적 감정을 EFT로 계속 해결한다. 옵티멀 EFT를 사용하는 경우라면, (그 기억과 다시 연결될 수 있으니) 눈을 감는 대신, 시선을 부드럽게 하여 어느 한 지점을 바라보는 것이 도움이 된다. 마음이 안정될 때까지 EFT를 계속한다. 표준 EFT를 사용한다면, 눈을 뜨고 계속 두드린다.

2. 특정 사건을 보관한다

이는 '블랙박스 기법'으로 수행할 수 있다. 이 과정은 옵티멀 EFT를 사용하는지 표준 EFT를 사용하는지에 따라 약간 차이가 있다. 두 경우 모두 상상력을 발휘하여 금고나 금속 상자, 화물용 컨테이너와 같이 아주 튼튼한 보관 장치를 시각화한 후, 그 안에 기억을 보관하고 이후에 다룰 준비가 될 때까지 치워둔다. 그 기억 전체와 관련된 모든 것을 보관 장치 안에 넣은 후, 더 이상 아무것도 느껴지지 않을 때까지 그 기억이 멀어지는 것을 상상한다. 예를 들어, 배가 컨테이너를 바다 한가운데에 내려보내는 장면이나 로켓이 그 보관 장치를 달로 가져가는 장면, 기억이 금고에 담겨 먼 곳의 지하실에 보관되어 있는 장면 등을 상상할 수 있다. 필요한 경우, 이런 시각화에 위치를 알 수 없다는 개념을 더한다. 무엇이 떠오르든 괜찮다. 상상력을 발휘하자.

- 옵티멀 EFT를 사용한다면, 잠재의식 안에 있는 보관 장치에 문제를 넣어 보관하는 것을 시각화한다. 그 다음 보이지 않는 치유자에게 그 상자를 멀리 옮겨 달라거나 단순히 상자를 가져가서 다룰 준비가 될 때까지 안전하게 보관하는 것을 도와 달라고 요청한다.
- 표준 EFT를 사용한다면, 다시 잠재의식 안에 있는 보관 장치에 문제를 채우는 것을 시각화한다. 그런 다음 그 상자가 멀리 떨어진 미지의 장소로 이동하는 것을 상상한다. 이렇게 하면서, 수용확언 없이 부드럽게 두드리기를 여러 차례 한다. 다른 방법으로는, 문제가 안전하게 보관되어 시각화가 끝날 때까지, 어느 한 지점을 두드려도 된다.

블랙박스 기법은 EFT에서 문제를 해결할 때에도 유용하지만, 시간이 부족해서 넣어두었다가 나중에 다시 다뤄야 할 때도 유용하다. 외상 기억에 대해서는 더 단순하게 시각화를 할 수 있다. 이 기법의 목적은 단순히 당면한 문제로부터 거리를 두는 것이다.

EFT 실행 계획

EFT 실행 계획에는 네 가지 주요 접근 방식이 있다:

1. WMOMD: 하루 중 최악의 순간
2. **증상-중심** EFT: 증상 수준에서 작업하기
3. **내면 대청소**: 오래된 기억을 가능한 많이 치우기
4. **탐색 작업**: 스트레스 패턴의 근원 밝혀내기

이제 EFT 실행 계획의 각 부분을 자세히 살펴보자.

1. WMOMD (하루 중 최악의 순간)

하루 중 최악의 순간에 EFT를 적용하는 법을 배워보자. 이는 문자 그대로 한 순간만 선택해야 하거나 반드시 최악이어야 한다는 의미는 아니다. 이런 순간은 어쩌면 하루에 여러 번 있을 수도 있다. 우리는 매일 그 자체로는 외상까지는 아니지만 그럼에도 불구하고 부정적 반응을 일으키는 상황을 경험하곤 한다. 감정 강도가 높은 순간으로만 제한하지 말고, 4-5 정도로 낮은 감정 강도를 느끼는 상황도 포함한다. 예를 들어, 누군가가 당신에게 상처 주는 말을 하거나 화를 내는 경우, 이메일이나 문자 메시지로 겁을 주거나 화나게 하는 경우, TV에서 나오는 폭력적 장면이나 소셜 미디어의 정보로 인해 충격을 받은 경우, 누군가 무례하게 끼어드는 경우, 교통 체증으로 인한 사고 등이 여기에 해당한다.

일상적 EFT 작업이 좋은 이유 세 가지를 소개한다.

첫째: 우리가 아는 한, EFT는 양치질로 입안의 불쾌한 맛을 씻어내는 것처럼 스트레스를 중화하기 위해 가능한 자주 사용해야 한다. 부정적 감정이 있으면 EFT를 적용하여 다시 감정적으로 자유로워지자.

둘째: 오늘날 우리의 반응은 평생 쌓인 스트레스 패턴의 결과이다. 그러므로 일상의 스트레스 순간은 현재 삶에서 당신을 괴롭히고 주의가 필요한 모든

스트레스 패턴을 찾아낼 수 있는 훌륭한 출발점이다. 우리 대부분은 부정적 핵심 신념과 그 외의 중요한 스트레스 패턴이 얼마나 큰 역할을 하는지 잘 알지 못한다.

셋째: 만성적인 문제는 일상적이거나 자주 반복되는 문제이다. 하나 이상의 만성적 문제로 고통받고 있다면, 근본적인 스트레스 패턴이 하나 이상 매일 또는 반복적으로 유발되고 있는 것이다. 그렇지 않다면, 만성적인 문제가 아닐 것이다. 어린 시절의 부정적 경험이 만성 문제의 근본 원인이 되는 것은 분명하다. 하지만 스트레스 패턴은 아주 어린 시절의 기억에 의해서만 유발되는 것이 아니라, 인생 후반의 다른 특정 경험도 이러한 스트레스 패턴을 더하고 유지하는 데 중요한 역할을 한다.

이제 당신은 올바른 EFT 적용법에 익숙해졌을 것이다. 스트레스 반응을 완전히 활성화하기 위해 특정 사건에 완전히 몰입해서 재연한 다음 공식 EFT 프로토콜 중 하나를 사용하여 모든 부정적 감정(및 신체 감각)을 0으로 만드는 것이다. 감정 강도가 0이 되었는지 테스트하는 것을 잊지 말자. 부정적 감정이 남아 있지 않아야 하고, 그 사건의 모든 순간이 중화되어야 한다. WMOMD를 자주 할수록 그 효과는 더욱 커진다.

당신은 자신을 괴롭히는 상황과 사람들에게 패턴이 있다는 것을 발견하게 될 것이다. 이런 상황의 대부분은 당신의 부정적 핵심 신념과 관련이 있다: '*나는 부족하다, 나는 여기 있어서는 안 된다, 나는 쓸모없다, 나는 중요하지 않다, 나는 투명인간이다*' … 반응 강도가 5 미만이라는 이유만으로, 이런 순간들을 무관하다고 생각하고 무시해서는 안 된다. 우리의 감정은 어떤 행동이 필요한지 파악하는 데 도움이 되지만, 주의를 끌어달라고 항상 비명을 질러 대지는 않는다. 또한 부정적 반응이 스트레스 패턴의 결과라면, 당면한 상황에 대한 반응이 아니라 과거 경험과 싸우고 있을 가능성이 높다는 것을 기억해야 한다. 말할 필요도 없이, 이러한 싸움은 나와 주변 사람들이 해당 상황에 가장 적합한 행동을 하게 만들지 못한다. 오직 평화롭고 사랑이 가득 찬 마음 상태와 용서의 눈으로 세상을 바라보는 것만이 우리의 삶과 세상을 더 좋게 만들 수 있다. 하루 종일 매일매일 이렇게 평화로운 상태에 있다고 주장할 수 있는 사람이 있을까? 이 목표를 향해 한 번에 WMOMD 하나씩 다루면서 나아가는 것이 우리의 도전 과제이다.

긍정적이든 부정적이든 우리가 느끼는 감정을 경험하는 순간 자체는 매우 짧다. 두려움, 분노, 슬픔과 같은 1차 반응은 기껏해야 몇 초밖에 지속되지 않는다. 그 이후에는 우리의 생각이 그 감정을 하나의 이야기로 만들기 때문에 해당 감정이 지속된다. 그것은 우리가 스스로에게 계속해서 속삭이는 이야기가 된다. EFT를 사용하면 그 사건에서 감정적 요인을 제거하여, 그 상황에서 해야 할 일을 알게 하는 마음의 평화를 얻을 수 있다. 여전히 감정적 반응에 완전히 사로잡혀 있으면 어린아이 같은 행동을 하게 되는 퇴행 상태에 빠질 수밖에 없기 때문에 올바른 결정을 내리기가 완전히 불가능하다. 매일 WMOMD를 EFT로 다루면, 당신의 마음은 점점 더 고요해지고 평화로워지며 감정적으로 과민하게 반응하는 것이 줄어들 것이다. 이 접근 방식은 모든 사람에게 중요하지만, 심리적 또는 신체적 만성 질환을 앓고 있다면 WMOMD는 효과적인 접근 방식에 꼭 필요한 부분이다. 크고 심각한 스트레스 사건에만 EFT를 하려 하지 말자. 매일 EFT를 할 수 있도록 스스로 훈련하자.

WMOMD의 EFT 지침

하루 중 불쾌한 순간을 확인한 다음, 그 순간을 즉시 해결할지 아니면 나중에 해결할지 결정한다. 스트레스 반응을 완전히 활성화하려면 방금 일어난 일이라도 항상 그 순간을 재연해야 한다. 그런 다음 부정적 감정 및/또는 신체 반응에 즉시 EFT를 적용한다. 관련된 순간을 얼마나 오래 다뤄야 하는가? 이는 시간이 얼마나 있는지, 의욕과 체력이 얼마나 있는지, 부정적 기억의 강도를 0으로 낮추는 데 보통 얼마나 걸리는지 등 여러 가지 요인에 따라 달라진다. 처음 시작할 때는, 최대 15분에서 30분 정도 EFT를 하는 것이 가장 좋다. 30분 이내에 끝내지 못했다면, 이 장의 앞부분에서 설명한 대로 문제를 다음에 다룰 수 있도록 안전하게 보관한다. 여러 개의 특정 사건을 부분적으로 해결하는 것보다 한 가지 특정 사건이 완전히 해결될 때까지 계속 작업하는 것이 훨씬 더 효과적이다. 당면한 문제의 감정 강도가 완전히 0이 될 때까지 다른 문제로 넘어가지 않는다. 필요한 경우 메모하면서 작업 중인 내용을 계속 추적하는 것이 좋다.

- **WMOMD의 감정 강도가 5보다 작을 때:** 최악의 순간에 대한 초기 감정 강도가 5 이하인 경우, EFT를 사용하여 감정 강도를 낮추고 모든 반응이 0이 될 때까지 계속 테스트한다.
- **WMOMD의 감정 강도가 5보다 클 때:** 최악의 순간에 대한 초기 감정 강도가 5를 초과한다면, EFT 프로토콜 중 하나를 사용하여 모든 부정적 감정 강도를 0 초과 5 미만으로 낮춘다. 그런 다음, 현재 진행 중인 스트레스 패턴과 그 원인을 찾는 데 도움이 되는 다음의 접근법 중 하나 또는 두 가지 모두를 사용하는 것이 좋다.

1. 부정적 핵심 신념과 관련된 과거 사건을 파악하기

눈을 감고 WMOMD에 몰입해서 감정을 실제로 느낀다. 그런 다음 자신의 부정적 핵심 신념이 이 순간에 영향을 미치고 있는지 생각해 본다. 자기 대화에 주목한다. 이런 생각을 하고 있는가? '*나는 부족해, 나는 여기에 속하지 않아, 나는 여기 있으면 안 돼*…' 그렇다면, 잠재의식(또는 보이지 않는 치유자)에게 인생의 첫 6-7년 동안 이와 같은 감정을 느꼈던 상황이 있었는지 물어본다. 어린 시절에 대한 생각과 이야기에 사로잡히기보다는, 자신의 감정에 집중한다. 같은 감정을 느꼈던 상황은 사람과 환경에 따라 완전히 다를 수 있다는 것에 유의하는 것이 중요하다. 중요한 것은 사건의 세부 사항이 아니라 자신이 느끼는 감정이다. 긴장을 풀고, 너무 애쓰지 않으며, 어떤 기억이라도 떠오르게 허용한다. 오래전 기억일수록 좋지만 때로는 나중에 일어난 일이 떠오를 수도 있다. 그것도 괜찮다.

부정적 핵심 신념이 영향을 미치지 않는 것 같다면, 다른 중요한 부정적 결론이 어떤 식으로든 관련이 있을 수 있다. 예를 들어, '*나는 혼자야, 나는 절대 성공하지 못할 거야, 나는 나쁜 부모야, 내가 뭘 느끼든 상관없잖아, 난 이거 못해* …'

위에서 설명한 것과 동일한 접근법을 사용한다. 이러한 다른 부정적 결론은 생애 초기 6-7년 동안 생길 수 있지만, 때로는 그 이후에 만들어지기도 한다.

2. 부정적 핵심 신념 없이 관련된 과거 사건을 파악하기

눈을 감고 WMOMD에 최대한 몰입한다. 이어서 자신에게 물어본다. *'살면서 이런 감정을 언제 느꼈었지?'* 다시 한번, 그런 감정을 느꼈던 상황이 사람들과 환경에 따라 완전히 다를 수 있다는 것을 기억하자. 사건의 세부 사항이 아니라 자신이 어떻게 느끼는지가 더 중요하다. 가장 먼저 떠오르는 것에 주의를 기울인다. 그것은 최근의 기억일 수도 있고, 먼 과거의 기억일 수도 있다. 분석하지 말고, 그저 마음 속에 떠오르게 내버려 둔다.

처음에는 이전 기억을 찾아내지 못할 수도 있다. 괜찮다. EFT를 계속 하다 보면 더 쉽게 찾을 수 있을 것이다. 그렇지 않다면, EFT 전문가의 도움을 받는 것이 좋다. 아무것도 떠오르지 않으면, EFT를 계속 사용해서 이전부터 작업 중이던 WMOMD의 모든 부정적 감정을 해결한 다음, 나중에 다른 WMOMD에 이 절차를 적용해 본다.

다뤄야 할 과거 특정 사건을 찾았다면, EFT 프로토콜 중 하나를 사용하여 과거 사건과 현재 WMOMD을 모두 해결한다. 순서는 중요하지 않다. 앞서 시작한 WMOMD를 먼저 끝낼 수도 있지만, 이전 기억의 감정 강도가 더 높다면 그 기억을 먼저 해결해도 된다. 공식 EFT 프로토콜 중 하나를 사용하여 현재의 WMOMD와 다른 특정 사건(들)의 모든 감정을 완전히 중화하고 모든 양상이 완전히 0이 될 때까지 작업한다. 이전 기억이 두 개 이상 떠오른다면, (혼자서 작업하는 것이 너무 부담스럽지 않는 경우) 가장 강렬한 기억 하나를 골라 작업한다. 이런 식으로 모든 WMOMD와 관련된 과거 사건을 찾아낼 필요는 없지만, 시간이 날 때마다 가능한 한 자주 그렇게 하는 것이 좋다. 이는 현재와 과거 사건을 모두 다루면서, 매일 자신에게 영향을 미치는 스트레스 패턴을 해결하는 가장 효과적인 방법이다.

참조: 당신이 의도하지 않았는데도, 이전 상황들이 자연스럽게 떠오를 수 있다. 이는 정상

적인 현상이며, 마음의 연상 작용과 관련이 있다. 이는 EFT를 할 때만이 아니라 일상생활에서도 (무엇인가가 기억을 유발할 때) 일어난다. 떠오르는 사건을 기록해 두었다가 EFT로 하나씩 해결하는 시간을 갖는다. 떠오르는 기억이 고통스럽다면, 앞에서 설명한 대로 그 기억을 안전하게 보관해 둔다. EFT를 하는 동안 이런 일이 생기면, 표준 EFT를 사용해서 두드리거나 보이지 않는 치유자에게 한 번에 한 가지 특정 순간에 집중할 수 있도록 도움을 요청한다. 그래야만 문제를 완전히 해결할 수 있기 때문이다.

2. 증상-중심 EFT

문제를 실제로 해결하는 유일한 방법은 특정 사건을 다루는 것이지만, 때로는 느껴지는 강렬한 감정 반응이나 신체 증상 자체에 EFT를 사용하는 것도 괜찮다. 두려움, 공황, 분노, 슬픔, 다양한 통증, 가슴 두근거림 또는 기타 불쾌한 신체 감각을 겪고 있을 수 있다. 특징적인 것은 이 순간에 강렬한 감정 및/또는 신체 감각을 느낀다는 점이다. EFT로 효과를 보고 감정 강도를 낮추거나 간혹 0으로 만들 수도 있다. 하지만 이러한 결과는 근본 원인을 다루지 않았기 때문에 영구적이지 않을 수 있다. 따라서 해당 순간의 증상을 줄이거나 해결할 뿐만 아니라, 반응의 원인을 파악하기 위해 가능한 한 빨리 WMOMD 접근 방식을 사용하여 관련 특정 순간을 다루는 것이 좋다.

증상-중심 EFT 지침

강렬한 감정 반응이나 신체 통증, 가려움증 또는 기타 감각이 있을 때는 아래에 설명된 대로 EFT 프로토콜 중 하나를 사용하기 바란다.

- **옵티멀** EFT: 눈을 감고 최대한 사랑의 순간으로 들어가서 보이지 않는 치유자에게 지금 겪고 있는 증상을 해결할 수 있도록 도와달라고 요청한다. 보이지 않는 치유자가 당신을 도와줄 것이라고 믿는다. 가능하면 시간을 내어 증상의 강도를 평가하고, 내적평화과정을 실시한 후 다시 강도를 평가한다. 증

상의 강도가 관리 가능한 수준으로 낮아질 때까지 이 과정을 계속 반복한다. 또는 더욱 차분하고 평화로울 때까지 좀 더 긴 내적평화과정(10-15분 정도의 좀 더 긴 명상)을 실시할 수 있다.

- **표준 EFT:** 모든 타점을 두드려서 강렬한 반응이 잦아들었다고 느껴질 때까지 여러 번 반복한다. 어느 정도 진정되면, 곧바로 반응의 강도를 평가하고 수용확언과 연속 두드리기를 시행한 후 강도를 다시 평가하는 전체 프로토콜을 실시한다. 증상의 강도가 관리 가능한 수준으로 낮아질 때까지 프로토콜을 계속 수행한다. 15-20분 또는 그 이상 계속 두드려야 할 수도 있다.

증상 자체를 EFT로 다룬다고 해도 근본 원인이 해결되는 것은 아니며 다소 시간이 걸릴 수 있으니, 인내심을 갖고 포기하지 않도록 최선을 다하길 바란다! 좌절감이나 조바심, 짜증이 나기 시작하면 이러한 감정들을 다루도록 한다. 세션을 마친 후에도 EFT의 효과가 지속될 수 있으므로 몇 시간이 지난 후에 증상이 현저히 줄었거나 완전히 사라진 것을 발견하게 될 수도 있다.

강도가 1-2 정도만 낮아졌을 수도 있다. 강도를 0으로 만드는 것을 목표로 하되, 가끔씩 이런 일이 생길 수 있다는 점도 알아두자. EFT로 근본 원인을 다룰 수 있을 만큼 충분히 차분해질 수 있게 먼저 증상을 완화시켜 보자. 증상이 조금만 개선되어도 EFT가 효과가 있다는 것을 알 수 있으며, 이는 이 과정에 대한 신뢰를 쌓는 데 도움이 될 수 있다. 격렬한 신체 증상 해결에 집중할 때는, 신체 감각 자체보다는 분노나 두려움과 같은 증상의 기저에 있는 감정에 집중하는 것이 도움이 된다. 처음에는 아무런 변화가 없는 것 같지만 시간이 지나면 증상이 줄었거나 심지어 사라진 것을 알게 될 것이다.

1. 통증 따라가기

EFT는 감정과 관련된 신체 증상을 해결함으로써, 감정 문제를 완화할 수 있다. EFT를 사용하여 신체 한 부위에 드러난 통증이나 불편감을 완화 혹은 제거하면, 다른 부위에서 해결해야 할 다른 증상들이 드러날 것이다. 그래서 우리는 신체 여기저기에서 '통증을 따라다니며' 해결하게 된다. 이런 식으로 신체 증상 해결에 집중하는 것을 '통증 따라가기'라고 부른다. 감정은 신체 증상으로 드러나며, 각 신체 증상은 근본적인 감정 문제의 양상을 나타낸다. 각 신체 증상을 완화함에 따라 동시에 근본적인 감정 양상도 완화할 수 있다. 양상 하나를 해결하면 또 다른 양상이 드러나기도 한다.

통증 따라가기는 자신의 감정을 잘 느끼지 못하고, 단순히 신체적 통증이나 감각만 느끼는 사람들에게 특히 유용하다. 근본적인 감정 문제에 대해 말하는 것만으로도 지나치게 불안하거나 압도되는 사람들에게도 도움이 된다. 신체 증상에 집중하면 감정으로 인한 극심한 고통을 피할 수 있기 때문이다. 이 과정에서는 마지막 테스트를 할 때까지 근본적인 감정 문제에 대해 말하지 않아도 된다.

첫 번째 단계에서는 신체 감각을 확인하고, 정확한 위치를 설명하며, 강도를 평가한다. 이 작업을 가능한 한 구체적으로 한다. 통증이 둔탁하거나 날카로운지, 욱신거리거나 짓눌리는지, 가볍거나 무거운지 등, 그 느낌을 자세히 알아본다. 해당 부위가 얼마나 큰지 기록한다. 구슬이나 탁구공, 아니면 농구공만큼 큰가? 색깔이나 특정 질감이 있는지도 고려한다. 그런 다음 EFT 프로토콜 중 하나를 사용하여 해당 양상을 해결한다. EFT를 1회 실시할 때마다, 감각의 강도나 특성 또는 그 위치에 변화가 있는지 확인한다. 신체 증상의 위치 및/또는 특성이 꽤 자주 바뀐다는 것을 알게 될 것이다. 이는 긍정적인 신호이며 EFT가 효과가 있음을 보여준다. 예를 들어 두통이 다음과 같이 바뀔 수 있다. '*오른쪽 뒤통수에 테니스공 크기로 욱신거리는 통증이 8 정도로 느껴진다*'에서 '*머리 한가운데가 탁구공 크기로 짓눌리는 느낌이 6 정도로 느껴진다*'로 바뀌는 것이다.

2. 증상-중심 EFT로 시작하여, 근본 원인 찾기까지

증상의 강도가 줄어들어 충분히 안정되면, 조금 더 깊이 파고들어 이 증상을 유발한 원인을 파악하는 것이 좋다. 증상이 나타나기 전에 무슨 일이 있었는지 생각해 본다. 당신을 화나게 하는 무언가를 보거나 듣거나 읽었는가? 아니면 무언가를 생각하고 있었는가? 관련된 특정 사건을 찾아서 중화하면, 근본적인 스트레스 패턴을 해결하는 데 한 걸음 더 나아간 것이다.

3. 내면 대청소

내면 대청소는 부정적 감정을 느꼈던 과거 모든 특정 사건들의 목록을 작성한 다음 EFT를 사용하여 이를 하나씩 해결하는 과정을 포함한다. 게리 크레이그는 EFT 전문가들이 내담자를 만나기 전에 자신의 문제를 해결할 수 있도록 돕고자 이 절차를 개발했다. 하지만, 이 방법은 누구나 사용할 수 있는 귀중한 도구다.

참조

EFT 초창기에는, 내적평화과정이라는 용어가 부정적 감정을 느꼈던 과거 부정적 사건들의 목록을 작성한 후 EFT로 해결하는 과정이라는 의미로 사용되었고, 많은 사람들이 이 용어를 여전히 그런 뜻으로 사용하고 있다. 그러나 게리 크레이그는 옵티멀 EFT를 소개하면서, 보이지 않는 치유자와 함께 하는 옵티멀 EFT 명상을 설명하기 위해 내적평화과정이라는 용어를 사용하기 시작했다. 오해를 피하기 위해, 과거 특정 사건의 목록을 작성하는 과정에 내면 대청소라는 새로운 이름을 붙였다.

내면 대청소 접근 방식을 적절하게 적용하면, 전반적인 안녕과 건강에 중심적인 역할을 할 수 있다. 여기에는 삶의 모든 (작든 크든) 부정적인 감정들을 목록으로 작성하는 것이 포함된다. 떠오르는 모든 것을 적는 것이 중요하다. 과거 경험의 영향은 완전히 무의식적일 수 있다. 따라서 당신은 일상생활에서 이런 사건들을 인식하지 못할 수도 있다. 지금 생각했을 때 아무 느낌이 들지 않더라도, 그 사건이 일어난 당시에 감정적 불편감이 있었다고 기억하는 모든 사건들을 목록에 포함하자. 그런 다음 EFT를 사용하여 각 기억을 완전히 중화하여, 과거 사건이 현재 삶에 계속해서 미치는 (잠재의식적인 영향을 포함하여) 모든 영향을 해결한다. 이 작업을 철저하고 일관되게 수행하면, 감정 및 신체 문제의 근본 원인을 (전부는 아닐지라도) 대부분 성공적으로 해결할 수 있다. 2부에서는 부정적 감정이 남아 있는 과거 잔여 사건을 해결하기 위해 내면 대청소를 마지막 정리 단계로 매번 권장하는 것을 확인할 수 있다.

내면 대청소 지침

1. 현재 증상 목록 작성하기

일상에서 주기적으로 경험하는 모든 감정적, 정신적, 신체적 문제의 목록을 작성한다. 각 문제를 기록하고 그 강도를 (0과 10 사이에서) 가능한 정확하게 평가한다. 예를 들면, 공황 발작은 일주일에 2-3회, 강도 8, 두통은 한 달에 5회, 강도는 7-9와 같이 작성하는 것이다. 이렇게 정확하게 기록하면 모든 변화를 추적할 수 있다. 2-3개월 정도 내면 대청소 목록을 EFT로 작업한 후, 작성했던 각 문제의 강도를 다시 평가하여 처음에 작성한 것과 비교해 본다. 당신은 내면 대청소로 잠재 의식에 있던 부정적 감정을 치우면서 일어나는 극적인 변화에 깜짝 놀라게 될 것이다!

2. 내면 대청소 목록 만들기

사건 목록은 낱장의 종이보다 공책이나 전자 문서를 사용하여 작성하는 것이 좋다. 진행 상황을 추적하는 데 도움이 되기 때문이다. 이렇게 하면 어떤 사건이 해결되었는지, 나머지 특정 사건의 감정 강도는 어느 정도인지, 신체 증상의 변화는 어떤지 파악할 수 있다. 목록을 작성할 때, 각 특정 사건의 구체적 상황에 즉시 들어가 재연할 수 있도록 최대한 정확하게 제목을 붙이는 것이 좋다. 다음과 같은 일반적인 제목은 피하는 게 좋다.

- 아빠는 자주 나를 무시했다.
- 저녁 식사 때마다 늘 다툼이 있었다.
- 학교에서 괴롭힘을 당했다.

그보다는 다음과 같이 보다 구체적으로 현재 시제를 사용한다.

- 8살 생일날, 모두가 지켜보는 가운데 아빠가 내 뺨을 때리는 순간

- 엄마가 상관할 일이 아니라고 내가 대담하게 말하자 엄마가 화를 내는 순간
- [X]가 나를 밀어서 울기 시작하는 순간

기억할 수 있는 경우, 그 당시의 나이나 연도를 포함하는 것도 좋다. 제목은 짧고 간결하게 쓴다. 2장에서 이야기한 대로, 그 이유를 현재 시제로 쓰는 것이 가장 중요하다.

나이/날짜/연도: X가 일어나는 순간(나는 Y를 느낀다: 선택 사항)

그 사건을 재연하지 않고도 어떤 감정 반응이 느껴지는지 아는 경우에만 감정 반응을 작성한다. 그렇지 않다면 그냥 생략한다. 결국, 그 사건에 부정적 감정이 여전히 남아 있는지 제대로 평가하려면 그 사건에 몰입하여 생생하게 떠올려야만 한다. 목록을 작성할 때는 이 방법을 사용하지 않는 것이 좋다. 그렇게 하면 해당 감정이 촉발되어 바로 EFT를 해야 할 수도 있기 때문이다. 목표는 가능한 한 몰입하지 않은 상태로 내면 대청소 목록을 작성하는 것이다. 그 상황에서 느꼈던 모든 감정적 불편감을 포함하도록 한다. 서두르지 말고 천천히 하자. 50-100개 이상의 구체적 상황들을, 목록을 너무 선택적으로 작성하고 있는 것일 수 있다. 어떤 식으로든 짜증 났던 기억이라면 모두 관련성이 있고 따라서 목록에 포함시킬 만하다. 하지만 압도되기 시작하는 경우에는 5-10개의 사건만 적고 EFT로 중화할 수도 있다. 나중에 준비가 되었다고 여겨지면, 목록을 추가적으로 작성할 수 있다.

인생을 5-10년 단위로 나누는 것도 목록 작성에 도움이 된다. 아니면 인물별로 구획을 만들어 부모나 인생의 다른 주요 인물과 관련된 사건 목록을 작성할 수도 있다. 가장 최근 사건부터 시작해서 점차 어린 시절의 특정 사건을 추가할 수도 있다. 또는 특별한 순서 없이 사건 목록을 작성할 수도 있다. 다양한 방식으로 자유롭게 써보면서, 자신에게 가장 적합한 방식을 찾아보자. 목록을 한번에 완성할 필요는 없다. 사실, 한번에 목록을 완성할 가능성은 거의 없다. 목록

에 포함할 특정 사건은 수백 가지에 달하고, EFT로 사건들을 해결하는 동안 더 많은 기억이 떠오르기 때문이다. EFT를 하면서 떠오르는 것이 있으면 그저 계속 목록에 추가한다. 기억할 수 있는 것부터 우선 시작하면, 그 과정에서 잊고 있었던 다른 사건들도 떠오르기 시작할 것이다. 시간적 여유를 가지고 진행하되, 이 과정이 다소 감정을 자극할 수 있다는 점을 염두에 두자. 감정이 북받쳐 오르는 경우에는 목록 작성을 바로 멈추고 EFT로 마음을 진정시킨다. 너무 서두르거나 자신을 몰아붙일 필요는 없다.

3. 목록의 모든 사건 중화하기

내면 대청소 접근 방식은 실제로 실행해야만 효과가 있다. 따라서, 최소 2개월 동안 개인 프로젝트를 진행하기로 다짐하고, 매일 1-3개의 특정 사건을 EFT로 중화한다. 아니면 한 주에 며칠씩 작업할 수도 있다. 어떤 경우든, 작업할 요일과 정확한 시간을 정하고, 30분에서 1시간 동안 방해받지 않고 작업할 수 있는 시간을 골라 달력에 표시해 둔다. 하기 싫다는 유혹을 느낄 때마다 이 정리 작업의 이점을 떠올리자. 정해진 시간이 되면, 방해받지 않을 조용한 장소를 찾아서 EFT를 한다. 특정 사건에 대한 부정적 감정이 완전히 없어질 때까지 계속 EFT를 적용한다. 부정적 감정 강도가 0이 되었는지 철저하게 테스트한다. 정해진 시간 내에 완전히 중화하지 못했다면, 해당 사건을 안전하게 보관한 후, 이후에 해결된 양상과 남아 있는 양상의 강도를 기록하면서 작업을 이어 나간다. 작은 사건들을 성공적으로 중화할 수 있을 때까지는 강도가 높은 사건들을 다루려 하지 않는 것이 좋다. 앞서 언급했듯이, 심각한 외상 사건은 혼자서 다루기보다는 숙련된 EFT 전문가와 함께 해결할 필요가 있다.

추가 지침

1. 아무리 해도 감정 강도가 0이 되지 않는다

어떤 사건들은 꽤 오래 (서너 번 정도가 아니라 10-20회) 두드리거나 명상을 했는데도, 감정 강도를 0으로 낮출 수 없는 경우가 있다. 이 경우, 기저에 감정 강도가 높은 과거의 특정 사건이 있다고 추측할 수 있다. 특정 사건을 다시 떠올리면서, 현재 느껴지는 감정을 실제로 충분히 느껴보고, 언제 이런 감정을 느꼈었는지 자문해 본다. 이때 전혀 관련이 없어 보이는 기억이 떠오를 수도 있지만, 가장 먼저 떠오르는 것은 항상 관련이 있다. 그 사건이 목록에 아직 없다면, 이를 목록에 추가하고 제일 먼저 다룬다. 그런 다음, 0으로 중화할 수 없었던 특정 사건으로 돌아가서, 다시 EFT를 시도한다. 이 과정을 여러 번 반복해야 할 수도 있다 (즉, 다루고 있던 사건을 완전히 해결하려면, 그 사건 이전에 발생한 사건 여러 개를 먼저 해결해야 한다는 뜻이다.).

참조: WMOMD 접근 방식에서 사용하는 *'내가 언제 이런 느낌을 받았었지?'*라는 질문이 기억날 것이다. (이 질문을 할 때) 출발점이 반드시 현재 상황일 필요는 없다. 이 질문을 사용하면 과거 삶의 어느 시점에서든 그보다 더 이전 사건으로 돌아갈 수 있다. 사실, 감정을 따라 이전 기억을 찾는 이 방법은 과거에 대해 생각하고 관련 사건을 떠올리는 것보다 훨씬 효과적이다. 우리의 시스템이 감정에 맞춰져 있기 때문이다. 앞서 이야기한 것처럼, 자신에게 이런 질문을 하지 않아도 관련 기억이 저절로 떠오르는 경우가 많다. 그것도 괜찮다. 시간이 있다면, 그 또한 즉시 다뤄 준다. 시간이 없다면, 목록에 적어두고 나중에 작업한다.

내면 대청소와 WMOMD 접근 방식은 서로를 보완한다. WMOMD는 현재 유발요인을 시작점으로 삼아 과거 사건을 해결하는 것으로 마무리한다. 우리의 경험상, 어떤 사건들은 반복해서 일어난다. 이는 보통 처음에 알아 차리 못해서 목록에 포함되지 않은 숨겨진 세부사항이나 양상이 하나 이상 있기 때문이다. 따라서 이미 다뤘던 사건을 다시 마주하게 되면, 세심한 주의를 기울여야 한다. 대개 다른 세부사항으로 인해 지금 느끼는 부정적 반응이 발생하고 있음을 알게 될 것이다. 똑같은 일이 반복된다면 그 사건은 아직 중화되지 않은 것이다. 다시 EFT로 다뤄주는 것이 좋으며, 낙심하지 않기를 바란다. 인내가 승리한다.

참조: 한번 시작한 것은 반드시 끝을 내야 한다! 각 기억을 완전히 중화시키지 않은 채 다른 기억으로 넘어가지 않도록 한다.

2. 유사한 사건들이 많다

스트레스 패턴은 매우 유사한 여러 가지 사건으로 구성될 수 있다. 그래서 계속 같은 기억을 떠올리는 것처럼 보일 수 있다. 하지만 이것은 보통 당신이 자기도 모르는 사이에 동일한 유형의 다른 사건들 사이나 같은 순간의 다른 양상들 사이를 오가기 때문이다. 어떤 일이 여러 번 일어났다면, 일련의 유사한 사건들을 충분히 다루는 것이 중요하다. 각각의 사건을 가능한 한 구체적으로 확인한다. 학교에서 괴롭힘을 당한 사건을 예로 들어보자. 괴롭힘을 당했던 순간을 대표적으로 보여주는 특정 순간들을 몇 개 고른다. 예를 들면 수업시간에 괴롭힘을 당했다, 교실 근처 복도에서 괴롭힘을 당했다, 학교 운동장에서 괴롭힘을 당했다, 주차장에서 괴롭힘을 당했다 등이다. 각각에 대해 대표 사건을 선택하여 그 사건에 집중한다. 다른 장면으로 바꾸지 않도록 한다. 그 사건이 완전히 중화될 때까지 똑같은 장면을 계속 다루고 테스트한다.

참조: 무슨 일이 일어났었는지 정확하게 기억나지 않아도 괜찮다. 그런 경우에는 그 일이 어떻게 일어났었을지를 상상해 본다. 이 방법 역시 효과가 있는 이유는, 재구성이란 결국 과거 사건에 대한 경험을 바탕으로 이루어지기 때문이다. 다시 말하지만, 중화될 때까지 동일한 구성 순간으로 작업한 다음, 필요한 경우 새로운 구성 순간을 만드는 것이 중요하다. 경험에 따르면 지속적인 결과를 얻기 위해서는 특정 유형의 사건을 최소 5개에서 많게는 20개까지 다뤄야 한다. 만약 두 명의 다른 사람에게 괴롭힘을 당했다면, A가 괴롭혔던 사건을 5-20개, B가 괴롭혔던 사건 5-20개를 다뤄야 한다는 것이다. 여러 해 동안 괴롭힘을 당했다면, 매년 괴롭힘을 당했던 사건 5-20개를 다뤄야 할 수도 있다.

내면 대청소는 감정적으로 엄청난 자유를 가져다줄 것이다. 문제는 인내심을 갖고 꾸준히 실천하는 것이다. 물론 이 작업을 시작하는 것부터 해야 할 것이다.

우리는 매일 진정한 변화를 이룰 수 있는 문턱 가까이에 다다른다.

미국 작가이자 저널리스트인 미뇽 맥로린(Mignon McLaughlin), 1913-1983년

4. 탐색 작업

EFT에서 중요한 부분은 자신의 스트레스 패턴들을 발견하고, 각 패턴을 형성·지속하게 만드는 특정 사건을 찾는 것이다. 즉, 스트레스 패턴의 원인에 도달할 때까지 시간을 거슬러 그 흔적을 따라가는 것이다. 스트레스 패턴이 시작된 과거의 특정 사건만 아니라, 현재를 포함한 이후의 관련 특정 사건에 부정적 감정을 해소하는 것이 중요하다. 이 모든 것이 스트레스 패턴에 일조하는 학습의 순간이다. 따라서, 전체 스트레스 패턴을 완전하고 영구적으로 해결하려면 특정 사건의 전체 흔적을 다뤄야 한다. 특정 사건 여러 개를 충분히 해결하면, 유발 요인과 스트레스 반응 사이의 연결고리가 더 이상 작동하지 않기 때문에 스트레스 패턴이 해체되고, 흔적이 사라진다.

EFT로 특정 사건들을 얼마나 많이 다뤄야 하는가? 이를 추정할 수 있는 방법은 없다. 그저 문제가 사라질 정도로 스트레스 패턴이 줄었다고 느껴질 때까지 계속 작업하면 된다. 자주하는 실수는 충분한 수의 특정 사건을 다루지 않는 것이다.

예를 들어, 불안감을 느끼는 것이 문제라면, 이는 부정적 핵심 신념(NCB)을 다뤄야 한다는 것을 의미한다. '*나는 부족하다, 나는 어울리지 않는다, 나는 쓸모가 없다*' 등과 같이 잠재의식에 내재된 신념은 모든 종류의 상황에서 스트레스, 부적절함 및/또는 불확실성을 느끼게 할 수 있다. 이 문제를 제대로 해결하려면, 어린 시절의 특정 사건들을 중화하는 것만으로는 충분하지 않다. 어린 시절부터 학창시절, 현재를 포함한 성인 생활 전반에 걸친 모든 사건의 흔적을 다뤄야 한다. 또한 NCB는 가족과 함께 집에 있을 때와는 다른 사회적 상황에 있을 때 다르게 유발될 수 있으므로, 다양한 유형의 경험 및 여러 사람들과 함께 하는 다양한 사회적 상황들도 다룰 필요가 있다. 친구들은 낯선 사람들과는 다른 방식으로 당신을 자극할 수 있다. 핵심 순간을 잘 파악하는 것이 중요하며, 이것이 바로 탐색 작업의 모든 것이다. 가능한 한 오래 지속되는 최상의 결과를 얻기 위해 가장 적절한 특정 사건을 선택하는 것이다. 물론, 이 작업은 결국에는 핵심 순간을 포함하여 모든 것을 다루기 때문에 내면 대청소 접근 방식을 사용해도 동일한 결과를 얻을 수 있다. 하지만 내면 대청소 접근 방식은 일반적으로 많은 사람들이 기꺼이 하려고 하거나 할 수 있는 것보다 더 많은 인내와 훨씬 더 많은 작업을 요한다. 탐색작업을 적절하게 적용하면, 더 빠른 결과를 얻을 수 있다.

탐색 작업 지침

무엇을 다룰지 결정하려면, 문제가 무엇인지를 먼저 파악해야 한다. 문제를 여러 부분으로 나눠야 할 수도 있다. 예를 들어, 불안감을 느끼게 하는 부정적 핵심 신념을 약화시키는 작업을 하고 싶다면, 어떤 부분을 먼저 해결할 것인지를 결정해야 한다. 직장에서의 불안감 및 동료 또는 상사와의 불편한 관계에 집중하고 싶은가? 아니면 파트너나 자녀, 어머니 또는 형제 관계에서의 불안감을 우선 해결하고 싶은가?

불편한 신체 증상이 여럿 있는 경우, 각각의 증상을 개별적으로 살펴보면 도움이 된다. 전체적인 질병이나 진단명이 아니라 증상 자체에 주로 집중한다. 어떤 증상이 있고, 해당 증상을 얼마나 자주 겪으며, 그 강도는 어느 정도인가? 여러 가지 문제가 있더라도 걱정하지 말자. 대부분의 사람들은 여러 영역에서 다양한 문제를 지니고 있다. 어떤 영역에서는 문제가 좀 더 크고 다른 영역에서는 문제가 좀 더 작을 뿐이다. 사람들이 평소에 자신의 건강에 대해 얼마나 많이 불평하는지를 고려해 보면, 대부분의 사람들은 EFT로 다뤄야 할 신체적 증상을 충분히 가지고 있다. 이 증상들을 EFT로 다뤄주면, 근본적인 감정 문제를 성공적으로 해결할 수 있다.

질문하기

NCB의 흔적을 찾는 데 도움이 되는 핵심 질문 몇 가지가 있다. 이 질문들을 사용하여 특정 사건을 파악하면 무엇을 다뤄야 하는지를 알 수 있다.

1. 이 느낌/생각/반응을 어떻게 배웠나? 누가 가르쳐 주었나?
2. 언제 이 문제를 경험하는가? 이 일이 일어나는 특정 순간을 가장 명확하게 보

여주는 좋은 예시는 무엇인가? 언제 이 문제를 처음 경험했는가?

3. 그 문제는 언제부터 시작되었나? 그 시기에 어떤 스트레스를 주는 문제가 있었나?

이 질문들에 대해 자세히 알아보자.

1. 이것을 어떻게 배웠나? 누가 가르쳐 주었나?

이 질문은 당신이 무언가를 배웠던 특정 순간과 누가 관여했는지를 파악하는 데 도움을 준다. 모든 행동은 학습된 행동이라는 점을 기억하자. 당신이 이렇게 느끼거나 생각하게 만든 사람이 누구인지를 알면, 그 일이 일어난 특정 순간을 찾을 수 있다. 정확한 순간을 파악했다면, 2장에서 설명한 대로 그 사건에 정확한 제목을 붙인다. '*엄마는 내 곁에 없었어요*'와 같은 일반적인 제목 대신, '*학교가 싫다고 말했을 때 엄마가 나를 완전히 무시해서 슬펐던 순간*' 또는 '*5살 때 동생과 단둘이 집에 있는데, 엄마가 오는지 창밖을 내다보며 두렵다고 느끼는 순간*' 같은 구체적인 제목을 사용한다.

예를 들어, 누군가 당신을 비난할 때 곧장 '*나는 쓸모 없는 사람이다*'라고 생각한다면, 과거에 누가 이런 생각을 하도록 가르쳤었는지 자문해 보자. 이것은 부정적 핵심 신념(NCB)이므로, NCB가 형성된 어린 시절 사건들을 파악하려면 생애 첫 7년간의 사건들을 살펴볼 필요가 있다. 이 신념을 아버지로부터 배웠다고 생각한다면, 아버지로 인해 '*나는 쓸모 없는 사람이다*'라고 결론 내리게 된 순간을 찾는다. '*아버지가 내 그림을 쓰레기통에 버린 것을 발견한 순간*'이 그 예이다. 그 기억이 중화될 때까지 떠오르는 모든 특정 사건에 EFT를 적용한다.

2. 언제 이런 문제를 경험하는가? 이 일이 일어나는 특정 순간을 가장 명확하게 보여주는 예시는 무엇인가? 언제 이 문제를 처음 경험했는가?

이 질문들을 통해 스트레스 패턴의 시작점이나 특정 스트레스 반응이 다시 강화된 특정 순간을 떠올릴 수 있다. 스트레스 반응은 감정이나 느낌, 부정적이고 제한적인 신념 또는 특정 행동으로 나타날 수 있다. 탁자 상판과 다리의 은유를 사용하여 근본적인 특정 사건을 찾는다. 탁자 상판은 *'나는 나쁜 아빠다, 나는 딸과 관계가 좋지 않다, 나는 직장을 꾸준히 다니질 못한다, 내 욕구는 중요하지 않다'*와 같이 자신의 문제를 요약하는 결론과 같다. 탁자 상판의 결론은 거의 항상 제한적 신념이다. 탁자의 다리는 (흔히 무의식적으로) 상판의 결론에 이르게 한 특정 사건이며, 따라서 그 결론을 진실처럼 보이게 한다. 그 문제를 경험한 상황이나 순간에 대한 가장 좋은 예를 찾아보자.

특정 기간에 어떤 일들이 벌어졌다면, 그 일이 처음 발생한 시점을 파악하는 것이 매우 효과적일 것이다. 이 상황에 해당하는 경우, 그 일이 마지막으로 일어났던 시점도 확인한다. 무엇이든 시작이 있으면 끝도 있음을 깨닫는다면, 문제를 더 빨리 해결하는 데 도움이 될 수 있다. NCB를 포함하여 자신과 세상에 대한 강력한 신념은 어린 시절에 형성된다. 그러나 결정적으로 부정적이고 제한적인 신념은 인생의 후반기에 생기기도 하며, 이는 종종 이전의 신념과 관련이 있어 이를 바탕으로 형성된다. 예를 들면 다음과 같다. *'나는 매번 나쁜 남자들에게 빠진다, 나는 이 (질환을) 절대 고칠 수 없을 것이다, 나는 좋은 직장을 얻지 못할 거다.'* 접근 방식은 동일하다. 부정적 신념이 연상되는 특정 사건을 찾는다. 이상적으로는 이러한 결론으로 이끈 가장 어린 시절 또는 첫 번째 기억부터 시작하여, 같은 신념이 영향을 미친 다른 사건들을 계속 찾아 나가는 것이다. 이러한 사건을 의식적으로만 생각하려고 애쓸 필요가 없다는 점을 기억하자. 눈을 감고, 그 결론이 진실인 것처럼 반복해서 말한 다음, 잠재의식이나 보이지 않는 치유자에게 이 결론을 내리게 했던 특정 순간의 가장 좋은 장면을 보여달라고 요청한다. 모든 특정 사건들이 중화될 때까지 EFT를 한다.

3. 그 문제는 언제부터 시작되었나? 그 시기에 어떤 스트레스를 주는 문제가 있었나?

이 질문은 당신이 삶의 어느 시기부터 다루기 시작해야 할지를 파악하는 데 도움이 된다. 이것은 신체적 문제만 아니라 감정적 문제와도 관련이 있다. 여기서에는 신체 문제에 초점을 맞추고자 한다. 문제가 언제 시작되었는지, 그 당시 삶에서 무슨 일이 있었는지 확인한다. 질병과 관련된 경우라면, 병원에서 진단받은 시점보다 더 이른 시기일 수 있다. 0세에서 현재 나이까지 시간선을 작성하는 것이 도움이 된다. 가로선을 긋고 선 위에 나이 또는 시간을 쓰고 각 문제가 언제 시작되었는지 표시한다. 그 시기에 스트레스가 심했던 부정적 사건들을 선 아래에 적는다.

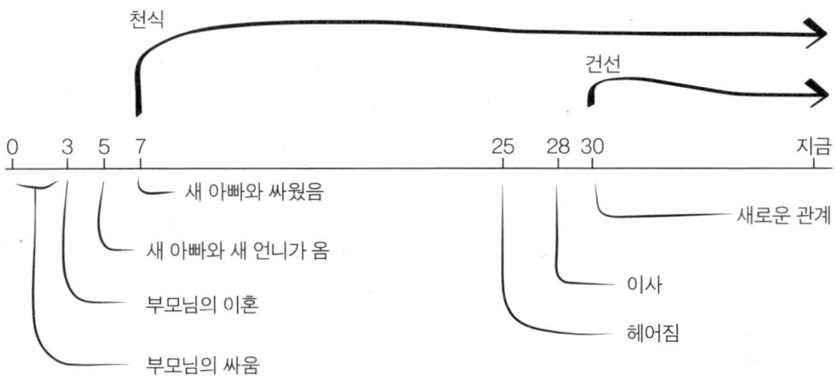

그림 8. 증상 및 사건의 시간선

시간선을 사용하면 문제의 원인이 될 수 있는 근본적인 감정 사건에 대한 개요를 더 잘 파악할 수 있다. 지금 당신을 괴롭히는 증상이 무엇이든 그것에는 증상-중심 EFT 접근 방식을 적용할 수 있다. 하지만 원인을 중화하여 신체 문제를 가능한 한 영구적으로 해결하려면 특정 사건을 다루어야 한다.

신체 문제 해결을 위한 추가 지침

신체 문제를 해결하는 데 도움이 되는 세 가지 문제를 더 살펴보자.

진단과 예후 및 치료 충격

질병이 심각하거나 치료에 오랜 시간이 걸리거나 만성화되는 핵심 이유는 진단과 치료, 치료 결과와 미래에 대한 불확실성, 후속 방문 및 치료 관련 검사로 인한 감정적 충격 때문이다. 의사와 치료사로부터 진단 및 기타 스트레스가 되는 정보를 받을 때, 주변 사람들의 반응, 치료와 그 결과에 대한 설명을 듣거나 치료를 받는 스트레스, 병원 방문, 검사 결과를 기다리는 것 등과 같이 부정적 감정을 유발하는 모든 순간을 찾는다. 이러한 모든 스트레스 순간을 해결하는 것 외에, 가장 중요한 것은 *두려움에서 벗어나는 것*이다. 두려움에서 벗어나 현재 상황에서 평온함을 유지할수록, 자연스러운 치유 과정은 더 빠르게 진행될 수 있다. 두려움을 버리면 신체의 자가 치유 능력이 최대로 향상되어 온전히 회복할 수 있는 엄청난 기회를 얻게 될 것이다. 두려움을 버리는 유일한 방법은 두려움의 모든 유발 요인과 두려움 반응 그 자체 사이의 연결고리를 끊는 것이다. 그러므로, 두려움이 활성화되는 모든 순간을 각별히 주의를 기울여 파악하고 두려움이 중화될 때까지 EFT를 한다. 두려움이 줄어들지 않으면, 더 이전에 두려움을 유발했던 순간을 찾아야 함을 잊지 말자.

정보 스트레스

인터넷에서 특정 신체나 감정 문제에 대한 정보를 찾는 것이 도움이 될 것이라는 생각은 널리 알려진 오해이다. 오히려 스트레스를 더 많이 유발할 수 있다! 우리는 인터넷에서 자신의 문제와 관련된 정보를 찾지 말 것을 강력하게 권고한다. 일어날 수 있는(또는 일어나지 않을 수 있는!) 일에 대한 일반적인 결론과 통계가 무슨 도움이 되겠는가? 차라리 모를 때보다 훨씬 더 많은 두려움을 불러올 뿐이다. 이러한 정보는 질병의 영향을 믿고, 그 증상과 싸우는 의사 및 환자의 경험을 바탕으로 하는 것임을 인식해야 한다. 이러한 접근 방식은 EFT로 증상의 근본 원인을 다루고 해결할 때 얻을 수 있는 것과는 매우 다른 결과를 가져올 수 있다.

아울러 신체 문제와 진단에 대한 세부 사항을 많은 사람들에게 공유하지 말 것을 강력히 권한다. 물론 무작정 하지 말라는 것이 아니라, 그 정보를 누구와 공유할 것인지 신중하게 선택하라는 것이다. 심각한 진단을 받았을 때 다른 사람들과 그것을 공유하고 싶은 마음은 이해한다. 하지만 경험상, 동정 어린 시선이나 환자 취급을 받는 것은 누구에게도 도움이 되지 않았다. 비슷한 문제로 어려움을 겪은 다른 사람들의 이야기를 듣는 것도 도움이 되지 않는다. 자신의 증상에 끊임없이 집중하지 않는 것이 좋다. 주변 사람들과 증상 외 다른 주제로 이야기하기로 하는 것이 좋다. 당신은 병이 아니다. 감정적인 근본 원인이 있는 증상을 가지고 있을 뿐이며, 당신은 EFT로 이러한 증상들을 다룰 수 있다. EFT로 모든 스트레스와 불안을 해소하여 환자나 피해자 역할에서 벗어나길 바란다. 주변 환경과 사람들로부터 받는 스트레스를 포함하여 모든 것을 다루자. 마음이 차분해질수록, 몸은 스스로를 치료할 수 있는 여지가 더 많아진다. 기존의 병과 치료를 부정하려는 것은 아니다. 하지만 일반적인 접근법과는 확실히 다르다.

신체 증상으로 이어지는 감정 갈등

하머의 발견을 통해, 신체 문제를 해결하려면 어떤 유형의 감정 사건을 살펴봐야 하는지 파악할 수 있다. 2부에서는 다양한 질병과 증상의 근본 원인을 확인하는 데 도움이 되는 명확한 사례를 제공한다. 아래 표는 다양한 유형의 (하머가 갈등이라고 부르는) 부정적 감정 사건을 설명하고, 각 유형의 갈등과 관련하여 신체의 어떤 조직이나 기관에서 증상이 나타나는지 설명한다.[1] 이러한 연구 결과는 여러 해에 걸쳐 수천 명의 환자를 대상으로 진행한 하머의 연구를 바탕으로 한다. 현 단계에서 당신이 문제의 근본 갈등을 쉽게 파악할 수 있을 것으로 기대하지는 않는다. 하지만 2부에서 자세히 설명할 감정적 근본 원인을 더 잘 이해할 수 있도록 여기에서는 하머의 통찰력을 소개하고자 한다.

1 The Psychic Roots of Disease, Eybl, B., Thirty-Three & 1 Publishing; ISBN-13:9781948909-00-6.

하머는 갈등의 주요 유형 6가지와 그런 갈등의 증상이 나타나는 조직 또는 기관의 유형을 찾아냈다. 그는 감정적으로 고통스러운 사건을 심리적으로 경험하고 주관적으로 인식하는 방식에 따라 갈등을 분류했다. 예를 들면, 자존감 갈등은 자신이 부족하기 때문에 자신을 비난하는 것을 포함하며 이에 영향을 받는 해당 조직은 근골격계이다. 따라서 근육이나 뼈, 힘줄에 문제가 있다면 자신이 부족하다고 자책하는 특정 사건, 즉 부정적 핵심 신념이 영향을 미치는 상황을 찾아야 한다.

이 탐색 작업을 한 단계 더 발전시키고 싶다면 그림 7 그래프를 참고하길 바란다. 우리의 관심을 사로잡는 대부분의 증상들은 갈등이 이미 상당 부분 해결된 후인 치유 단계에서 발생한다. 그래서 더 나아진 것은 무엇인지, 스트레스를 주었지만 지금은 사라진 것은 무엇인지, 어떤 결정이 문제를 벗어나게 했는지를 살펴볼 필요가 있다. 즉, 문제의 근본 원인인 부정적 감정 사건을 찾으려면 증상이 시작되기 이전을 자세히 살펴봐야 한다. 갈등 해결은 몇 초 만에 일어나기도 하지만 몇 시간이나 며칠, 심지어 몇 주나 몇 달이 걸릴 수도 있다. 두통이나 피부 발진 같은 경미한 증상의 경우 증상이 나타나기 직전의 사건들을 살펴보되, 감정 사건을 발견할 수 없다면 시간을 더 거슬러 올라가 본다. 예를 들면, 저녁에 두통이 생겼을 때, 그날 오전에 말다툼을 했는데 오후에 관련 상황이 해결된 것이 원인이었음을 깨닫게 되는 경우이다. 피부 발진으로 고생하다가, 당신에게 스트레스를 많이 줬던 사람이 더 이상 곁에 없다는 사실을 깨달을 수도 있다. 또는 짜증나던 상황이 해결된 후, 장에 문제가 생길 수도 있다. 암이나 심장 질환처럼 더 심각한 문제의 경우, 진단받기 1년 또는 그 이전에 무슨 일이 있었는지 살펴봐야 할 수도 있다.

표 1. 갈등 유형과 관련 신체 부위[2]

갈등 유형	관련 조직/장기
덩어리 갈등: 무언가를 잡거나 붙들 수 없고, 음식('덩어리')을 삼키거나 소화하거나 없앨 수 없다. 이 갈등은 원하는 것을 얻지 못하거나, 원하지 않는 것을 처리해야 하거나 놓을 수 없는 것과 같이 은유적으로 경험될 수 있다.	소화관(입, 식도, 위, 장), 신장집합관, 허파꽈리, 자궁내막, 전립샘
운동 덩어리 갈등: 장의 음식물이나 혈관 속 혈액과 같은 어떤 것('덩어리')을 움직일 수 없다.	평활근 조직
공격 또는 손상 갈등: (언어적이나 신체적으로) 공격을 당하거나, 어떤 것이 뒤에서 공격할까 봐 두려워하거나, 공격받을까 봐 걱정하는 경우	피부(진피), 심장(심장막), 복강 내막(복막) 및 폐막, 신경초, 유선
자기 폄하 갈등: 거절당했거나, 자신이 부족하거나 쓸모없다고 느끼는 경우. (실제이든, 주관적으로) 스스로가 부족하거나 실패했다고 여겨 자신을 비난한다. 기타 모든 부정적 핵심 신념도 해당될 수 있다.	근골격계(뼈, 근육, 힘줄), 림프관, 난소, 고환 등. 신체 부위에서 거부당했거나 부족하다고 느끼는 부분에서 증상이 나타날 수 있다.
사회 갈등: 무리/집단과 관련된 모든 갈등. 여기에는 분리 갈등(피부 접촉을 원하거나 원하지 않음), 영역 갈등(경계가 존중되지 않거나 무엇인가를 잃음), 물기 갈등(경계를 지키거나, 자신의 서열을 누군가에게 보여줌)이 해당된다.	오감, 피부(진피), 혈관, 심장, 점막, 기관지 및 후두
운동 사회 갈등: 갇힌 느낌, 움직일 수 없거나, 움직임이 허용되지 않거나, 감히 움직일 수 없는 경우	가로 줄무늬 근육(골격근 및 심장근)의 신경 분포

실행 계획 요약

문제 해결에 EFT를 보다 효과적으로 사용할 수 있도록, 이 장에서 논의되는 모든 접근 방식을 사용하는 것이 좋다. 아래 요약을 참조하기 바란다.

- **하루 중 최악의 순간:** WMOMD를 해결하기 위해 매일 시간을 따로 낸다. 어떤 날은 아주 사소한 짜증일 수도 있다. 반드시 크고 극적인 순간일 필요는 없다는 것을 기억하자. 아주 잠깐이라도 감정을 유발하는 것으로 파악되는 순간

2 The Psychic Roots of Disease, Eybl, B., Thirty-Three & 1 Publishing; ISBN-13:9781948909-00-6.

을 선택하면 된다. 가능한 한 자주 시간을 내어 동일한 감정 반응을 보였던 이전 사건을 찾아서 해결한다. 만성 증상을 겪고 있다면, 이 작업은 필수적이다.

- **증상-중심 EFT:** 신체적 또는 감정적 증상의 강도가 충분히 가라앉을 때까지 EFT 프로토콜 중 하나를 즉시 적용한다. 어느 정도 안정되면 WMOMD나 다른 특정 사건에 대해 작업한다. 가능하면 시간을 내어 증상을 유발한 원인과 특정 사건을 파악하고 EFT로 해결한다.

- **내면 대청소:** 내면 대청소 목록에 있는 모든 사건의 부정적 감정을 EFT로 중화하면, 일상에서 겪는 모든 사건과 문제의 감정 원인을 해결할 수 있다. 이것은 매우 광범위한 접근 방식이기 때문에 인내심이 필요하며, 유익한 효과를 경험할 때까지 시간이 걸릴 수 있다. 하지만 이것보다 더 철저한 방식은 없다. 제대로 하면 부정적 감정을 느끼게 하는 거의 모든 것을 처리할 수 있기 때문이다. 이 작업을 수행하면 감정적·신체적·정신적 안녕이 향상되어 깜짝 놀라게 될 것이다. 이 접근 방식은 (다른 접근 방식을 사용한 후에도) 부정적 감정이 남아 있는 사건들을 해결하기 위한 마무리 청소로 사용할 수 있다.

- **탐색작업:** 이 작업은 현재 문제의 감정적인 근본 원인을 찾는 데 도움이 되는 올바른 질문을 하는 것과 핵심 사건을 파악하는 것을 포함한다. 이는 EFT를 보다 집중적으로 사용하는 방식으로, 일반적으로 더 효과적이고 빠른 결과를 낸다.

내면의 평화를 찾으려면 시작한 일을 마무리해야 한다.

붓다, 영적 지도자, 기원전 약 450년경-기원전 약 370년경

추가 기법과 정보

EFT 세션은 얼마나 오래 해야 하며, 어떻게 끝내는가?

EFT로 문제 해결하는 데 필요한 시간은 개인차가 있으며, 여러 요인에 따라 달라진다. 증상-중심 EFT를 하고 있다면, 강도가 0이 되는 것을 목표로 하되 15-30분 정도 EFT를 진행한 후 멈춘다. WMOMD 접근 방식이라면 이상적으로 약 30-60분 동안 방해받지 않고 작업할 수 있어야 한다. 일주일 동안 있었던 모든 WMOMD를 한자리에서 해결하려는 것보다, 체육관에서 운동하듯 매일 WMOMD 순간에 대해 EFT를 하는 것이 더 낫다. 탐색작업과 내면 대청소 접근 방식은 계획을 세워야 한다. 쇼핑과 저녁 식사 사이에 급하게 작업하려고 하지 않는다. 매일 2시간씩 EFT를 하는 비현실적인 목표를 세우기보다는, 일주일에 한두 번씩, 1-1.5시간의 세션을 계획하는 것이 더 좋다. 핵심은 자신에게 맞는 계획을 세우고 이를 지키는 것이다.

블랙박스 기법 활용하기

이 장의 앞부분에서 설명했듯이, 다루고 있는 것이 무엇이든 블랙박스 기법으로 안전하게 보관할 수 있도록 준비한다. 계획을 지키고 주어진 시간 내에 보관한다. 지금쯤이면, 문제가 충분히 구체적이지 않거나 현재 문제 이면에 근본 사건이 숨겨져 있거나 단기간 내에 중화할 수 없는 중대한 사건인 경우, 문제의 강도를 0으로 만들 수 없다는 것을 알고 있을 것이다. 모두 괜찮다. 안전하게 보관하고 나중에 이어서 다루면 된다. 해당 사건을 완전히 중화하지 못해 속상한 마음이 든다면, 해당 작업을 통해 가까스로 성취해 낸 것들로 마음이 완전히 진정되고 평화로워질 때까지 EFT 프로토콜 중 하나를 적용한다. 다음번에 완전히 마무리하고 다른 사건으로 넘어갈 수 있다. 인내가 결실을 맺는다.

친구와 함께 작업하기

친구와 함께 작업하는 것은 매우 큰 도움이 된다. 서로에게 치유자나 코치로서가 아니라, 서로를 위해 함께 존재하며 각자의 실행계획을 지켜 나갈 수 있도록 동기부여 할 수 있다. 표준 EFT를 한다면, 한 사람이 소리 내어 말하며 두드릴 때, 다른 사람이 따라 두드리는 방식으로 서로 번갈아 가며 작업할 수 있다. 옵티멀 EFT를 한다면 내적평화과정을 함께 하거나 3-4명의 소규모 그룹과 함께 하는 것도 매우 도움이 된다. 한 사람이 주도하여, 소리 내어 프로토콜을 이끌 수 있다. 공식 EFT의 두 가지 형식 모두에서 친구는 대리 EFT로 치유 과정을 도울 수 있다(이에 대해서는 이 장의 끝에서 자세히 설명한다).

부정적, 제한적 신념을 다루는 방법

지금쯤이면 EFT가 문제의 원인이 되는 특정 사건을 다루는 것임을 이해했겠지만, 부정적 핵심 신념(NCB)을 포함한 부정적, 제한적 신념을 다루는 것에 다시 한번 초점을 맞추고자 한다. 효과를 보려면, 증상-중심 EFT(감정과 신체 증상에 대한 작업)와 구체적으로 작업하기(감정의 유발요인에 대한 작업)의 차이점을 이해해야 한다. 전자는 일시적으로 기분을 나아지게 하지만, 후자만이 실질적으로 문제를 해결하는 데 도움이 된다.

해당 신념(또는 생각) 자체와 그 생각 때문에 느끼는 감정을 다루는 것보다, 부정적, 제한적 신념을 떠올리게 하는 특정 순간을 파악해야 한다. 탁자 상판과 다리 은유를 다시 사용하자면, 탁자 상판은 자신의 문제를 요약하는 결론이다. 예를 들면, *'나는 나쁜 교사다, 나는 반려자를 찾지 못할 것이다, 나는 부족하다.'* 각 다리는 (대체로 무의식적으로) 이런 결론에 도달하게 하는 특정 사건으로, 이 결론을 진실로 만든다. 이런 제한적 신념을 성공적으로 해결하려면, 이 결론을 내리게 한 특정 사건만 아니라 어린 시절부터 지금까지 관련된 모든 사건을 다뤄야 한다. 다시 말해, 스트레스 패턴을 성공적으로 해결하려면 삶 전반에 걸친 흔적들을 다뤄야 한다는 것이다. 부정적 핵심 신념이 아닌 제한적 신념을 다룰 때에도, NCB가 중요한 영향을 미치는 상황을 다루게 된다는 것을 알게 될 것이다. 제한적 신념과 NCB 사이에는 항상 연결고리가 있기 때문이다. 매일 WMOMD 접근 방식을 시작으로 더 이전에 있었던 특정 사건으로 거슬러 올라가는 것은 매우 도움이 된다. **N. 부정적 제한적 신념** 항목을 참고하기 바란다.

참고: 이 지침은 바람직하지 않은 행동을 다룰 때에도 똑같이 적용된다.

분리된 상태로 시작하기: 감정 누그러뜨리기

앞에서 이야기한 것처럼, 감정 강도가 너무 높은 사건에 대해 작업할 때에는 특정 사건에 몰입하여 재연하는 대신 분리된 상태에서 작업하는 것이 좋다. 우리는 혼자서 주요 외상을 해결하지 말라고 여러 차례 조언한 바 있다. 그러나 때로는 작은 외상 기억을 다루다가 갑자기 격렬한 감정 반응을 느낄 수 있다. 따라서 시작하기 전에 자신의 감정 반응이 지나치게 격렬한지 여부를 확인하는 것이 좋다. 그 사건을 떠올린다고 상상할 때 감정 강도가 어떤지를 확인한다. 그 다음, 그 사건에 몰입하기 전에 감정 강도를 낮춘다. 이를 2장에서 간단히 살펴본 '감정을 누그러뜨리기'라고 한다. 여기서 좀 더 자세히 설명한다.

눈을 뜨고 있어야 몰입되지 않는다

표준 EFT를 한다면 간단히 눈을 뜨고 하면 된다. 옵티멀 EFT를 한다면 눈을 감은 채 내적평화과정을 하는 대신, 눈을 뜨고 부드러운 시선으로 어느 한 지점을 내려다보는 것을 권한다. 이어서 그 순간을 재연하는 것을 생각만 해도 느껴지는 두려움이나 스트레스를 다룬다. 강도를 0까지 줄일 필요는 없지만 감정 반응을 낮출수록 나중에 사건을 재연할 때 감정 반응이 덜 격렬할 것이다. 감정 강도를 0과 3 사이까지 낮추는 것을 목표로 한다.

필요한 경우 리프레이밍을 사용한다

유용한 리프레이밍은 다음과 같다:

- 나는 지금 여기에 있다. 나는 어떻게든 이 상황을 이겨냈고, 그래서 이 이야기를 할 수 있다.
- 그 어떤 것도 나를 놀라게 할 수 없다. 나는 무슨 일이 일어날지 알기 때문이다.
- 이것은 단지 기억일 뿐, 나는 더 이상 이런 스트레스 반응이 필요 없다.

- 그 일은 지금 일어나지 않는다. 나는 지금 안전하다.

이 리프레이밍은 당연한 것으로 보이지만, 시간을 이해할 수 있는 좌뇌만이 이 사실을 안다. 우뇌는 시간을 인식하지 못한다. 그래서 그 순간에 완전히 몰입하지 않아도, 그 순간을 떠올려 이미지를 생성하기만 해도, 그 순간을 다시 경험하는 것처럼 느낀다. 필요하다면 전체 사건을 분리된 상태에서 관찰하는 것부터 시작한다. 영화를 보는 것처럼 사건을 바라보고, 어떤 일이 있었는지 하나씩 스스로에게 이야기한다. 감정이 느껴지면 즉시 멈춘다. 이 순간이 편안해질 때까지, EFT로 강도를 적어도 3 미만, 가급적 0으로 만든 후, 다음 이야기를 이어간다. 이런 식으로 사건을 하나씩 경험한 후에, 다시 처음으로 돌아가서 이야기를 한다. 이번에는 완전히 몰입해서, 이야기의 각 순간이 마치 지금 일어나는 것처럼 떠올린다. 분리된 상태에서 0까지 작업을 했더라도, 완전히 몰입하면 여러 양상들에 대한 감정들이 여전히 남아 있다는 것을 알게 될 것이다. 그렇기 때문에 우리는 당신이 재외상을 겪지 않도록 먼저 감정을 누그러뜨린 다음에, 특정 순간에 몰입하여 재연해야 한다고 강조한다! 충분히 몰입해서 스트레스 반응을 완전히 활성화시킨 후 유발요인과 스트레스 반응 사이의 연결고리를 끊어야만 사건을 완벽하게 중화할 수 있다.

리프레이밍에 대해 자세히 알아보기

리프레이밍은 NLP (neuro-linguistic programming)에서 사용하는 기법이다. 특정 사건으로 인해 만들어진 부정적이고 제한적인 신념과 결론을 보다 쉽고 빠르게 놓을 수 있다. 간단히 말해서, 어떤 상황에 부여한 의미를 바꾸는 데 도움이 된다. EFT를 사용하면 그 순간부터 부정적 감정이 해소되므로, 해결하려고 하는 상황에서 실제로 무슨 일이 일어났는지 훨씬 더 차분하게 평가할 수 있다는 점에서 자연스럽게 리프레이밍이 일어난다. 물론, 이 과정을 좀 더 빠르게 진행한다고 해도 괜찮다. 리프레이밍은 다른 사람이 말하고, 자신에게 그 말이 (지나치지 않게) 살짝 놀라울 때 효과가 가장 좋다. 한편, EFT를 자기 치유 도구로 사용할 때 특히 효과가 좋은 리프레이밍이 있다.

어떻게 작동하는지를 살펴보자. 어렸을 때 형에게 괴롭힘을 심하게 당했다고 가정해 보자. 적용 가능한 리프레이밍은 다음과 같다.

- 나는 이제 이게 형의 문제라는 것을 안다. 나는 그저 우연히 그 상황에 있었을 뿐이다.
- 나는 이 문제를 충분히 오래 지녀 왔고, 이제는 그만 놓아줄 시간이다.
- 내가 계속 화내거나 슬퍼하거나 불안해하면, 그 대가를 치르게 될 것이다(결국 관련된 스트레스 반응은 다른 사람이 아닌 내 몸 안에서 일어나고 나에게 큰 피해를 입힌다).
- 나는 더 이상 어린아이가 아니며, 이제 이런 상황을 다르게 대처할 수 있다.
- 나는 이제 무슨 일이 벌어지고 있는지 이해할 수 있다.
- 나는 이런 일을 당할 이유가 없다.
- 그를 용서할 때가 된 것 같다. 그래야 나도 내려놓고 평온해질 것 같다.

표준 EFT를 사용하는 경우, 수용확언 또는 연속 두드리기의 문구에 리프레이밍을 사용할 수 있다. 옵티멀 EFT를 사용하는 경우에는 보이지 않는 치유자에게 적절한 리프레이밍이 떠오르게 해달라거나 자신의 마음에 와닿는 리프레이밍을 사용해달라고 요청한다. 그리고 이 리프레이밍을 받아들이도록 허용할 수 있게 도와달라고 요청한다. 일반적으로, 리프레이밍은 해당 사건의 강도가 상당 부분 낮아졌을 때 더 효과적이다. 다음의 리프레이밍은 예외로, 감정 강도가 계속 높은 경우에 감정을 누그러뜨리기 위해 사용할 수 있다.

- 나는 어떻게든 이것을 이겨냈다/나는 죽지 않았다/나는 지금 이 자리에서 그 (외상 사건) 이야기를 하고 있다.
- 내가 이 감정(분노, 좌절, 불안, …)을 붙잡고 있는데, 이 감정들이 줄지 않는다면 그 대가를 치를 것이다.
- 나는 이 일이 끝났고, 다 지나간 일이며 다시는 일어나지 않을 것임을 깨닫기

로 선택한다(외상 사건 및 감정이 고착된 경우).

필요한 경우 *'어쩌면, 약간, 내가 준비되면'*과 같은 표현들을 추가할 수 있다. 이렇게 하면 진술이 덜 단정적이므로 받아들이기 쉬워진다. 새로운 통찰을 완전히 받아들이고 부정적, 제한적 신념이 사라질 때까지 EFT를 적용하는 동안 이 표현들을 사용한다. EFT는 부정적 사건을 완전히 중화하여, 점차적으로 더 이상 당신에게 영향을 미치지 않도록 하는 것을 목표로 한다. 궁극적인 목표는 자신과 상대방을 완전히 용서하는 것이다. 하지만 충분히 시간을 들여 천천히 하자. EFT는 원하는 행동을 자신에게 말하거나 특정 행동을 회피하려고 스스로와 합의하는 인지(행동) 치료의 위장된 형태가 아니다. 예를 들면, 아버지에게 매우 오랫동안 화가 나 있었는데 아버지를 완전히 용서한다고 말하는 것은 비현실적일 것이다. 하지만 어쩌면 그 일을 없던 일로 하고 싶기 때문에 언젠가는 아버지를 용서할 수 있을 거라고 생각해 볼 수는 있을 것이다.

리프레이밍 주제

'진정한' 권위 훼손

누군가가 '우리의 마음 벽에 글을 쓰게 해서' 우리의 신념에 영향을 미쳤다면, 우리는 그들에게 그 주제에 대해 말할 수 있는 권한을 부여한 것이고, 이를 진실로 여기게 된 것이다. 실제로 그 사람에게는 그런 말을 할 권한이 없었으며, 그 말을 진실로 받아들일 필요가 없다는 것을 스스로 깨닫도록 도울 수 있다. 도움이 되는 리프레이밍은 다음과 같다.

- 십대 시절 반 친구가 한 말에 화가 난다면, 다음과 같이 말할 수 있다: *"나는 16세 소년의 말에 사로잡혀 있다."*
- 경제적으로 성공하지 못한 아버지가 어렸을 때 하신 말씀에 영향을 받아 돈에 대한 부정적 신념이 있다면, 다음과 같이 말할 수 있다: *"나는 지금도 돈을*

잘 모르는(몰랐던) 사람에게 재정적 조언을 받고 있다."

- 어렸을 때, 어떤 일을 더 잘 처리했어야 한다고 생각한다면, 다음과 같이 말할 수 있다: *"이제는 3살짜리 아이에게 이 문제를 어떻게 처리해야 할지 묻지 않겠다."*
- 다른 사람들이 한 말 때문에 자신감이 부족하다면, 다음과 같이 말할 수 있다: *"그 자신도 완벽함과는 거리가 먼 사람들의 판단과 비판을 나는 진실로 받아들이고 있다."*

책임감 갖기

상황에 대한 반응이, 똑같이 부담스러운 결과로 이어질 수밖에 없는 불변의 패턴이 아니라 당신의 선택이라는 것을 안다면 이는 매우 귀중한 앎이다. 이 통찰은 당신이 더 이상 상황에 휘둘리지 않도록 힘을 실어 준다. 이와 관련된 리프레이밍은 다음과 같다.

- 이것은 나의 반응이고, 내 내면의 일이며, 다른 누구도 아닌 내가 나 자신에게 하는 것이다.
- 이것은 단지 그 사건에 대한 나의 인식/해석일 뿐이다.
- 상대의 말이나 행동은 상대의 책임이고, 나의 반응은 나의 책임이다.
- 내가 이 감정(분노, 좌절, 원망, …)을 계속 붙잡고 있으면 나는 그 대가를 치를 것이다.
- 나는 이미 이것(죄책, 불만, 슬픔, …)을 충분히 오래 지녀 왔다.

이전 기억에 연결하기

현재 사건에 대한 반응은 스트레스 패턴을 만들고 유지하는 데 영향을 준 기억들(특정 사건들)을 바탕으로 한다. 따라서 현재 반응이 이전 경험에서 기반한 것임을 이해하는 데 도움을 주는 리프레이밍이 유용하다. 다음의 리프레이밍을 사용할 수 있다.

- 내 생각에 이것은 과거의 어떤 일을 떠올리게 하는 것 같다.
- 이것은 아마도 내가 과거에 경험했던 무언가와 비슷한 것 같다.
- 이것은 이전에 경험했던 일이기에 나를 자극한다.

상황에 대한 조건 반응의 기저에 무엇이 있는지 이미 알고 있다면, 다음의 리프레이밍이 유용할 수 있다.

- 나는 여전히 포기를 선택하는 것 같다. 내가 이것을 어떻게 배웠는지 살펴봐야겠다.
- 나는 잘못된 유형의 남자를 선택한다. 이제 무엇이 원인인지 작업을 할 때다.
- 예전에도 그랬는데, 지금 만나는 사람과도 관계가 좋지 않다. 원인을 좀 살펴봐야겠다.
- 또 시작이군. 나는 예전에 […]와 같은 일을 겪은 적이 있다. 그 사건들도 함께 다뤄봐야겠다.

문제를 전체적 시야로 바라보기

만약 실제보다 문제가 더 커 보인다면, 사람들이 갖고 있는 다른 문제들에 비해 자신의 문제가 그렇게 크지 않을 수도 있음을 깨닫거나 이 문제를 자신만 가진 것이 아니라는 것을 깨닫는 것도 도움이 된다. 관련된 리프레이밍은 다음과 같다.

- 우리 모두는 각자 해결해야 할 문제가 있다. 삶의 어려움을 피할 수 있는 사람은 아무도 없다.
- 내가 태어나기 전에도 그랬고, 내가 죽은 후에도 오랫동안 그럴 것이다.
- 나만 이런 문제가 있는 것이 아니고, 다른 사람들도 같은 문제가 있고, 모든 사람들이 각자의 문제를 가지고 있다.
- 나는 모든 사람들을 항상 행복하게 해주는 사람을 모른다.
- 5년 후에도 이 문제가 나에게 이렇게 중요할지 궁금하다.

자신의 신념, 세계관 또는 기억 속에서 유머 찾기

유머는 일반적으로 감정의 강도를 낮춰 주고 관점을 바꿔주는 데 매우 강력한 효과가 있다. 어렸을 때 내린 결론은 어른이 되어 되돌아보면 그다지 논리적이지 않은 경우가 대부분이다. 이처럼 어린 시절에 만든 '진실' 중 일부는 돌이켜보면 꽤 재미있을 수 있다.

- 만약 남자에 대한 불신을 키워왔다면, 이제는 '*모든 남자는 예외 없이 소름 끼친다*'는 당신의 신념에 이의를 제기할 수 있다. 실제로 이 규칙에는 예외가 있기 때문에 꽤 어리석은 일반화의 오류라는 것을 깨달을 수 있다.
- 항상 어머니의 허락이 필요하다고 느꼈다면, 이렇게 말할 수 있다. *"나는 44세이지만, 여전히 어머니께 허락을 받아야 하지. 이게 얼마나 황당한 소리인지 이제야 깨달았어."*
- 만약 당신이 사람들의 비위를 잘 맞추는 성향이 있다면, '나는 여전히 반에서 제일 착한 아이가 되고 싶다.'라고 말할 수 있다.

마음의 벽글씨 드러내기

자신과 세상에 대한 신념이나 감정을 살펴보고 인정할 기회를 갖는 것만으로도 그것들을 버리는 데 도움이 된다. 그것들은 더 이상 당신에게 도움이 되지도 않고, 관련도 없다. 목표는 마음의 벽글씨들 - 모든 '진실'과 신념 - 을 드러내는 것이다. 이를 통해 자신의 사고 과정을 인식하고 평가할 기회를 갖게 된다. 그러면 대개 그것을 절대적인 진실로 믿는 것이 얼마나 터무니없는 일인지 금방 알게 되고, 그게 아니더라도 그런 관점이 왜 도움이 되지 않는지 알게 될 것이다. 이 과정은 유머를 찾는 것과 비슷하지만, 반드시 유머러스하지는 않을 수도 있다. 어떤 문제를 해결하는 데 내려놓기 어려운 끈질긴 신념이 있다면, 다음 문구를 사용해 본다.

- 비록 이런 일이 일어난 것이 그렇게 기분 나쁘지는 않지만, 나는 여전히 모든

사람을 행복하게 해줘야 한다.

- 비록 슬퍼하는 것을 멈출 수 있다고 해도, 죄책감을 느끼는 것은 여전히 나에게 중요하다.
- 그 사건을 그냥 내려놓을 수는 있지만, 나는 여전히 분노가 필요하다. 분노는 나를 (중요하게, 강하게, 보호받는다고, 정당하다고, …) 느끼게 만들기 때문이다.
- 아버지의 말씀이 나를 몹시 옥죄지만, 나는 이 작은 감옥 안에서 안전하다고 느낀다.

용서

용서는 강력한 리프레이밍 도구이자 우리에게 가장 중요한 도구이다. 우리가 진정으로 용서하기까지 상당한 작업이 필요하다. 진정한 용서는 감정적으로 자유를 주고, 자신만 아니라 다른 사람들도 해방시켜 준다. 많은 사람들이 이 세상에서 자리를 차지하기 위해 싸워야 하고, 자신이 충분히 훌륭하다는 것을 증명해야 하며, 다른 사람이 얻는 것을 얻지 못하면 패배자라고 믿도록 길들어져 왔다. 만약 이런 신념이 우리에게 도움이 되지 않는다는 것을 깨닫고 받아들일 수 있다면, 우리의 관점을 바꾸는 데 도움이 될 것이다. 우리가 더 이상 '나 대(對) 너'의 관점이 아니라 '우리'의 관점에서 생각한다면 세상은 어떻게 될까? 모든 사람들이 다 잘 지내야만 우리가 잘 지내는 거라고 믿으면, 세상은 어떻게 될까? EFT가 세상에 더 많은 사랑을 표현하고, 미움과 분쟁, 시기를 줄이는 데 더 기여할 수 있기를 진심으로 바란다.

우리는 모두 스트레스 패턴을 가지고 있으며, 그러한 패턴이 부정적 행동을 하게 만든다. 우리는 다른 점보다 닮은 점이 더 많다. 삶의 내용과 세부사항은 달라도, 감정 반응과 느낌은 누구나 알아볼 수 있고 이해할 수 있다. 사람들은 대부분 각자의 방식으로 최선을 다하고 있으며, 어떤 행동은 인신 공격처럼 느껴질지라도, 많은 경우 좋은 의도로 한 행동이거나 (조건 반응에 갇혀 있었기 때문에) 그 순간 더 나은 행동을 할 수 없었을 뿐이다. 그 '나쁜' 행동은 또한 순수한 무능력이나 무력함, 무지에서 비롯된 것일 수도 있다. 부모가 우리를 양육하는 방식이 좋은 예이다. 부모들은 아이가 원치 않거나 불필요한 방식으로 아이에게 사랑을 주는 경우가 많지만, 대개는 선의를 가지고 그렇게 하는 것이다.

누군가가 당신에게 폭력을 저질렀거나 용서할 수 없는 행동을 했던 상황에서는, 그 사람이 분명 벗어날 수 없는 자신만의 패턴이나 문제에 갇혀 있었음을 확인하는 것이 도움이 된다. 또한 우리는 다른 사람에게 일어난 모든 일을 알 수 없기 때문에, 현재와 미래의 모든 일과 모든 사람에 대해 공평하고 정확한 판단을 내릴 수 없음을 고려하는 것도 도움이 된다. 누군가에게 또는 어떤 상황에 대해 화가 났지만, 실제로 무슨 일이 있었는지를 제대로 이해하고 그 감정을 즉시 내려놓았던 적이 몇 번이나 있었는가? 진정한 용서는 일어난 일은 과거의 일이고, 끝났으며 더 이상 문제될 것이 없다는 것을 인정하는 것이다. 마음속으로 계속 원망하면서 그 사건들을 계속 되돌아보고 싶은가, 아니면 그 일을 잊어버릴 준비가 되었는가? EFT가 용서의 길로 나아갈 수 있도록 도울 것이다. 유용한 리프레이밍은 다음과 같다.

- 그의 인생 여정과 외상, 세계관을 감안해 보면, 그가 그보다 더 잘할 수 없었다는 것을 안다.
- 그녀는 해결해야 할 자신만의 문제가 있었고, 나는 그저 그 상황에 있었을 뿐이다.
- (아무개가) 저지른 일은 그에 대한 모든 것을 말해줄 뿐, 나에 대해서는 아무것도 말하지 않는다.
- 그도 인간이기에 늘 올바른 선택을 할 수 없다는 것을 나는 이해한다.

누군가가 지속적으로 신체 폭력이나 억압을 당하고 있다면, 그 상황에서 벗어날 수 있는 실질적인 도움이 필요하다. 일단 그들이 상황에서 벗어나면, EFT를 사용하여 자신의 회복과 치유를 도모할 수 있다. 한편, EFT는 폭력에 계속해서 노출되고 있는 경우에도 도움이 된다. 감정을 해소하여 명확하게 생각하도록 도와주기 때문이다. 이처럼 마음이 명료해지면 그 상황에서 더 빨리 벗어날 수 있는 방법을 찾거나, 적어도 EFT를 통해 고통을 덜 받게 됨으로써 보다 안심하고 그 상황을 극복할 수 있을 것이다.

정서적 학대를 받는 상황이라면, 다른 사람들의 말을 개인적으로 받아들이기보다 EFT를 사용하여 평화롭게 중심을 잡을 수 있다. 관련 리프레이밍은 다음과 같다.

- 나에 대한 내 생각만이 중요하다. 나에 대한 타인의 의견은 나를 정의하지 않는다.
- 내가 허락하지 않는 한 누구도 내 안의 평화를 빼앗을 힘이 없다.

이런 맥락에서, 자신을 용서하는 것을 잊으면 안 된다. 우리는 종종 주변 사람보다 자신에게 훨씬 더 악랄하고 잔인하며 증오심을 갖는 경향이 있다. 죄책감과 수치심을 붙들고 있다고 해서 다음 번에 더 나은 행동을 할 수 있는 것은 아니다. 도리어 당신을 꼼짝달싹 못하게 붙잡아 두어 누구에게도 도움이 되지 않는다. 이와 관련된 부정적 핵심 신념을 EFT로 다루는 것 또한 자신을 용서하는 데 도움이 될 것이다.

지금까지 읽은 내용이, 부정적인 행동은 스트레스 패턴이 된 부정적인 경험에서 비롯되며, 그 결과로 나타나는 행동은 무의식적이고 조건화 반응에 의해 주도된다는 사실을 파악하는 데 도움이 되었기를 바란다. 그렇다고 해도, 자신의 행동에 책임이 없다는 뜻은 아니다. 우리 모두는 자신의 행동에 책임을 져야 한다. 하지만 자신을 책망하고 죄책감에 사로잡혀 부정적 패턴에 갇혀 있는 대신, '나쁜' 행동의 감정적 근본 원인을 찾아 해결해서 그것을 반복하지 않는 것이 훨씬 낫다. 죄책감을 놓아주고 스스로를 용서하는 것이 핵심이다. 자기 용서와 관련 있는 유용한 리프레이밍은 다음과 같다.

- 그때 그런 선택을 한 나 자신을 용서한다. 당시 내 나이와 경험을 고려하면 그것이 내가 할 수 있는 최선이었다.

- 그때 겨우 3살이어서, 다른 방식으로 그 일을 볼 수 없었던 나 자신을 용서한다.
- 이 일을 너무 오랫동안 붙잡고 있었던 나 자신을 용서한다.
- 나도 인간일 뿐, 가끔 실수를 할 때가 있다.
- 나는 그 상황을 올바르게 판단하지 못했지만, 누구에게나 일어날 수 있는 일이다.
- 나는 그것보다 더 잘 알지 못했다.
- 나는 진심으로 좋은 사람(부모, 파트너, 친구, …)이 되려고 노력했지만, 실수를 했다.
- 5살짜리 아이처럼 반응한 나 자신을 용서한다. 그것이 내가 아는 유일한 방법이다.
- 내 인생 여정과 외상, 세계관을 감안하면, 나는 최선을 다했다.

"아프다면 서둘러 원수를 용서하라. 그래야 다시 건강해질 수 있기 때문이다."

미국 작가, 앰브로즈 비어스, 1842-1914년

또 다른 유용한 테스트: 인지타당성

인지타당성(The Validity of Cognition, VoC)은 어떤 진술이 자신에게 얼마나 진실하다고 느껴지는지를 나타내는 용어이다. 이 테스트를 통해 부정적 핵심 신념이나 다른 중요한 부정적 결론 또는 제한적 신념이 자신에게 얼마나 진실하게 보이거나 느껴지는지 측정할 수 있다. 0% (전혀 진실로 느껴지지 않는다는 뜻)에서 100% (완전히 진실로 느껴진다는 뜻)까지의 척도를 사용하여 신념에 점수를 매긴다. 그런 다음, 평소와 같은 방식으로, 특정 사건에 EFT를 적용해서 부정적 신념을 약화시킨다. VoC 테스트를 사용하여, 부정적 신념이 얼마나 진실하게 느껴지는지 평가함으로써, 진행 상황을 추적하고 더 이상 진실이 아니라고 느껴질 정도로 부정적 신념이 약해질 때까지 특정 사건을 충분히 다뤘는지 알아볼 수 있다. 탁자 상판과 다리의 은유를 사용하여, 탁자 상판의 결론(당신의 문제, 여기서는 부정적 신념)이 무너질 정도로 다리(특정 사건)를 완전히 중화해야 한다.

VoC를 측정하는 방법:

- 눈을 감고 부정적 신념이나 결론을 크게 소리 내어 말하거나 마음 속으로 말한다: 예를 들면 *'나는 부족하다'* 또는 *'나는 나쁜 아빠다.'*
- 지금 그 진술이 얼마나 진실로 느껴지는지 살펴본다. 이성적이나 논리적이 아닌 감정적으로 그 말이 얼마나 진실로 느껴지는지 확인한다. 나중에 참조할 수 있도록 그 비율을 적어 둔다.

이어서, 최근과 과거 모든 경우에서 부정적 신념이나 결론을 떠올리게 했던 특정 사건을 찾고, EFT로 이 사건들을 중화할 계획을 세운다. 5-10개의 사건을 중화했으면 이 테스트를 반복한다. 해당 신념을 진실로 여기는 비율이 꾸준히 감소하기 시작하여, 점점 더 사실처럼 느껴지지 않게 됨을 알게 될 것이다.

일반화 효과

표준 EFT와 옵티멀 EFT를 사용해 본 우리의 경험에 따르면, 관련 있는 일련의 특정 사건들을 적절하게 해결했을 때, 아직 EFT로 구체적으로 다루지 않은 다른 유사한 사건도 치유되는 효과가 있었다.

일반화 효과는 탁자 상판과 다리의 은유를 사용하여 설명할 수 있는데, 탁자 상판은 부정적인 제한적 신념 또는 주요 문제(예를 들면, *나는 여동생과 관계가 좋지 않다*)이고, 탁자 다리는 해당 신념 또는 문제를 일으킨 특정 사건이다. 각 특정 사건의 세부 사항은 다를 수 있지만, 모두 다 제한적 신념 또는 문제에 기여한다는 공통점을 갖고 있다. EFT를 해서 탁자를 지탱하는 관련 있는 일련의 특정 사건(다리)을 해결하면, 나머지 (아직 작업하지 않은) 다리도 같이 약해져서 탁자는 불안정해지고 결국 탁자가 무너져 전체 문제가 완전히 해결될 수 있다. 신념이나 문제의 원인이 된 각각의 모든 특정 사건을 다루지 않아도 되므로 시간을 절약할 수 있다. 해당 작업이 끝났다는 것을 어떻게 알 수 있는가? 다뤘던 각각의 특정 사건들의 감정 강도가 완전히 0으로 중화되어야 한다. 그런 다음, (위에서 설명한) VoC를 통해 탁자 상판의 결론이 더 이상 진실인지 아닌지를 테스트한다.

표준 EFT를 사용한다면, 5-20개의 특정 사건을 해결한 후에 일반화 효과를 볼 수 있다. 하지만, 보이지 않는 치유자와 함께 하는 것이 훨씬 더 효율적이며, 보이지 않는 치유자와 함께 하는 옵티멀 EFT 작업 경험이 충분히 쌓인 후에는 전체 문제를 해결하기 위해 약 5개의 특정 사건만 다뤄도 될 수 있다.

EFT의 효과가 없는 것 같을 때

특정 사건에 대한 부정적 감정이 크게 줄어들지 않는다면, 다음 중 해당되는 것이 있는지 고려해 본다.

1. 특정 사건에 몰입해서 제대로 재연하고 있는가? 몇 가지 일반적인 실수로는 문제를 재연하는 대신 문제에 대해 생각하거나, (상황을 마치 영화를 보는 것처럼 바라보는) 분리 상태로 있거나, 감정 강도가 0이 될 때까지 EFT를 하지 않거나, 마지막으로, 제대로 테스트하지 않는 것 등이 있다. 관련된 특정 사건들을 충분하게 중화하여 감정 강도가 0이 될 때까지는 문제가 해결되지 않는다. 강도가 0이 되어야만, 유발 요인과 스트레스 반응 사이의 연결고리가 끊어지기 때문이다.

2. 한 번에 사건 하나씩 충분히 구체적으로 다루고 있는가? 아니면 다른 순간이나 사건들을 동시에 생각하면서 그것들과 관련된 스트레스 반응이 활성화되어, 작업중인 해당 사건을 중화할 수 없게 만들고 있지는 않은가? 한 번에 특정 사건 하나에만 온전히 집중하고, 그 사건에서 감정 크레센도가 하나 있는 특정한 순간 하나씩만을 다룬다.

3. 당신의 문제를 해결하는 데 이 사건이 가장 적합한지를 확인한다. 더 큰 부정적 감정을 느끼게 하는 다른 상황이나 더 이전의 상황이 있는가? 그렇다면 이

전의 상황으로 인해 주의가 흐트러질 수 있기 때문에, 그 상황을 먼저 다루는 것이 좋다.

4. 즉각적인 결과가 나타나지 않을 수 있다. 때로는 인내심을 갖고 계속 다뤄야 할 때도 있다. 시간이 필요하다.

   그래도 문제가 여전히 전반적으로 나아지지 않으면, 다음 내용도 고려해 본다.

5. EFT 작업을 방해하는 신념이 있는가? 당신에게 EFT와 그 적용에 대한 특정 신념이 있어서, 작업의 진행을 방해하는 것일 지도 모른다. 예를 들면:
   - 내가 이 문제를 해결할 수 있다고 믿을 수 없다.
   - 나는 이 문제를 해결할 자격이 없다.
   - 이 문제는 내가 극복하기에는 너무 크다.
   - 이 문제를 완전히 없애는 것은 안전하지 않다(또는 너무 무섭다).
   - 나는 이 문제를 완전히 없앨 수 없다.
   - 지금은 이 문제를 없앨 수 없다.
   - 나는 EFT가 효과 있다고 믿지 않는다.
   - 어떤 사람들에게는 EFT가 효과가 있을 수 있겠지만, 나에게는 아니다.
   - 나는 이 문제를 엄청 오랫동안 갖고 있었는데, 그렇게 빨리 해결될 리가 없다.

위의 신념들 중 하나 혹은 이와 유사한 신념이 진실이라고 느껴진다면, EFT를 사용하여 이러한 방해물을 처리한다. 먼저 VoC 테스트로 그 신념이 얼마나 진실로 느껴지는지 평가한다. 논리적이 아니라 감정적으로 얼마나 진실이라고 느껴지는지 백분율(0%는 전혀 진실이 아님, 100%는 완전한 진실임)을 사용하여 평가한다. VoC 점수가 0%에서 10% 사이라면 신념의 방해 효과가 미미할 수 있지만, 50% 이상이라면 10% 이하로 내려갈 때까지 계속 EFT를 한다. 방해물로 작용하는 신념을 해소하기 위해 EFT를 사용할 때는, 그 신념 자체에 대해 EFT를 적용하는 것이 아니다. 그 신념이 유발하는 감정 또는 신체 반응을 줄이고, 더 중요하게는 이 신념을 배웠던 특정 사건에 대해 EFT를 사용해야 함을 잊지 말자.

6. 모든 것을 다 꺼내 놓았는가? 때로는 숨겨진 양상이 있을 수 있다. 혹은 문제를 실제로 해결할 준비가 아직은 되지 않았을 수도 있다. 문제가 해결된 후 나타날 수 있는 결과로 인해, 잠재의식 차원에서는 문제 해결에 대한 불안감을 느낄 수도 있다. 문제가 해결되면, 더 이상 변명의 여지가 없기 때문에 이제는 뭔가를 해야 할 수도 있다. 예를 들어, 장애를 유발하는 통증이 더 이상 없다면, 다시 직장에 복귀해야 할 수도 있다. 부정적 핵심 신념이 작용하여 실제로 자신이 잘못을 했거나 자신이 실패자라는 사실을 알게 될까 봐 두려움을 느낄 수 있다(실제로는 그렇지 않아도, 이런 생각이 당신의 신념 체계의 일부일 수 있다). 에고가 가장 좋아하는 것은 상황을 복잡하고 혼란스러우며 절망적으로 보이게 만들어, 아무것도 바뀌지 않을 것이라고 당신을 설득함으로써 실제로 아무 변화도 일어나지 않게 만드는 것이다. 만약 당신이 계속 에고에 귀 기울이면서 스트레스 패턴에 갇히게 되면, 에고는 목적을 달성한 셈이다. 에고에게 속지 않아야 한다. 인내는 성과를 낸다. WMOMD 접근 방식만 사용하는 경우라도, 계속 꾸준히 해야 한다. 쉬엄쉬엄 하되 그것이 습관이 되어 미루기로 이어지지 않도록 주의한다. 시간을 충분히 가지고 작업하자! 이 문제를 오랫동안 갖고 있었다고 해서, 앞으로도 계속 갖고 있어야 하는 것은 아니다. 문제를 단번에 극복하여 놓아줄 수 있다.

7. 현실적인 기대를 가지고 있는가? 여러 해 동안 같은 스트레스 패턴을 겪었다면, 수천 개의 근본적인 특정 사건들이 있을 수 있다. 특정 사건을 무작위로 2-3개를 해결하는 것만으로는 실질적이고 지속적인 결과를 기대하기 어렵다. 다행히도 앞서 이야기한 일반화 효과로 인해 특정 사건들 모두를 중화할 필요는 없다. 핵심적인 순간들만으로도 충분하다. WMOMD 접근 방식과 탐색 작업을 사용하여 이러한 순간들을 찾아내고 중화하다 보면 나머지 사건

들은 일반화 효과로 해결될 것이다.

8. 자신에게 시간을 충분하게 쓰고 있는가? 매일의 프로젝트로 정하고, 진심으로 최선을 다하고 있는가? EFT를 위한 공간을 확보해 놓았는가? 매일 또는 격일로 점검하는 실행 계획을 세웠는가? 만성적인 문제나 매일 당신을 괴롭히는 문제를 해결하는 경우, 일반적 스트레스를 뛰어넘는 감정 기복을 느낄 때만 EFT를 조금씩 적용하면, 실질적인 결과를 얻지 못할 것이다. 지속적인 효과를 얻으려면, 유발요인과 부정적 감정이 느껴지는 삶의 기억에 대한 작업을 가급적 매일 꾸준히 해야 한다. 오래된 감정의 찌꺼기들을 치우고 필요할 때마다 계속 유지 관리를 한다.

9. 일상에서의 유발요인에 충분히 주의를 기울이고 있는가? 만성 증상이 있다면, (거의) 매일 유발요인들을 느끼고 있는 것이 틀림없다. 그렇지 않다면 스트레스 패턴이 계속되지 않을 것이다. 어린 시절의 경험들을 다루는 것만으로는 충분하지 않다. 매일 WMOMD 접근 방식을 사용하면서 현재 삶에서 스트레스의 원인들을 발견하는 것이 필수적이다. 실행계획에서 소개한 다른 기법들도 다같이 사용해야 한다. 목표에 다가가서 문제를 극복하기 시작하려면 인내와 용기가 필요하다. 문제가 완전히 해결한 후에는 다른 선택을 시작해야 할 수도 있다. 어떤 점에서 그렇게 해야 하는지 살펴볼 준비가 되었는가?

대리 EFT

대리 EFT는 매우 놀라운 현상이다. 이는 다른 사람이나 반려동물 같은 다른 생명체를 위해서 자신에게 EFT를 적용하는 것을 말한다. 이 방법은 공식 EFT의 두 가지 형식 모두를 사용할 수 있다. 3장에서 설명했듯이, 우리는 주변의 모든 사람, 그리고 모든 것들과 하나이다. 보통은 감각적 경험으로 인해 그렇지 않다고 믿지만, 우리는 다른 사람에게 무슨 일이 일어나고 있는지 직관적으로 감지하고 공감할 수 있다.

대리 EFT에서 가장 중요한 것은 당신의 의도다. 다른 사람(또는 동물)을 위해 작업하는 것이지, 그(것)들을 특정한 방식으로 행동하게 만들어 당신의 욕구를 충족시키려는 의도여서는 안 된다. 즉, 당신의 자녀나 다른 사람의 자녀가 안절부절 못하며 울고 있다면, 불안과 그 원인을 (알든 모르든) EFT로 해결할 수 있다는 뜻이다. 애들의 울음 소리가 당신을 성가시게 하기 때문에 울음을 당장 그쳐야 한다거나 아이가 말을 더 잘 듣고 고분고분해야 한다는 뜻이 아니다. 성인을 위해 대리 EFT를 하는 경우도 마찬가지다. 당신은 다른 사람의 스트레스나 긴장, 통증 같은 증상을 완화하기 위해 대리 EFT를 할 수 있다. 그러나 이 기법은 다른 사람이 당신이 원하는 대로 행동하도록 하거나, 당신이 싫어하는 것을 그만두도록 하기 위해 사용해서는 안 된다. 이 대리 작업은 사리사욕 없이 그저 다른 사람에게 애정 어린 관심을 주는 것이다. 대리 EFT를 하는 두 가지 방법을 소개한다.

- **상대방이 되기**: 자신이 상대방이 되어 이 스트레스 상황에서 두려움과 분노, 슬픔 등을 느끼고 있다고 상상한다. 그런 다음 EFT를 한다.
- **상대방 대신하기**: 상대방이 이런 스트레스를 받거나 이런 상황에 처했을 때 어떤 감정을 느낄지 상상한다. 이렇게 하면 상대방을 위해 EFT를 하는 동안 좀 더 거리를 유지할 수 있다.

실제 물리적인 거리는 전혀 상관없다. 그 사람은 우리 동네에 있을 수도 있고, 말 그대로 지구 반대편에 있을 수도 있다. 스트레스를 줄이고 안정감을 찾기 위해 두 가지 프로토콜 중 하나를 사용한다.

- **옵티멀 EFT**: 은유를 사용하든지, 그저 보이지 않는 치유자에게 상대방을 위해 문제를 해결해 달라고 요청할 수 있다. 모든 것을 완전히 내맡기고 그 과정을 신뢰한다. 보이지 않는 치유자는 모든 것을 살피며 무엇이 필요한지 알고 있다. 보이지 않는 치유자에게 상대방이 무조건적으로 사랑받고 있다고 느끼

게 해달라고 그저 요청하는 것만으로도 매우 효과적일 수 있다.

- **표준 EFT:** 수용확언을 만들 때, (상대방이 되는 상상을 하며 EFT를 하는 경우에는) '나는 비록'에 이어 문제를 말하고, (상대방을 대신하여 EFT를 할 경우) '당신은 비록'에 이어 문제를 말한다. 상대에게 일어난 일을 알고 있는 경우에는 그 상황을 설명하는 표현을, 모르는 경우에는 유추되는 상황을 설명하는 표현을 사용하며 두드리기를 한다.

대리 EFT가 끝났다는 것을 어떻게 알 수 있는가? 상대방이 근처에 있다면 그들의 행동을 관찰하고 대리로 작업한 문제에 대해 물어볼 수 있다. 상대방이 근처에 없다면 주의력이 약해지거나 끝났다는 직감이 들 때까지 EFT로 계속 작업한다. 때로는 상대방과 공감할 때 해당 문제의 강도를 느낄 수 있다. 이 경우에는 감정 강도가 0으로 내려갔다고 느낄 때까지 EFT를 계속한다. 꼭 아무것도 느껴지지 않더라도 단순하게 EFT를 몇 번 할 수 있다. 어떤 방식이든 괜찮다. 중요한 것은 사랑하는 마음이다.

대리 EFT를 하려면 상대방의 허락이 필요한가? 이 질문에 답하기 전에 먼저 다음을 생각해 보자. 당신을 화나게 하거나 짜증 나게 하는 사람을 떠올려본다. 그 사람은 누구인가? 그 사람을 어떻게 생각하는가? 눈을 감고, 그 사람이 마음에 들어오도록 충분히 시간을 가진 다음, 어떤 부정적 감정이 올라오는지 느껴본다. 잠시 책 읽는 것을 멈추고, 앞에서 언급한 대로 그 사람에 대해 느껴본 다음 이어서 책을 읽는다. 그 사람을 시각화하여 그에 대해 어떤 감정을 느끼는지 알아봤는가? 이렇게 함으로써, 특정 인물에 대해 생각했고 그 사람의 허락 없이도 바로 그 사람에 대한 부정적 감정을 느꼈다는 것을 깨닫기 바란다. 그렇다면 상대방에게 애정 어린 생각과 관심을 보내는 대리 EFT를 하는데 왜 허락이 필요하겠는가? 우리는 다른 사람에게 애정 어린 관심을 보낼 때에는 그 사람의 허락이 필요하지 않다고 본다. 하지만 그 사람을 고치거나 문제를 해결하는 것은 당신의 몫이 아니다. 때로는 효과가 눈에 띄게 나타날 수도 있지만, 문제 전체가 확실하게 다뤄지거나 해결된 것은 아닐 것이다. 절대로 그것이 목표가 되어서는 안 된다.

의식적으로 다른 사람에게 애정 어린 관심을 주는 것은 매우 큰 힘이 될 수 있다. 상대방은 무의식적으로도 그런 지지를 받을 수 있다. 어느 정도 규칙적으로 대리 EFT를 한다면, 당신이 대리 EFT를 하는 동안 상대방이 연락을 해서 문득 당신이 생각났다고 말할지도 모른다. 대리 EFT의 의도는 그들의 문제를 해결해 주는 것이 아니라 그저 사랑으로 지지하는 것이므로 원하는 결과에 집착하지 않는다. 상대방과 개인적으로 얽혀 있어 자신의 감정이 방해된다면, 언제나 먼저 자신을 위해 EFT를 한다. 예를 들어 자녀에 대해 걱정하고 있다면, 자녀를 위해 EFT를 하기 전에 자신의 걱정을 먼저 EFT로 다룬다. 마음이 차분하고 평온할 상태일 때만, 다른 사람을 위해 대리 작업을 할 수 있다. 증상-중심 EFT로 현재 겪고 있는 개인적인 감정을 다루고, 필요한 경우 하나 이상의 특정 사건에 대해 작업한다. 그리고 대리 EFT를 해본다. 이것은 자애를 실천하는 놀라운 방법이다.

EFT의 모든 것

창시자 게리 크레이그의 공식 EFT

02

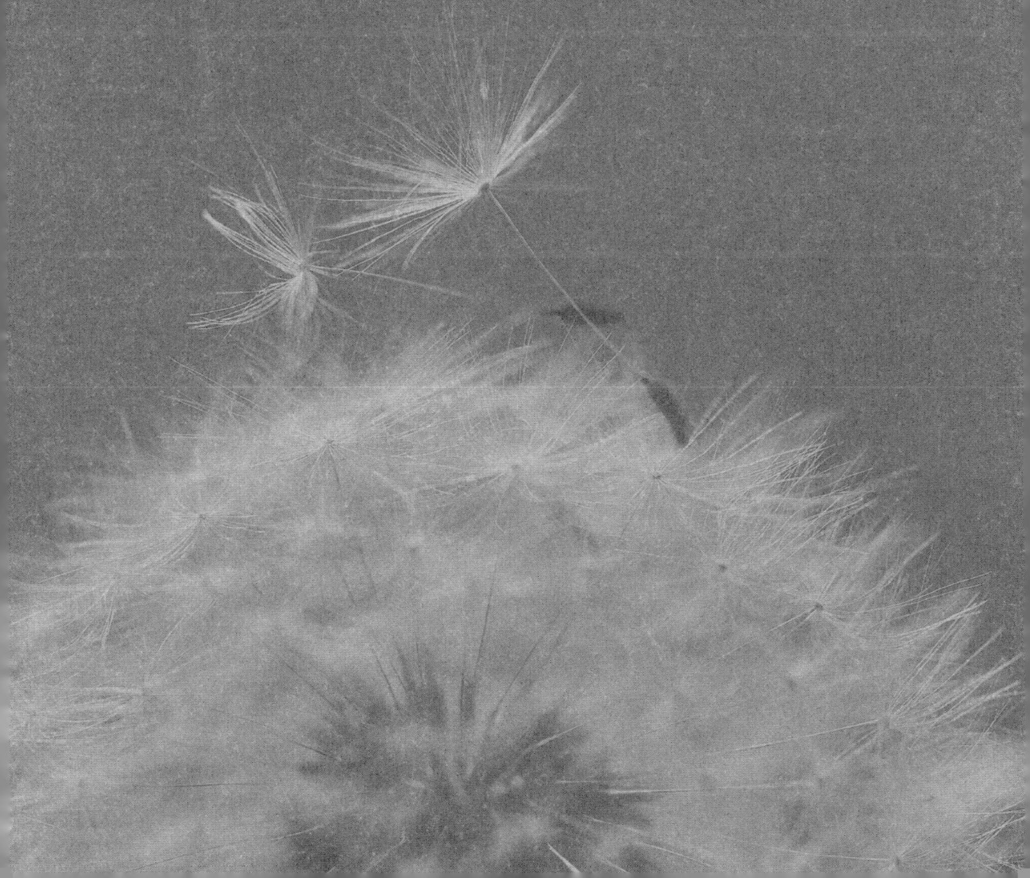

질병은 결코 단순히 무엇인가가 모자라거나 넘쳐서 생기는 것만은 아니다.
생명체나 개인은 그 방법이 아무리 이상할지라도
자신의 정체성을 복원, 대체, 보충하고 보존하려는 반응을 보인다.

올리버 색스(Oliver Sacks)
영국 신경과 전문의 겸 작가, 1933~2015년

1
I N T R O D U C T I O N

들어가기

모든 진리는 세 단계를 거친다.
첫 번째 단계에서는 조롱거리가 된다.
두 번째 단계에서는 강력한 반대에 부딪힌다.
세번째 단계에서는 자명한 것으로 받아들여진다.

아르투어 쇼펜하우어 *Arthur Schopenhauer*

독일 철학자, 1788~1860년

2부를 읽기에 앞서

2부의 목적은 EFT 적용법을 소개하여 당신의 문제를 효과적으로 해결하기 위해 EFT를 정기적으로 실천할 수 있도록 영감을 주는 데 있다.

이를 위해, 우리는 다음의 방식을 선택했다.

- **2부 2장**의 항목들은 A부터 Z까지 알파벳 순서로 나열했으며, 각 항목은 특정 유형의 증상이나 질병(예: 불안, 소화 문제 또는 수면 장애) 또는 특정 주제(예: 아이들, 부정적 제한적 신념)를 다루고 있다. 모든 증상과 질병을 책 한 권에 총망라할 수 없어, 가능한 한 신체와 감정 모두에 주요한 영향을 줄 수 있는 주제를 선정했다. 자기 치유 도구인 EFT를 사용하여 그 문제를 해결할 수 있는지 여부도 주제의 결정 요소였다. 부록 4에는 논의된 모든 증상 및 질병 목록이 포함되어 있다.

- 각 항목(A, B, C …)에 제시된 정보는 해당 문제의 기저에 있는 감정 갈등 유형을 파악하는 데 도움을 준다. 우리는 하머의 발견을 지침으로 삼았다.
- 또한 각 항목에는 해당 문제 해결을 위한 특정 EFT 접근방식에 대한 추천 사항도 포함된다. 각 접근법 안에는 EFT를 적용하는 여러 가지 방법을 나열해 두었다. 자신이 원하는 순서대로 할 수 있으나, 우리가 제안하는 방법으로 EFT를 적용하길 권한다. 하나의 문제를 다양한 각도에서 접근하면 성공할 가능성이 높아진다. EFT로 당신의 문제를 완전히 해결하고 싶다면, 이를 위한 시간을 내는 것이 아주 중요하다. 몇 주, 몇 달 또는 몇 년 동안 지속된 문제라면, 한두 번 EFT를 적용하는 것만으로 문제가 해결될 것이라고 기대하는 것은 현실적이지 않다. 반면, 오래된 문제라고 해서 그 문제를 해결하는 데 반드시 오랜 시간이 걸린다는 의미는 아니다. 이 책에서 설명한 대로 EFT를 적용하면, 머지않아 효과를 보게 될 것이라고 우리는 확신한다.

우리는 당신이 이 책에 소개된 정보를 활용하여 자신의 문제를 해결할 수 있는 영감을 얻기를 진심으로 바란다!

곧 알게 되겠지만, EFT를 사용해서 문제에 접근하는 방식은, 문제의 종류와 상관없이 본질적으로 동일하다. 사건의 내용에는 차이가 있겠지만, 각각의 사건을 다루는 방식은 같다. 특정 사건에 대한 부정적 감정이 완전히 사라질 때까지, EFT를 사용하여 그 감정과 느낌을 중화한다. 그렇게 함으로써, 이전 경험과 스트레스 반응 사이의 연결고리를 끊어 스트레스 패턴이 일상생활에 더 이상 영향을 미치지 않도록 한다.

시작하기에 앞서 기억해야 할 주의사항

1. 사소한, 감당할 수 있는 문제부터 시작한다. 우리는 당신이 EFT로 과거 사건을 다루기 전 몇 주 동안은, 1부 6장에서 소개한 '하루 중 최악의 순간(the WMOMD)'을 먼저 EFT로 다룰 것을 권한다. 일상 속 스트레스 유발요인을 해결하는 것이 쉬워지면, WMOMD 접근 방식을 전체적으로 활용한다. 이 말은

WMOMD뿐 아니라, WMOMD에서 느낀 감정과 동일한 감정을 느꼈던 이전 기억을 찾아 해결하는 것도 포함한다. 그런 다음 이 책에서 추천하는 다른 EFT 접근 방식으로 넘어간다.

2. 1부 2장에서 설명했듯, 특정 사건을 생각하는 것만으로도 불안도가 높은 경우에는, 그 사건에 몰입하여 재연하기보다는 EFT로 불안감을 먼저 누그러뜨린다. 부정적 감정을 해소하기 위해 실제로 그 감정을 느끼는 것은 필요하지만, 감정에 압도당하지 않도록, 점진적으로 문제에 접근하는 것이 중요하다.

3. 매일 또는 적어도 일주일에 며칠 동안, 이상적으로는 매번 30분 정도 EFT를 하도록 정한다. EFT를 하는 요일과 시간을 정해 규칙적으로 실행한다. 스트레스를 유발하는 것이라면 무엇이든 그에 대해 EFT를 지속적으로 적용하는 습관을 만든다.

하머의 이론에 따른 감정 원인

EFT를 효과적으로 적용하려면, 신체 또는 정신 증상 기저에 있는 감정 원인을 찾는 것이 중요하다. 옵티멀 EFT를 적용하는 경우, 세션 중 보이지 않는 치유자에게 증상의 원인에 대한 통찰을 요청하는 명상을 할 수 있다.

우리는 또한 하머의 통찰들이 신체 및 정신 문제의 기저에 있는 감정적인 근본 원인에 대한 귀한 지침이라는 것을 알게 되었다. 그 통찰들은 문제와 관련된 감정 갈등의 유형을 찾는 데 도움이 된다. 그리하여 문제의 진정한 원인인 특정 사건에 초점을 맞춰 EFT를 더욱 효과적이고 효율적으로 적용할 수 있게 된다.

하머는 1978년에 고환암 진단을 받았는데, 그때부터 감정적 고통과 신체 문제 사이의 연관성에 대한 연구를 시작하게 되었다. 암 진단을 받기 직전, 그는 아들이 죽임을 당했다는 충격적인 소식을 들었다. 그는 자신의 암 진단과 아들을 잃은 슬픔이 직접적인 관련이 있을 것이라고 의심하여, 감정적으로 충격적인 사건에 신체가 어떻게 반응하는지에 대해 연구하기 시작했다. 하머는 당시 독일의 한 암 클리닉에서 내과 의사로 일하고 있었다. 그는 다양한 유형의 암의 감정적인 근본 원인을 파악하기 위해 환자들을 인터뷰하기 시작했고, 곧 모든 환자가 진단을 받기 전에 감정적으로 충격적인 사건을 겪었다는 것을 확인할 수 있었다. 이후 그는 정신 문제만 아니라 다른 신체 문제에 대해서도 연구를 확장시켰다. 그는 뇌 컴퓨터단층촬영스캔(CT 스캔)을 통해, 심리적으로 충격적인 사건과 관련된 장기 또는 조직 사이의 관계를 연구했다. 하머는 30년 넘게 20,000명 이상의 환자를 치료하며 그들의 CT 스캔, 혈액 검사, 개인 및 의료 기록을 이용해 인류에게 알려진 거의 모든 질병의 근본적인 감정 갈등을 파악했다.

주류 의학에서는 하머의 발견을 회의적으로 보았다. 근본적인 감정 갈등을 해결하면 신체, 정신 문제가 해결될 것이라는 그의 발견은 강한 반대에 부딪혔다. 주류의학에서 효과가 더 낫다고 여겨 권장하는 약물 치료와 외과적 개입과는 상반되는 것이기 때문이었다. 그로 인해 그는 법적 조치를 받았고, 결국 의사 면허가 취소되었으며 짧은 기간이긴 했지만 두 번 투옥되었다. 이러한 이력에도 불구하고, 그의 통찰에 대한 관심은 빠르게 증가하고 있으며, 이 통찰을 사용하여 근본적인 감정 원인을 파악하고 관련된 갈등을 해결하면 성과를 얻을 수 있다는 근거들도 빠르게 늘어나고 있다. 우리는 이와 비슷한 경험들을 해왔기 때문에, 하머의 통찰을 EFT에 적용하는 것이 아주 유용하다는 것을 발견했다. 이 통찰은 신체 및 감정 문제의 근본적인 감정 갈등을 파악하는 것을 도와주어, EFT의 목표가 되는 특정 사건들을 더 쉽게 찾도록 해준다.

하머는 감정 원인이 신체에 미치는 영향 사이의 연관성에 대한 자신의 발견을 '자연의 다섯 가지 생물학적 법칙'으로 요약했다. 이 법칙에 대한 간략한 설명은 아래와 같다.

1. 모든 질병이나 신체 증상은 생물학적 갈등, 즉 정신, 뇌 및 해당 장기에 동시에 발생하는 예기치 않은 충격적인 사건으로 인해 발생한다. 주류의학이 이 견해를 지지하지는 않지만 (**1부 5장**에서 이미 언급한 바와 같이) 스트레스와 해결

되지 못한 어린 시절의 외상이 질병 발생에 주요한 역할을 하는 것이 점점 받아들여지고 있다.

2. 갈등이 발생하는 순간, 갈등-활성 단계가 시작되어, 스트레스 증상이 나타난다. (**1부 5장** 그림 7이 보여주듯) 갈등이 해결되는 즉시, 치유 단계가 시작된다. 주류 의학에서는 치유 단계에서 나타나는 많은 증상들(예: 열과 염증)을 '질병'의 증상으로 간주하지만, 하머는 이러한 증상들이 신체가 본디 건강한 상태로 회복하는 데 도움을 주기 때문에 치유 과정의 필수 부분으로 보았다. 즉, 주류 의학과 하머의 발견 사이에는 증상 본질 자체에 대한 이견은 없지만, 그 증상의 중요성 및 이유에 대한 의견 차이가 있다.

3. 갈등에 대한 몸의 신체적 반응은 (갈등에 영향을 받은) 조직이 생긴 발생학 배엽층(내배엽, 중배엽 또는 외배엽)에 따라 결정된다. 이들은 신체가 발달하는 세 가지 다른 배아 세포층이며, 뇌의 다른 부분들에 의해 제어된다. 각 배엽층의 조직은 갈등에 대해 항상 같은 방식으로 반응한다. 갈등-활성 단계에서, 영향을 받은 조직은 증식(종양 유발), 분해(궤양, 구멍 또는 조직 수축을 초래), 기능 저하(예: 당뇨병) 또는 기능 항진(예: 갑상샘 항진증)을 보일 수 있다. 치유 단계에서는 그 반대의 현상이 일어나, 종양이 자연스럽게 분해되고 세포 증식에 의해 구멍이 다시 메워지며 기능이 정상으로 돌아온다. (이 내용을 이해해야 EFT를 적용할 수 있는 것은 아니다.) 신체 조직의 배아 세포 유래와 증상의 특성 및 진행 경과에 대한 주류 의학과 하머 사이에 의견 차이는 없다. 그러나 신체 반응에 부여하는 의미는 완전히 다르다. 주류 의학은 이를 질병의 과정으로 간주하는 반면, 하머는 그 과정을 오래된 유의미한 생존 프로그램의 일부로 본다.

4. 박테리아, 곰팡이 및 바이러스(미생물)는 질병을 일으키지 않는다. 대신 병을 치료하고 신체를 정상 기능으로 회복시키고 되돌리는 데 중요한 역할을 한다. 예를 들어, 갈등-활성 단계에서 세포 증식이 있었다면, 미생물은 치유 단계

동안 이 종양을 분해하는 역할을 한다. 감정 갈등이 장기화되고 격렬해지면, 신체의 치유를 돕는 미생물의 수가 급격히 증가할 수 있는데, 주류 의학에서는 이를 '감염'이라고 진단한다. 주류 의학에서는 미생물이 신체에서 수행하는 중요한 역할(예: 소화관의 박테리아)에 대해 더 많이 이해하게 되었지만, 그들은 여전히 좋은 미생물과 나쁜 미생물을 구별한다. 그러나 두 종의 미생물(좋은 미생물과 나쁜 미생물)은 감염이 없는 상태에서도 피부와 위장관에서 발견될 수 있다. 하머는 미생물을 좋고 나쁜 것으로 구별하지 않는다.

5. 모든 질병은 예기치 않은 고통을 받는 기간 동안 신체를 돕기 위해 만들어진 유의미한 생물학적 프로그램의 일부이다. 따라서, 신체가 그렇게 반응하는 데는 이유가 있다. 그 반응은 우리가 무의식적으로 그 상황을 주관적으로 경험하는 방식 다시 말해, 상황을 어떻게 인식하고, 어떤 의미를 부여하는지에 따라 결정된다. 이것이 다양한 종류의 감정 갈등(**부록 2**의 목록 참조) 및 그 갈등과 신체 반응 사이의 관계를 체계적으로 분류하는 이유이다.

우리가 '질병'이라고 부르는 것은 정신(psyche)에서 비롯되므로, 치유가 필요한 것은 정신이다. 이 책에서 우리는 하머의 통찰들을 질병을 치료하기 위해서가 아닌, 신체 및 감정 문제의 잠재적 근본적인 감정 원인을 파악하고 해결하는 데 도움이 되는 지침이자 도구로만 사용한다. 앞서 언급한 것처럼, 이 책의 정보는 전문적인 의학적 조언을 대신할 수 없다. 이 책의 목표는 그저 당신의 문제에 영향을 끼치는 감정들을 해소하도록 돕는 것이다.

2

SYMPTOMS FROM A TO Z

A-Z 증상 목록

A

불안

Anxiety

불안은 걱정 또는 두려움 같은 불편한 감정으로, 경증에서 중증에 이르기까지 다양하다. 이따금 불안감을 느끼는 것은 정상이지만, 일상생활을 방해하고 실제 위협이나 위험에 비해 빈번하고 강도가 높으며 과도하고 지속적인 걱정과 두려움을 경험하는 것은 정상이 아니다. 불안장애의 예로는 범불안장애, 공황발작, 공포증, 진단 및 예후 불안, 실패에 대한 두려움이 있다.

두려움은 가장 중요한 부정적 감정이며, 모든 유형의 불안장애에서 주요한 역할을 한다. 불안은 (두려움과 마찬가지로) 처한 환경에서 당면한 위험에 대한 반응이기보다, 부정적이고 두려운 생각과 부정적 감정에 대한 반응이다. 두려움은 종종 분노나 슬픔으로 드러난다. 자신 또는 다른 사람의 분노 또는 슬픔 반응에 대해 시간을 갖고 자세히 살펴보면, 그 이면에는 두려움이 있다는 것을 자주 발견할 수 있다. 두려움은 실제이든 상상이든 위협에 대한 감정 반응이다. 삶에서 사람, 동물, 사물 및 사건으로 인해 위협을 느낄 때 나타나는 자연스럽고 정상적인 반응이다. (1부 2장에서 자세히 설명했듯이) 두려움은 싸움, 도피, 얼어붙기 반응을 활성화시켜 실제 위험상황에서 우리를 보호한다.

싸움과 도피가 생존에 도움이 된다는 것은 쉽게 이해할 수 있지만, 얼어붙기도 유용한 생존 반응이다. 어떤 상황에서는 싸우거나 도망치는 것보다 두려움으로 마비되어 아무것도 할 수 없는 것이 부상이나 사망의 가능성을 줄여 생명을 구할 수 있다. 스트레스 반응은 생존 기제이지만, 심리적 손상을 방지하지 못한다. 얼어붙기 반응일 때, 사람들은 해리되어 자신에게 일어난 일을 의식적으로 경험하지 못한다. 이는 외상을 감당할 수 없는 상황에서, 외상을 완전히 경험하지 못하도록 보호하는 장치이다. 이후에, 사람들은 그 사건을 망각한 것처럼 보일 수 있다. 그러나 실제로는 그렇지 않다. 이 사건에 대한 감정적 충격은 무의식에 남아 조건화 스트레스 반응으로 계속 영향을 주게 된다. EFT를 적용하여 부정적 감정을 해소하는 것도 중요하지만, 그 과정에서 외상을 다시 경험하지 않도록 하는 것도 중요하다.

외상 사건을 경험 후 세부 사항을 기억할 수 없다면, 해리가 된 경우일 수 있다. 그런 경우, 이 책의 정보만으로 혼자서 그 사건에 대해 EFT를 적용하지 말기를 강력히 권고한다. 부정적 감정 해소를 위해 그 사건에 대해 EFT를 다루다 보면, 그 사건의 세부사항이 더 많이 기억나기 시작할 수 있다. 이때 부정적 감정이 예상한 것보다 강렬할 수 있으므로, 숙련된 EFT 전문가의 도움을 받는 것이 좋다.

불안을 느끼면, 교감신경 스트레스 반응이 활성화되어 대개 불쾌감을 느낀다. 불안 해결의 첫 단계는 몸에서 느껴지는 감각이 스트레스 반응이 활성화된 것일 뿐임을 깨닫는 것이다. 이때, 가쁜 호흡, 가슴 답답함, 구강 건조, 심장 두근거림, 현기증, 메스꺼움, 발한, 숨막힘 등 다양한 증상을 경험할 수 있다. 이 증상들은 문제가 아니므로 걱정할 필요가 없다. 우리는 이 증상들을 정기적으로 경험한다. 예를 들어, 기차나 비행기를 타기 위해 뛰어야 하는 경우, 이 증상들을 무심코 경험할 수 있다. 이런 경우, 증상이 사라질 것을 알기 때문에 걱정하지 않아도 된다.

그러나, 명확한 이유가 없는 다른 상황에서 이 증상들을 경험하면 다소 당황스러울 수 있다. 당신은 이 증상들을 통제할 수 없다고 느껴 걱정을 할 수 있는데, 이로 인해 더 많은 스트레스가 생길 수 있다. 또한 (실제로는 그렇지 않지만) 이러한 급성 교감신경 증상들이 몸에 해롭다고 잘못 생각할 수도 있다. 그 결과로 두려움에 대한 두려움이 생길 수도 있다. 혹은 이 증상들을 경험할 때, 자신이 미치거나 죽게 되는 것은 아닌지 걱정할 수도 있다. 스트레스 반응이 완전히 활성화되면, 명료하게 생각할 수 없게 된다. 그로 인해 혼란스러워지고, 더 많은 두려움과 불안이 유발되어, 스트레스 반응의 증상들이 더 악화될 수 있다. 불안에 시달리는 사람들은 일반적으로 불안을 불안해한다. 그들은 다시 이 불쾌한 증상을 느끼게 되는 것을 두려워하거나, 부정적 감정으로 인해 기절을 하거나, 자제력을 잃은 모습을 타인에게 보이거나, 웃음거리가 되는 상황이 일어날 것을 두려워한다.

심각한 정도와 상관없이 모든 형태의 불안과 두려움은 원인이 있다. 바로 학습된 행동이다. 사람들은 자신의 경험을 바탕으로 살아오면서 불안과 두려움을 발전시켜 왔고, 그렇게 함으로써 잠재의식 반응 패턴을 만들었다. 공황 발작이든 불안장애이든 공포증이든 그것은 중요하지 않다. 이 모두는 삶의 특정한 상황에서 일어난다. 유전이나 취약성 그 자체 와도 무관하다. 그것은 당신이 이런 식으로 반응하는 법을 스스로 (또는 다른 사람들에게) 배웠던 삶의 순간들과 관계가 있다. 양육 방식 및 당신이 목도했던 두려운 행동의 유형과 관련이 있을 수 있다. 특히 어렸을 때 주변 사람들의 행동을 무의식적으로 모방한다는 점은 의심할 여지가 없다.

두려움 반응의 원인이나 핵심은 이후에 학습되기도 하지만, 대부분 어린 시절의 경험에서 비롯된다. 즉, 불안의 근본 원인이 되는 특정 사건이 있으며, 이러한 사건은 EFT로 해결할 수 있다. 내담자들은 주류 의학 전문가들에게 '그 증상과 함께 사는 법을 배워야 한다'거나 불안을 '치료할 수 없다'거나 '원인을 알 수 없다'는 조언을 받곤 한다. 표준 EFT와 옵티멀 EFT를 사용하고 있는 우리는 내담자들이 이런 이야기를 할 때마다 놀라움을 금치 못한다. 이런 종류의 진술들은 그 자체로도 불안 장애나 공황 발작을 유지시키기에 충분하며, 우리 입장에서는, 이 진술들은 절대로 사실이 아닐뿐더러 사람들에게도 분명히 도움이 되지 않는다고 본다. 또한, 내담자를 불안 유발 요인에 노출시켜 자신의 감정을 무시한 채 버티도록 독려하는 것도 도움이 되지 않는다. 우리는 이런 식으로 불안을 극복하도록 강요하지 말라고 단호하게 조언한다. 우리는 모든 것을 경험을 통해 배우기 때문이다. 불안이 촉발되면, 사람들은 그저 조건화 스트레스 반응을 작동시켜 특정 유발 요인을 직면할 때마다 그에 상응하는 두려움을 느끼도록 자신을 더욱 훈련시킨다. 결과적으로, 유발 요인과 스트레스 반응 사이의 연결고리는 약해지기는커녕 되려 강해진다.

불안 유발 요인에 자신을 노출시켜 문제를 해결하는 방식은 유발요인과 스트레스 반응 사이의 연결고리를 끊는 작업을 동시에 진행할 때만 효과가 있다! 바로 이것이 EFT를 적용할 때 일어나는 일이며, 다른 접근 방식보다 EFT가 뛰어나며 돋보이는 이유다.

표 2에는 여러 가지 유형의 두려움(또는 불안)에 대해 간략하게 요약한 내용이 있으나, EFT로 불안을 해소하기 위해 이러한 명칭을 굳이 사용할 필요는 없다.

표 2. 언급된 여러 가지 유형의 두려움과 불안 문제들에 대한 설명

공황 발작은 갑작스럽게 극심한 두려움을 느끼는 반복적인 삽화와 관련 있으며, 나쁜 일이 일어날 수 있다는 이 강렬한 두려움은 짧은 시간에 극심한 신체 반응을 유발할 수 있다. 그 증상에는 가쁜 호흡, 심장 두근거림, 가슴통증 및 죽음에 대한 공포가 포함된다. 공황발작을 경험하면 또 다른 공황발작이 일어나는 것에 대한 두려움이 생길 수 있는데, 이 두려움에 대한 두려움이 이 장애를 지속시키는 큰 역할을 한다. 사람들은 이 두려움으로 인해 공황 발작을 유발할 수 있는 특정 상황을 피할 수 있으며, 이는 광장 공포증(열린 공간, 군중 속에 있거나 낯선 장소에 대한 두려움) 또는 폐소 공포증(밀폐된 공간에 대한 두려움)과 같은 공포증으로 이어질 수 있다.
공포증은 삶의 질 저하 및/또는 기능을 방해하는 특정 대상 또는 상황에 대한 과도하고 비이성적인 두려움을 특징으로 한다. 두려움은 실제 위험에 비해 지나치다는 점에서, 결코 기능적이진 않다. 공포증은 일반적으로 회피 행동을 동반하며, 공황 발작을 유발할 수도 있다. 통제는 공포증의 필수 주제로 통제에 대한 필요성 또는 통제력 상실에 대한 두려움이 그 예이다.
범불안장애는 다양한 상황과 문제에 대한 지속적이고 과도한 불안과 걱정을 수반한다. 있을 수 있는 최악의 시나리오에 대한 해결책을 지나치게 생각하고 끊임없이 해결책을 찾으려고 노력하며, 그렇지 않은 상황도 위협으로 인식하는 경향이 있다. 자신(과 사랑하는 사람들)의 건강과 안전, 자녀, 직장 또는 기타 활동에서의 성과, 재정, 휴가, 자연 재해와 미래의 일에 대해 과도하게 걱정하기도 한다. 끊임없는 걱정은 두통, 근육 긴장, 안절부절못함, 심장 두근거림, 수면 장애 및 위장 장애를 초래할 수 있다. 또한 불안에서 벗어나기 위해 (일상생활에 지장을 줄 수 있는) 회피 행동이나 음식, 알코올 및/또는 약물에 과도하게 탐닉하는 경향으로 이어질 수 있다.
실패에 대한 두려움은 다양한 상황과 관련된 실패에 대한 두려움과 관련이 있다. 이는 **F. 실패에 대한 두려움** 항목에서 다룰 것이다.
진단 및 예후 불안은 심각한 질병을 진단받거나 예후가 좋지 않을 때 경험할 수 있는 감정적 충격과 관련이 있다. 생명을 위협하는 진단을 받으면 죽음에 대한 두려움이 생기는 것은 당연하지만, 이 두려움을 처리하고 해소하지 않으면, 이 두려움이 잠재의식에 남아 스트레스를 증가시키는 원인이 되어, 건강에 부정적 영향을 미친다. 진단을 받았을 때 의사와 처음 나눈 대화만 아니라 치료나 검진을 받는 동안, 검사 결과를 기다리는 동안 느꼈던 스트레스와 두려움을 해결하는 것이 중요하다. 증상이 완전히 낫더라도, 여전히 해결되지 않은 두려움과 충격이 남아 있을 수 있으므로 시간을 들여 이 두려움과 충격을 다루고 해소하는 것이 중요하다.

EFT 접근법

두려움과 불안 문제를 다루려면, 증상-중심 EFT나 하루 중 최악의 순간(the WMOMD) 접근 방식으로 시작하는 것이 좋다. 불안 증상 자체에 대한 작업을 하는 것이 중요하기 때문이다. 탐색 작업 접근 방식을 활용하여 연결고리를 찾아보는 것도 도움이 된다.

불안을 다룰 때 권장하는 접근법에 대한 자세한 설명은 아래와 같다.

1. **증상-중심 EFT:** 불안감을 느끼는 즉시, 불안감과 신체 감각 둘 다에 EFT를 적용한다. 불안감을 줄이려고 하되, 종종 이 불안감이 완전히 없어지지 않을 수 있다는 점을 명심하자. 이 방식은 근본 원인이 아니라 증상에 대해서만 작업을 하는 것이다. 무엇을 느끼고 있는지, 이것이 몸에서 어떻게 자연스럽게 나타나는지를 더 자주 알아차릴수록, 이것이 단지 느낌일 뿐이며 걱정할 필요가 없다는 것을 더 많이 깨닫게 될 것이다. 이것이 학습된 행동이라는 것을 알고, EFT로 불안 증상을 해결함으로써 기존에 학습된 것을 없앨 수 있다. 충분한 시간을 갖자. EFT를 몇 번만 적용해서 불안이 단번에 사라질 것이라는 기대를 버려라. 인내가 핵심이다. 이 조건 반응을 없애기 위해, 원인이 되는 특정 사건을 중화해야 한다. 수년간 또는 수십 년간 학습하여 쌓아 올린 패턴을 해체해야 한다. 이 과정을 신뢰하라. EFT 프로토콜을 적용할수록, 설령 그 변화를 즉시 느끼거나 알아차리지 못하더라도, 그 패턴은 약해질 것이다.

2. **하루 중 최악의 순간**(the WMOMD): 하루 중 불안감을 느끼기 시작한 특정 순간을 찾아본다. 바로 그 순간, 당신은 무엇을 하고 있는가? 어디에 있는가? 무엇을 읽거나, 듣고, 보고 있는가? 강도가 0은 아니지만, 5 미만이 될 때까지 그 특정 순간에 EFT를 적용한다. 그 후, 다시 그 순간을 떠올리며, 스스로에게 묻는다. *'내가 언제 이런 기분을 느꼈었지?'* 같은 감정을 느꼈던 이전의 순간을 찾아본다. 이전의 순간에 대해서도 EFT를 적용한다. 또한, 불안해지기 시작한 바로 그 순간에 무슨 생각을 했는지를 알아차려보자. 생각은 불안을

증폭시킬 수 있다. 시간을 갖고, 떠올린 생각이 그 순간 자체와 관련이 있는지, 과거의 일과 관련이 있었는지, 미래에 일어날 일과 관련이 있을지를 찾아본다. 그런 다음 그 생각에 대해 다음과 같은 방식으로 EFT를 적용한다.

- 그 순간 자체와 관련이 있는 생각에 대해 EFT를 적용할 때, 그 내용을 수용확언에 포함한다. 예를 들어, '*나는 비록 이 내용을 읽어도 효과가 있을 리가 없다는 생각이 들고, 가슴에서는 8 정도의 두려움이 느껴지지만, 나는 여전히 나 자신을 받아들입니다*'와 같이 말할 수 있다. 옵티멀 EFT를 적용하는 경우라면, 부정적 생각, 감정 및 신체 감각을 간단히 찾아 이를 보이지 않는 치유자에게 건네어 해결해 달라고 요청한다.
- 떠오른 생각이 과거의 사건과 관련이 있는 경우, 특정 과거 순간을 찾고 그 순간에 대해 EFT를 일반적인 방법으로 적용한다.
- 떠오른 생각이 미래에 관련된 것이라면, 어떻게 이렇게 생각하게 되었는지를 스스로에게 묻는다. 언제, 어디서, 누구에게서 이렇게 생각하는 법을 배웠는지 그 특정 순간들을 찾는다. 그 순간들에 EFT를 적용하여 부정적 감정을 해소한다.

참조: 여러 가지 관련 사건들이 동시에 떠오른 경우, 가장 생생한 기억 또는 이 생각과 관련된 대표적인 순간을 첫 번째 사건으로 선택한다.

3. **탐색 작업:** 다음 질문을 활용하여 이 문제의 근본 원인이 될 수 있는 모든 사건의 목록을 작성한다.

- 이렇게 느끼고 생각하고 반응하는 것을 어떻게 배웠는가? 누구에게 배웠는가?
- 현재 어느 시점에서 이 문제를 겪고 있는가? 가장 대표적인 순간은 언제인가?
- 이 문제는 언제부터 시작되었는가? 그 기간 동안, 나는 어떤 문제로 스트레스를 받았는가? 시간선은 전체적 맥락을 이해하는 데 도움이 된다.

B

뼈, 근육 및 힘줄

Bones, Muscles and Tendons

근골격계는 뼈, 근육, 힘줄, 인대, 관절 및 결합조직으로 이루어진다. 근골격계는 체중을 지탱하고 움직임을 돕기 위해 협력한다. 하머에 따르면, 근골격계에 영향을 미치는 모든 문제의 감정적인 근본 원인은 자기 폄하 갈등이다. 또한 근육 쇠약이나 마비는 근육 조직 자체가 아닌, 골격근의 신경 분포가 영향을 받는 또 다른 유형의 갈등, 즉 운동 갈등과 관련이 있다. 우리의 경험에 비추어 보면, 관련된 감정 갈등의 유형을 이해하면 문제의 기저에 있는 관련 특정 사건을 더 빨리 찾게 되어, EFT로 그 문제를 보다 효율적으로 해결할 수 있다.

이 장에서는, 자기 폄하 갈등 또는 운동 갈등에 의해 근골격계가 영향을 받을 때 신체에서 일어나는 일들과 더불어, 이때 발생할 수 있는 증상 및 문제의 유형에 대한 하머의 연구 결과들을 설명한다. 그런 다음, 이러한 문제를 EFT로 다루는 방법을 설명할 것이다.

증상의 의미: 갈등-활성 단계인가 치유 단계인가?

1부 5장에서 설명했듯, 하머의 자율신경계 그래프는 감정 갈등(갈등-활성 단계에 있으며, 교감 신경 스트레스 반응이 활성화된 상태)을 다룰 때 신체에서 일어나는 반응과 갈등이 해결(치유 단계에 있으며, 부교감신경 이완 반응이 우세한 상태)될 때 일어나는 반응을 보여준다.

이제 근골격계에 영향을 미치는 자기 폄하 갈등이 나타날 때, 신체에서 어떤 일이 일어나는지를 설명하겠다. 갈등-활성 단계 동안, 조직 손실 또는 퇴화(예: 연골 감소 및/또는 부러지기 쉬운 뼈)가 일어난다. 갈등이 해결되면, 조직이 재건 및 성장하는 치유 단계가 시작된다. 치유 단계에서는 통증과 염증이 동반될 수 있다. 하머는 이 프로그램의 생물학적 목적을 치유 단계 안에서 발견했다. 즉, 근골격계에 영향을 미치는 자기 폄하 갈등을 해결하여 치유 단계를 완료하면, 조직이 더 많이 축적된다. 이렇게 하면 사람들이 육체적으로(그리고 종종 심리적으로) 더 강해진다는 것을 알아냈다. 갈등-활성 단계에서 분해된 조직보다 치유 단계에서 축적된 조직이 더 많기 때문이다. 이는 갈등이나 부상이 발생하기 전보다 치유 단계 이후에 신체적으로 더 강해진다는 것을 의미한다. 골절된 뼈가 부상 전보다 치유된 후에 더 튼튼해지는 이유가 여기에 있다. 따라서, 미래에 유사한 갈등을 만나면, 이전보다 더 강해지고 더 잘 대처할 수 있게 된다.

신체 증상은 갈등이 오랫동안 지속되거나 자주 재발하는 경우에만 겪을 수 있다. 치유 단계는 며칠 혹은 6주까지도 걸릴 수 있지만, 완전히 회복하려면 3개월에서 8개월 정도 걸릴 수 있다. 증상이 8개월 이상 지속되면, (치유 단계에 들어갔다가, 유발 요인으로 인해 다시 갈등-활성 단계로 돌아오는 것을 계속 반복하며) 갈등이 진행 중이거나, (갈등이 완전히 해결되지 않아, 불완전한 상태로 남아 있는 경우에는) 치유 단계에 갇혀 있을 수 있다. 후자는 종종 심각한 진단과 예후, 그리고 고통스러운 상태(통증 자체가 유발 요인이 되는 경우)와 증상에 대한 믿음이 유발 요인으로 작용할 때 발생한다.

물론, 근골격계의 모든 문제가 감정 갈등 때문만은 아니다. 부상은 골절이나 인대 또는 힘줄 파열을 포함하는 다른 이유로도 발생할 수 있다. 그러나 골절이나 파열은 종종 신체의 약한 부분에서 발생한다. 특정 신체 부위가 부상에 취약해지는 것은 갈등-활성 단계 동안 일어나는 조직 손실로 인한 것일 수 있는데, 이는 자기 폄하 갈등으로 인해 발생한 것일 수도 있다.

치유 단계에 있을 때, 갈등에 대해 작업을 하는 이유

간단히 말하자면, 갈등-활성 단계와 뒤이은 치유 단계를 반복하면서 발생하는 모든 관련 증상을 피하고 싶기 때문이다. 지금 당면한 갈등은 해결했지만, 미래에 유사한 상황이 발생했을 때 당신은 여전히 동일한 스트레스 방식으로 반응할 수 있다. 유발 요인과 스트레스 반응 사이의 연결이 아직 끊어지지 않아서 스트레스 패턴으로 남아 있기 때문이다. 되풀이하는 것을 피하려면 스트레스 반응의 근본 원인을 찾고, 조건화 스트레스 패턴 전체를 무력화할 만큼 특정 사건들을 충분히 중화해야만 한다. 자세한 설명은 **1부 2장**과 **5장**을 참조하자.

오른쪽인가, 왼쪽인가?

생물학적으로 잘 쓰는 손(선천적으로 오른손잡이인지 왼손잡이인지)을 파악하는 것은 중요하다, 이를 바탕으로 감정 갈등이 신체의 오른쪽 또는 왼쪽으로 발현되는지를 알 수 있기 때문이다. 박수 테스트를 사용하면, 생물학적으로 오른손잡이인지 왼손잡이인지 알 수 있다. 많은 왼손잡이들은 어린 시절에 오른손으로 글씨를 쓰라고 배웠거나 그렇게 하라고 강요를 받았기 때문에, 글씨를 쓰는 손이 반드시 우세한 손이 아닐 수도 있다. 박수를 칠 때, 자연스럽게 위에 위치하는 손이 우세한 손이다. 이 방법으로도 모르겠다면, 돌려 따는 뚜껑을 열 때 어느 손을 사용하는지를 확인해 본다.

오른손잡이라면, 몸의 왼쪽이 '어머니 또는 자녀' 쪽이고 몸의 오른쪽이 '파트너' 쪽이다. 파트너는 어머니 또는 자녀 이외의 다른 사람들을 포함한다. 왼손잡이의 경우 왼쪽이 '파트너' 쪽이고 오른쪽이 '어머니 또는 자녀' 쪽이다. 관련된 갈등이 무엇인지 알고 싶다면, 다음을 살펴봐야 한다.

- 만약 증상이 어머니 또는 자녀 쪽에서 나타난다면, 근본 갈등은 어머니, 어머니 역할, 자녀 혹은 자녀 역할로 인한 것 또는 그에 대한 것이다.
- 만약 증상이 파트너 쪽에서 나타난다면, 근본 갈등은 연인, 아버지, 형제자매, 친척, 친구, 직장 동료, 급우, 팀원 등 혹은 그 역할을 맡고 있는 당신에 대한 것이다.

자기 폄하 갈등으로 인한 뼈, 연골, 힘줄, 인대 또는 근육의 증상

자존감과 부정적 핵심 신념

자존감은 자신을 어떻게 평가하고 인식하는지에 대한 것이다. 이는 스스로에 대한 생각, 감정, 신념 및 의견에 근거한다. 자존감이 높으면, 당신은 자신을 한 인간으로서 좋아하고 소중히 여기며, 다른 사람들이 당신에 대해 어떻게 생각하든 상관없이 스스로를 가치 있다고 느낀다. 자존감이 낮다면, 당신은 스스로를 불만족스럽게 여기고 부족하다고 느낄 수 있다. 자존감은 신체적 자존감, 지적 자존감, 사회적 자존감, 자신감과 같은 자신에 대한 다양한 측면과 연관될 수 있다.

누구나 두드러진 부정적 핵심 신념을 하나는 가지고 있는데, 이것이 우리의 주요 스트레스 패턴이다. 이것은 자기 자신에 대한 부정적 판단으로, *나는*-으로 시작한다. 이것은 다른 사람들 또는 내부 비판자에 의해, 당신이 비난 또는 판단을 받을 때 자신에 대해 어떻게 느끼는지를 설명한다. 부정적 핵심 신념이 활성화되고 이 신념이 강하다면, 당신의 자존감은 낮아진다. 흥미롭게도, 내부 비판자는 종종 우리 주변 사람들보다 훨씬 가혹하고 더 비판적이며, 이러한 판단은 우리가 부정적 핵심 신념이라고 부르는 것에서 최고조에 달한다. 이러한 종류의 자기 비난은 자존감의 상실로 이어지며, 이러한 유형의 갈등을 자기 폄하 갈등이라고 한다.

부정적 핵심 신념은 어떤 식이든 자아감이 공격을 받았던 특정 사건의 결과로 생긴다. 이 신념은 다음과 같은 생각들을 불러일으킬 수 있다: '*나는 부족하다, 나는 어울리지 않는다, 나는 여기 있으면 안 된다, 나는 존재할 자격이 없다. 나는 쓸모없다, 나는 중요하지 않다.*' 부정적 핵심 신념은 일생 동안 실타래처럼 연결되어, 우리가 직면하는 상황, 특히 자존감에 영향을 미치는 상황을 인식하는 방식에 영향을 준다. 대부분의 경우, 이것은 우리의 가장 중요한 스트레스 패턴으로, 더 이상 그 역할을 하지 못하게 약화시키려면 진정한 변형 과정이 필요하다.

갈등의 심각도는 근골격계의 어느 부분이 자기 폄하 갈등의 영향을 받는지를 결정한다. 심각한 자기 폄하 갈등은 뼈에서 나타난다. 가벼운 형태의 자기 폄하 갈등은 연골과 인대와 같은 부드러운 구조에서 나타난다. 근육과 힘줄과 관련된 경우, 자기 폄하 갈등은 문자 그대로나 비유적으로나 움직임과 연관되곤 한다.

증상들의 위치(신체에서 증상이 나타나는 부위)는 기저에 어떤 종류의 자기 폄하 갈등이 있는지 알아보는 데 도움을 준다. 특정 신체 부위의 기능을 살펴보면, 자신에 대한 부정적 느낌을 유발하는 것이 어떤 움직임인지 또는 어떤 움직임이 부족해서인지를 알 수 있다. 은유와 자주 쓰는 표현 또한 때때로 좋은 지표가 된다. 이는 종종 놀라울 정도로 정확하다. 다음은 몇 가지 예시이다.

- **무릎 문제**: '무릎을 구부린다'는 것은 다른 사람의 권위에 복종하는 것을 의미하며, 그 기원은 존경심을 표현하기 위해 무릎을 꿇거나 절하는 풍조에 있다. 무릎에 문제가 있다면, 충족되지 않은 욕망과 관련된 자기 폄하 갈등 때문일 수 있다. 이는 자신이 부족하다고 느껴 자신이 할 수 있는 일을 다른 사람에게 맡기거나 그 사람의 말을 따라야 한다고 느끼는 것과 관련이 있다. 또는 자기 폄하 갈등은 충분히 움직일 수 없거나 운동을 잘하지 못해서 생기는 좌절감과 관련이 있을 수 있다.
- **손 통증 증상**: '상황을 잘 처리'하지 못한 것에 대해 자신을 탓하면, 손에 영향을 주는 모든 종류의 증상이 발생할 수 있다. '손에서 벗어나다'는 당신이 무언가를 통제할 수 없다는 것을 뜻한다. 또는 '두 손이 가득하다'는 말은 당신이 몹시 바쁘거나 무언가에 몰두하고 있다는 의미일 수도 있다.
- **목 통증**: '고개를 숙인다'는 말은 눈에 띄거나 주목받는 것을 피하거나 무엇인가에 엮이지 않으려는 것을 의미할 수 있다. 자신이 어리석거나 똑똑하지 않다는 느낌에서 비롯된 행동이 목 통증으로 나타날 수 있다.
- **팔꿈치 통증**: 팔꿈치의 기능은 무엇인가 또는 누군가를 껴안거나 붙잡거나 혹은 밀어내거나 막는 것이다. 이 중 어느 것을 잘 못해서 자신을 탓하면, 팔꿈치에 통증이나 다른 증상들이 나타날 수 있다.
- **흉추의 통증**: '똑바로 설 수 없는' 경우, 패배감 혹은 굴욕감을 느끼게 하거나,

'나는 이것을 더 이상 견딜 수 없다'라고 느끼게 하는 자기 폄하 갈등을 갖고 있을 수 있다.

- **발이나 발목의 통증:** '발을 꽉 디디고 설 수 없거나', '자신의 땅에 서 있을 수 없거나', '꿋꿋이 서 있지 못한다'*면, 발이나 발목에 통증을 느낄 수 있다. 또한 우리는 발로 무언가를 걷어찰 수도 있는데, 만약 (문자 그대로나 비유적으로나) 그렇게 할 수 없게 되면, 이 또한 발 또는 발목의 증상으로 나타날 수 있다.

* **역자 주:** '발을 꽉 디디고 서다(put one's foot down)'는 '단호하게 거절하다, 입장을 고수하다'는 뜻이며, '자신의 땅에 서 있다(stand your ground)'는 '의견을 고수하다, 견지하다'는 뜻이다. '꿋꿋이 서 있다(take a firm stand)'는 '단호한 태도를 취하다'는 의미이다.

물론 모든 표현이 각각의 상황에 적용되거나 관련성이 있진 않지만, 이 표현들로 말장난을 해보면서 공감이 되는지를 살펴보자. 이렇게 하기에 가장 좋은 시간은 특정 순간을 다시 떠올릴 때이다. 그런 다음 어떤 비유를 적용할 수 있는지 자문해 보고, 괴로움이 느껴지는 신체 부위의 기능을 고려해 본다. 이것은 당신이 그 상황을 어떻게 경험하고 있는지에 대한 정보를 제공하여, 그 상황에서 무엇을 찾아야 할지 알아내는 데 도움을 준다. 표 3에서는 하머의 연구에 따라, 증상의 위치가 지닌 의미를 설명한다.

표 3. 자기 폄하 갈등의 부위와 그 속성

머리뼈, 목, 경추	도덕적-지적 자기 폄하 갈등과 관련된다. 이 갈등은 지적 작업을 수행할 수 없거나, 실수를 할 때 유발된다. 또는 자신이 느리거나 어리석다고 여기게 만드는 타인의 경멸적인 발언으로 인해 유발된다(성취욕이 강한 사람들 중 기준을 높게 설정하거나 지성을 바탕으로 자존감을 높이려는 사람들이 이를 종종 경험한다.) ('이것은 부당하다'와 같이) 인식되는 불공정, 불만족, 자유의 결핍, 불성실, 부정직, 배은망덕, 무례함/외설적인 무례함으로도 유발될 수 있다.
어깨	'어머니 또는 자녀' 쪽: 자기 스스로를 충분히 좋은 엄마 또는 아이가 아니라고 믿으며, 종종 죄책감을 함께 느낌(오른손잡이는 왼쪽 어깨, 왼손잡이는 오른쪽 어깨). '파트너' 쪽: 자신이 충분히 좋은 파트너, 직원, 친구, 형제 또는 자매가 아니라고 믿거나 이에 대해 죄책감을 느낌(오른손잡이는 오른쪽 어깨, 왼손잡이는 왼손 어깨). 어깨를 주로 쓰는 운동 경기에서 잘하지 못했다고 느끼는 경우.
팔꿈치	사람이나 반려동물을 껴안거나 잡거나 밀어내거나 막는 것을 할 수 없다. 팔꿈치가 중요한 역할을 하는 일, 운동 경기 또는 취미를 제대로 수행하지 못할 것 같다고 느낌(예: 공을 치거나, 던지거나, 쏘거나, 펀치를 날리거나, 밀어낼 수 없음).
손, 손가락, 손목	누군가를 나쁘게 대했거나 문제를 잘못 처리했다고 믿는 경우. 손을 쓰는 일에서 실패한 것 같다고 느낌(손에 크게 의존하는 사람들 즉, 완벽주의자나 외과 의사, 보석상, 음악가와 같은 이들이 자주 겪는다). 어색하거나 유연하지 못하다고 느낌.
흉추	삶의 무게에 짓눌린다고 느낌, 낙담하거나 열등감을 느끼거나, 굴욕감을 느끼거나 작아진 느낌.
요추	자아의 중심을 무너뜨리는 중심 자기 폄하 갈등(central self-devaluation conflict). 가족, 친구, 동료 또는 고용주로부터 지지(또는 지원)를 받지 못한다고 느낌. 더 이상 압박을 감당할 수 없음.
골반뼈, 두덩뼈	이 영역의 국소 자기 폄하 갈등(local self-devaluation conflict)은 성 성향(sexuality), 임신, 허리 아래 부위가 기대한 만큼 기능을 수행하지 못하거나 평가 절하되었다는 느낌과 관련이 있다. 대장암 진단 또는 치질로 인한 국소 자기 폄하 갈등도 있다.
엉덩이, 대퇴경부	어떤 상황을 견디지 못하거나 인내할 수 없거나 실패한 느낌. 감당하기에는 너무 지나치고, 짊어지기에 너무 많은 것 같으며, 이 상황을 처리할 수 없을 것 같고, 벗어날 수 없는 것 같은 느낌. 참조: 이런 사람들은 종종 혼자서 모든 것을 할 수 있어야 한다고 여기기 때문에, 도움을 청하지 않고 묵묵히 견디는 경우가 많다.
무릎	일, 운동경기, 취미에서 채워지지 못한 야망이나 인정. 다른 사람의 권위에 복종('무릎을 꿇다')해야 하는 경우. 융통성이 없거나 지나치게 유연함.
발, 발목, 발가락	어떤 사람 또는 상황을 견디지 못함, 그들을 발로 걷어찰 수 없거나 발뒤꿈치로 짓밟거나 자신의 입장을 고수할 수 없음. 자신의 길을 따라 나아갈 수 없음. 걷거나, 달리거나, 뛰어넘거나, 춤을 추거나, 균형을 잡을 수 없음.

흔한 증상 및 증상이 나타나는 단계

아래에 열거한 모든 증상과 상태와 관련하여, 그 기저에 있는 자기 폄하 갈등을 파악하는 것은 중요하다. 그 갈등에 따라 증상의 위치가 달라질 수 있기 때문이다. 위의 표 3을 사용하면, 현재 영향을 주는 갈등을 찾는 데 도움이 될 것이다.

관절증은 갈등-활성 단계 동안 발생한다. 따라서, 현재의 스트레스 상황을 해결해야 한다.

뼈탈칼슘(골다공증)은 갈등-활성 단계에서 발생한다. 이것은 대체로 일반적인 자기 폄하 갈등이며, 종종 나이가 들었다고 느끼거나 버려졌다고 느끼는 상황과 관련이 있다.

참조: 노년층을 높이 평가하고 존경하는 아시아에서는 골다공증이 거의 없다.

관절염, 주머니염, 골수염증(골수염)은 모두 치유 단계에 있다는 징후이다.

참조: 다발 골수종, 뼈 종양 및 연골 종양도 치유 단계에서 발생한다.

강직 척추염(척추 석회화)은 치유가 지연될 때, 즉 자기 폄하 갈등이 다음과 같이 계속 반복되는 경우에 발생한다. 스트레스 반응이 활성화되고, 갈등이 해결되면 몸이 치유되기 시작한다. 그런 다음, 스트레스 반응을 재활성화하는 더 많은 유발요인이 발생하여, 다시 갈등-활성 단계와 치유 단계를 반복해서 겪게 된다. 석회화는 치유 단계에서 발생하며 척추 경직을 유발한다. 석회화는 한번 발생하면 보통은 영구적이므로, 악순환을 멈추기 위해서는 가능한 한 빨리 근본적인 감정 원인을 해결하는 것이 중요하다.

류마티즘은 일반적으로 골관절염과 관절염, 강직 척추염, 섬유근통, 통풍을 포함하는 것으로 정의하지만, 여기서는 만성 다관절염 또는 류마티스 관절염(다발성 관절의 만성 질환)으로 한정해서 이야기한다. 주류 의학에 따르면, 이 질환은 신체 세포가 알 수 없는 이유로 조직을 공격하는 자가 면역 질환이다. 실험실 검사에서 항체가 검출되고 혈액 침강 속도가 증가하더라도, 이 결과들이 근본 원인을 설명하지는 못한다. 활성화된 스트레스가 있다면, 자기 폄하 갈등이 갈등-활성 단계에 있는 것으로, 이 기간 동안 당신은 증상을 거의 또는 전혀 느끼지 못한다. 급성 류머티즘은 치유 단계 발생하는데 염증과 추가 뼈(extra bone), 결합 조직 생성을 동반한다. 그로 인해 영향을 받는 관절이 두꺼워지고 변형이 일어난다. 조직이 한번 증식되면 그 결과가 영구적이기 때문에, 이 과정을 멈추려면 근본적인 감정 원인을 해결하는 것이 필수적이다.

하머에 따르면, 통풍은 두 가지 유형의 갈등이 동시에 작용할 때 발생한다. 하나는 치유 단계에 접어들 수 있을 만큼 충분히 해결된 자기 폄하 갈등이고, 다른 하나는 활성화된 실존 갈등이다. 실존 갈등은 마음이 편안하지 않을 때, (난민처럼) 집에서 쫓겨났을 때, 또는 생존이 불확실할 때 발생한다. 물 밖에 나온 물고기처럼 소속감을 느끼지 못하고, 자기 영역 밖에 있다고 느껴질 수 있다. 통풍을 해결하려면, 현재 진행 중인 실존 갈등을 해결하고, 재발 방지를 위해, 자기 폄하 갈등 또한 해소하여 완전히 해결되었는지를 확인해야 한다.

목 통증/목위팔 증후군/손 저림은 도덕적-지적 자기 폄하 갈등의 치유 단계 동안 발생한다. 팔의 혈액과 신경 경로가 일시적으로 압박되면, 불활성 상태에 있는 동안 손이 저리거나 따끔거리는 느낌이 들 수 있다. 이는 치유 1단계에서 체액이 정체되어 있기 때문이다. 재발을 방지하기 위해서는 근본 갈등을 해결하는 것이 중요하다.

손목굴증후군은 자기 폄하 갈등의 치유 단계가 지연되고 있음을 보여준다. 이는 어떤 상황이나 사람을 부당하게 대하거나 무엇인가를 붙잡을 수 있는 능력이 없어서 발생한다. 이 증상은 앞의 목통증/목위팔 증후군/손저림 증상과 유사할 수 있다. 영구적으로 치유하려면 모든 근본 갈등을 해결해야 한다.

좌골신경통(방사통), **허리통증**(요통)은 중심 자기 편하 갈등의 치유 단계에서 발생한다. 당신은 어머니, 학생, 파트너나 피고용인과 같은 사회적 역할에 있어서 어떤 방식이든 자존감에 영향을 받아, 중심까지 흔들린 것처럼 느낄 수도 있다. 또한 너무 큰 부담감을 느끼거나 압박감을 감당할 수 없다고 느낄 수도 있다. 재발과 영구적 손상 방지를 하려면 근본 갈등을 해결하는 것이 중요하다.

구부러진 엄지발가락(무지외반증)은 무엇인가 또는 누군가를 걷어찰 수 없다고 느끼는 상황과 관련한 자기 폄하 갈등의 재발로 인해 생긴다. 또한 이는 걷기와 춤추기, 뛰기, 균형 잡기와 같은 발의 기능을 쓸 수 없는 것과 관련이 있을 수 있다. 갈등이 재발, 치유를 반복하면서, 각 치유 단계에서 뼈 층이 추가되며, 그 결과 발가락이 구부러진다. 자기 폄하 갈등을 해결하면 발가락이 더 구부러지는 것을 방지할 수 있다. 추가로 형성된 뼈 조직은 대체로 영구적이다.

섬유근통은 자기 폄하 갈등의 재발로 인해 발생한다. 급성 통증 발작은 치유 단계에서 발생하며, 증상이 없는 기간은 갈등-활성 단계라는 것을 의미한다. 증상이 없는 기간에는 자기 폄하 갈등이 있으며, 이를 해결하자 마자 통증 증상을 동반하는 치유 단계에 들어간다. 이 악순환의 고리를 끊는 것은 자기 폄하 갈등을 파악하고 해결하며 부정적 핵심 신념을 활성화시키는 모든 것에 세심한 주의를 기울이는 것에서 시작된다. 그런 다음, 이와 관련된 특정 순간들에 대해 EFT를 적용한다.

운동 갈등으로 인한 근육 증상

갇혀서 벗어날 수 없는 느낌

근육의 움직임과 관련된 갈등을 운동 갈등이라고 하며, 이 갈등은 움직일 수 없거나 어떤 상황에 갇혀 있다고 느낄 때 발생한다. 운동 갈등은 근골격계의 가로근이나 몸을 움직일 때 사용하는 골격근에 영향을 준다. 운동 갈등은 매여 있다고 느끼거나 또는 갇히거나, 수갑이 채워지거나, 탈출할 수 없거나 도망칠 수 없는 것에 대한 두려움이 있다는 것을 의미한다. 또한 움직일 엄두가 나지 않거나, 움직일 수 없거나, 움직임이 허용되지 않거나, 움직이고 싶지 않다고 느끼는 것일 수도 있다. 두려움으로 마비되는 상황도 이에 포함된다.

갈등-활성 단계에서는, 근육에 전달되는 신경 자극이 줄어들어 근육 기능 손실을 유발한다. 갈등의 강도에 따라, 근육이 약화되거나 완전히 마비될 수도 있다. 마비의 생물학적 목적은 얼어붙기 반응(피식자들이 포식자에게 쫓기는 상황에서 죽은 척할 때 볼 수 있음)에서 비롯된다. 움직이지 않으면 생존 가능성이 높아질 수 있다.

참조: 치유 단계가 시작되면, 전신에 체액이 정체되어 있기 때문에 마비가 일시적으로 더 심해질 수 있다. 이로 인해 신경과 신경 사이, 신경과 근육 사이의 공간이 일시적으로 넓어지면서, 근육으로 향하는 신경 신호가 더욱 방해를 받는다. 이것은 실제로는 좋은 징조지만, 증상이 악화된 것으로 잘못 여겨질 수 있다. 치유 고비에서는 조절이 잘 안되는 근육에서 경련이 발생할 수 있으며, 이는 종종 뇌전증으로 잘못 진단될 수 있다. 이러한 잘못된 결론(그리고 그로 인해 발생하는 두려움)은 악순환을 만들 수 있다.

근육통은 스트레스를 유발하는 근본적인 감정 사건 없이도 발생할 수 있다. 근육을 과도하게 사용해도 통증이나 경직, 심지어 파열이 생길 수도 있다. 한편, 근육 파열은 종종 기저에 활성화된 자기 폄하 갈등에 수반된 조직 파괴로 인해 발생한다. 또한 다양한 약물의 부작용으로 통증, 근육 경직, 근육 경련 심지어 쇠약과 마비가 발생할 수 있다. 따라서, 근육통의 원인을 파악할 때, 복용 중인 약물(예: 혈압약, 콜레스테롤 저하제, 항정신제)의 잠재적 부작용도 고려해 볼 수 있다.

표 4. 운동갈등의 부위와 그 속성[1]

어깨, 등 근육	(누군가 또는 무언가를 피하기 위해) 그곳에서 벗어나거나 비켜나지 못함.
팔과 다리의 굽힘근	누군가 또는 무엇인가를 붙잡거나 껴안을 수 없음, 자기 쪽으로 끌어당길 수 없음.
팔과 다리의 폄근	누군가 또는 무엇인가를 밀어낼 수 없거나, 누군가와 (주먹질이나 발길질로) 싸울 수 없음, 자신을 방어할 수 없음. 예를 들어, 강제적으로 제압당하는 경우(학대를 당하거나 주사를 맞거나 싸울 때).
다리	어디로 가야 할지 모름. (예를 들면, 직장이나 관계에서 문자 그대로든 바유적으로든) 벗어나거나 피하거나 도망칠 수 없음. 따라갈 수 없음, 옆으로 비켜설 수 없음, 쫓아갈 수 있을 만큼 충분히 빨리 달릴 수 없음. 올라갈 수도 없으며 (예: 승진하지 못함), 뛰어오르거나, 균형을 잡거나, 춤을 출 수 없음.

흔한 증상 및 증상이 나타나는 단계

아래에 열거한 모든 증상 및 상태와 관련하여, 그 기저에 있는 운동 갈등을 파악하는 것이 중요하다. 증상이 나타나는 부위에 따라 이 갈등이 달라지기 때문이다. 위의 표 4를 사용하면, 현재에 영향을 주는 갈등을 찾는 데 도움이 될 것이다.

근육 마비 상태에서 운동 갈등이 해소되지 않고 갈등-활성 상태가 계속되면, 다발 경화증(MS), 영아 마비(소아마비) 및 근위축 축삭 경화증(ALS)을 야기할 수 있다. 불행하게도, 이러한 질병 중 하나를 진단받으면 추가적인 운동 갈등이 발생한다. 특히 치료법이 없다는 소리를 들으면, 질병 때문에 꼼짝 못한다는 느낌을 받고, 이 상태에서 벗어날 수 없다고 믿게 되어, 끝내는 휠체어를 타게 될 것이라 생각할 수도 있다. 모든 갈등과 스트레스를 해소하려면, 감정 갈등과 이 갈등이 신체에서 표현되는 방식의 연관성을 이해하고, EFT를 아주 많이 적용하는 것이 필요하다.

1 The Psychic Roots of Disease. Eybl, B., Thirty-Three & 1 Publishing; ISBN-13: 9781948909-00-6.

뇌전증 또는 경련은 운동 갈등의 치유 고비에서 생긴다. 의식 소실 여부와 관계없이 자발적 경련이 반복되면 (주류 의학에서는 단순히 감정 갈등이 치유되고 있다는 신호가 아니라, 질병으로 간주하기 때문에) 뇌전증을 진단받을 수 있다. **J. 청소년 근간대 뇌전증** 항목에서도 관련 정보를 볼 수 있다.

횡격막 경련/연축은 운동 갈등의 치유 고비에서 발생하며, 특히 문자 그대로나 비유적으로나 공기가 충분하지 못한다고 느끼거나, 숨을 쉴 수 없는 것처럼 느껴지는 갈등의 치유 단계에서 발생한다(이는 제압된다고 느끼거나, 공기나 여유, 공간이 부족하다고 느끼거나 심호흡이 필요하다고 느끼는 상황일 수 있다).

파킨슨병은 떨림(근육 경련), 근육 강직, 느린 움직임(서동증) 등의 증상을 동반하며, 운동 갈등의 치유가 지연될 때 나타난다. (치유 고비에서 발생하는) 떨림 자체가 유발 요인이 되어, 치유를 방해하고 잠깐 동안 갈등-활성 단계로 되돌아간다. 그 후, 또 다른 치유 고비가 뒤따르는데, 이로 인해 치유 단계가 결코 끝나지 않는다. MS 및 ALS과 마찬가지로, 이 질환은 부정적 예후와 장애에 대한 두려움 때문에 악화되며, 이로 인해 더 많은 운동 갈등을 초래한다. 치유 단계가 중단되지 않고 완전한 치유가 이뤄질 수 있도록 모든 갈등(증상과 예후에 대한 두려움, 질병에 대한 믿음 등)을 해결하는 것이 필수적이다.

하지불안은 어떤 장소나 원하지 않은 상황(예를 들면, 말 그대로 학교나 직장에서 책상 뒤에 갇힌 느낌)에서 꼼짝 못하게 되거나 달아날 수 없는 두려움, 또는 (문자 그대로나 비유적으로나) 움직일 수 없거나, 움직이는 것이 허용되지 않거나 감히 움직이지 못하는 것에 대한 두려움으로 인해 발생한다. 이 증상은 치유가 지연되고 있는 운동 갈등의 치유 고비에서 발생할 수 있다. 밤에 발생하는 다리의 국소적 경련 발작은 이러한 갈등이 치유 고비 단계에 있을 때 잠깐 나타난다.

EFT 접근법

근골격계 증상은 거의 항상 자기 편하 갈등을 수반한다. 단, 앞서 설명한 운동 갈등으로 인해 발생하는 근육 관련 증상들은 예외이다. 과거와 현재의 자기 폄하 갈등을 더 많이 해결할수록, 효과를 더 빨리 볼 수 있다. 따라서 과거의 오래된 부정적 기억을 해결하는 것만큼이나, 일상 속 스트레스 유발 요인을 찾아 이를 중화하는 것이 중요하다. 부정적 핵심 신념(NCB)의 토대는 생애 첫 7년 동안 확립되므로, 그 원인을 약화시키기 위해 그 기간의 사건들에 집중해서 EFT를 적용하는 것은 당연하다. 운동 갈등을 다룰 때, NCB를 다루는 것은 특히 도움이 된다. 자신이 특정 상황에 갇혀 있으며 벗어날 방법이 없다는 결론을 내리게 하는 데 NCB가 큰 역할을 하기 때문이다. 심각한 진단을 받은 경우에는, 진단과 예후에 대한 충격과 그에 대한 믿음을 중화하는 것도 중요하다.

1. **부정적 핵심 신념:** NCB의 정확한 문구를 파악한다(**1부 5장** 시작 부분에 있는 지침을 사용한다). 예를 들어, '*나는 부족하다*' 또는 '*나는 그럴 가치가 없다*' 또는 '*나는 어울리지 않는다.*'

   NCB에 대한 VoC(인지 타당성): NCB가 얼마나 진실로 느껴지는지를 평가하여, 진행 과정 중 변화를 측정하는 기준으로 사용할 수 있다. NCB에 주의를 기울인 상태에서 큰 소리로 반복해서 말한 후, 그 신념이 자신에게 이성적이 아닌 감정적으로 얼마나 진실로 느껴지는지 알아차린다(0%는 사실이 아니며, 100%는 완전한 사실이다). NCB의 VoC를 (6-8주마다) 정기적으로 테스트하면, 그 신념을 사실로 믿는 정도의 변화를 확인할 수 있다. 스스로를 부정적으로 여기게 만들었던 최근의 사건을 찾아 EFT로 그 사건을 중화하면, 시간이 지날수록 NCB가 점점 더 사실이 아닌 것처럼 느껴지고 그 영향도 크게 또는 완전히 사라지게 될 것이다. VoC를 10% 미만으로 낮추는 것을 목표로 한다.

2. **하루 중 최악의 순간(the WMOMD):** NCB가 (자기 폄하 갈등 관련 증상에 의해) 활성화되거나 (운동 갈등 관련 증상으로 인해) 자신이 꼼짝 못하게 되었다고 느꼈던 특정 순간을 찾아본다. 그 순간 당신은 무엇을 하고 있는가? 무엇을 읽거나, 듣거나, 보고 있는가? 부정적 감정의 강도가 아직 0은 아니지만, 5 미만이 될 때까지 그 특정 순간에 대해 EFT를 적용한다. 그 후, 그 일을 다시 떠올리고, *'내가 언제 이런 기분을 느꼈었지?'*를 스스로에게 물으며 같은 느낌을 받았던 이전의 순간을 찾는다. 그 순간에 대해서도 EFT를 적용한다. 최근 순간부터 시작하여 매일 이 접근 방식을 사용하면, 과거의 주요한 사건들을 더 쉽게 찾을 수 있다. 이 접근 방식은 NCB를 약화시킬 뿐 아니라 꼼짝 못한다고 느끼게 했던 사건을 다루는 데 도움을 준다.

3. **탐색 작업:** 시간선을 작성한다. 언제 처음 이 증상을 경험했는가? 증상이 나타나기 전에 당신의 삶에는 어떤 스트레스 사건이 벌어지고 있었는가? 무엇이 바뀌었는가? 증상이 여전히 갈등-활성 단계에 있다면, 증상이 시작된 시기에 무슨 일이 벌어지고 있었는지를 찾아본다. 여전히 벌어지고 있는 일은 무엇인가?

   자기 폄하 갈등 문제의 경우: 스스로에게 다음과 같이 묻는다. *"NCB를 어떻게 배웠는가? 누가 나에게 이것을 가르쳤고, 그때 나는 몇 살이었나?"* 자신에 대해 부정적 결론을 내리는 법을 배웠던 어린 시절의 특정 순간들을 찾아본다. 부모, 조부모, 형제, 자매만 아니라 교사, 친구, 또는 스포츠 코치와 같은 다른 사람들이 어떤 역할을 했는지를 살펴본다.

   운동 갈등 문제의 경우: 스스로에게 물어보자. *'내가 갇혀서 빠져나올 수 없다고 느끼게 한 상황은 무엇이었나?'* 근본 갈등과 관련이 있는 특정 상황과 사건을 찾는다. 아동기 때 사건으로 시작하되, 최근 사건까지도 포함한다. 증상이 재발되거나 지속적(2-4주 이상)인 경우라면, 최근 스트레스를 받게 한 사건이 항상 중요한 역할을 한다.

4. **내면 대청소:** 특정 사건들의 목록을 바로 만들 수 있다면, 탐색 작업을 하지 않아도 된다. 그런 경우, 목록을 작성한 후 그 사건들에 대해 규칙적으로 EFT를 한다. NCB를 활성화시키는 사건들을 더 많이 해결할수록, NCB는 더 약해지고, 그것이 삶에 미치는 영향도 줄어든다. 꼼짝 못한다고 느끼는 패턴을 형성시킨 특정 상황을 해결할 때도 동일하게 적용할 수 있다. 해당 사건들을 중화하기 위해 EFT를 더 많이 적용할수록, 스트레스 패턴이 약해지고 증상이 완화된다. 만약 병원에서 받은 진단으로 인해 불안감을 느끼거나 막막함을 느낀다면, 그와 관련한 모든 특정 순간들을 확실하게 중화해야 한다. 의사들 및 치료사들과 나눈 모든 대화를 비롯하여 받았던 모든 검사 및 검사 결과, 주변 사람들의 반응, 진단과 관련하여 읽고, 듣고, 본 것으로 인해 겁을 먹었던 모든 순간들이 이에 해당된다.

5. **증상-중심 EFT:** 필요에 따라, 신체 증상(증상을 줄이는 것을 목표로 함)이든 감정 반응(특정 사건에 대한 작업을 다루기 이전에 먼저 충분히 진정시키는 것을 목표로 함)이든 직접적으로 그 증상에 대해 EFT를 사용한다.

C

만성 피로

Chronic Fatigue

이 장에서 말하는 만성 피로는 만성 피로증후군(CFS)과 근육통 뇌척수염(myalgic encephalomyelitis, ME), 소진증후군(burnout), 과로 및 우울 증상을 동반한 만성 스트레스를 포함한다. 사람들은 심한 피로감을 느낄 때 이런 진단을 받는다. 진단명이 무엇이든, 피로의 원인을 파악하는 것이 필요하다. 사람들은 오랫동안(몇 달 또는 몇 년) 갈등-활성 단계에 있어서 지쳐할 수 있다. 어쩌면 오래된 중요한 갈등을 해결하고 치유 단계로 들어섰을 지도 모른다. 그로 인해 치유 단계의 특징인 극심한 피로를 겪는 것일 수도 있다.

위의 진단명에 관한 정보를 제공하는 웹사이트들이 있는데, 이 웹사이트를 보면 증상이 현저하게 겹치는 부분이 많고, 그에 대한 설명들도 우리 입장에서는 실망스럽다. 해당 증상이 과도한 스트레스로 인해 발생한다는 점만 언급할 뿐, (스트레스를 대처하는 데 능숙하지 못하다는 설명을 제외하고) 사람들이 왜 그런 스트레스를 받는지에 대한 설명은 없다. 그리고 그들이 추천하는 해결책은 주로 스트레스를 유발할 수 있는 모든 것을 피하는 것이며, 여기에는 그 상황에 적응하는 것과 스트레스 완화법을 적용하는 것이 포함된다. 그렇게 하더라도, 스트레스의 원인은 해결되지 않는다. 이런 종류의 웹사이트에서는 종종 회복이 매우 느리거나 부분적으로 이루어진다고 말한다. 문제의 원인을 해결할 수 없는 상황에서는 이 말이 매우 논리적으로 보인다. 이로 인해 많은 사람들이 이러한 증상들을 겪으면 결코 '예전의 자신'으로 돌아갈 수 없다고 주장한다. 원인을 제대로 제거하지 않는다면, 이러한 증상이 지속될 수 있다는 점을 이해한다. '그냥' EFT를 시작한다고, 모든 증상이 즉시 사라진다는 말을 하는 것이 아니다. 이러한 유형의 증상은 하룻밤 사이에 나타난 것이 아니기 때문이다. 이러한 증상이 생긴 분명한 이유 즉, 증상이 나타나기 전에 수년 동안 지속된 이유가 있으므로, 그 원인들을 찾고 해결하는 데 시간을 할애할 필요가 있다. 진실로 이렇게 하고 싶다면, 당신은 아마도 삶을 살아가는 여러 방식에 대한 급진적인 변화와 결정을 내려야 할 것이다. 당신이 이 증상들을 경종이 울리는 것으로 여길 수 있다면, 이 증상들은 많은 긍정적인 변화를 만드는 진정한 변화의 촉매제가 될 수 있을 것이다.

이제 만성 피로가 어떻게 발생하는지를 설명하겠다. 보통 우리는 낮 동안 에너지를 소비하며 이로 인해 피로감을 느낀다. 그리고 밤이 되면, 에너지를 회복, 보충해서 비축한다. 어려운 상황에 직면하면, 우리는 '어쩔 수 없이' 비축된 에너지를 동원하여 높은 스트레스 수준에서도 계속 활동을 한다. 그 예로, 해결해야 할 심각한 가족 상황이 있거나 극심한 부담감을 느끼는 업무가 있을 수 있는데, 종종 이 상황들은 다른 스트레스 상황과 함께 발생하곤 한다. 만성 피로를 겪고 있다면, 비축된 에너지를 수개월 또는 수년 동안 끌어 썼다는 것을 의미한다. 마침내 비축된 에너지가 고갈되면, 도와줄 사람이 아무도 없고 블랙홀로 빨려 들어가는 것처럼 느낄 수 있다. 혼자라고 느껴지고 그 무엇도 더 이상 감당할 수 없는 것처럼 느껴지기도 한다. 객관적으로 보는 것이 어렵고 부정적 느낌에 압도되어, 부정적이고 의기소침한 생각을 계속 반복하며 탈진했다고 느낄 수 있다.

인터넷을 검색하면, 만성 피로에 관한 증상 목록을 많이 찾을 수 있다. 어떤 웹사이트에서는 5가지 증상을, 다른 웹사이트는 10가지 또는 20가지 증상을 나열했다. 심지어 73가지 증상을 나열한 웹사이트도 발견했다. 다음은 만성 피로로 인해 발생할 수 있는 증상 목록이다.

1. 피로
2. 기억력 문제(건망증, 학습 곤란)
3. 집중력 저하
4. 수면 곤란, 불면증
5. 개운하지 않은 잠(기상 시 피로)
6. 힘이 없는 느낌
7. 잦은 두통
8. 어지럼
9. 잦은 인후염
10. 두근거림
11. 스트레스, 긴장
12. 불안, 초조, 공황
13. 고혈압
14. 강한 불안감
15. 브레인 포그(brain fog)
16. 생각하고 결정을 내리는 데 어려움
17. 목과 겨드랑이의 림프절 비대
18. 설명할 수 없는 근육통과 관절 통증
19. 신경통
20. 실신, 머리가 어지러움
21. 장 불편감, 과민대장증후군
22. 체력저하
23. 오한과 식은땀
24. 시력 문제: 흐릿한 시야, 반점이 보임
25. 알레르기 및 민감성
26. 빈뇨
27. 숨가쁨
28. 육체적 또는 정신적 노동 후 극도의 피로
29. 피부 반응(습진 또는 여드름)
30. 호르몬 불균형
31. 떨림
32. 자살 사고
33. 지나치게 비판적이고 불평을 많이 함
34. 불안감, 걱정을 많이 함
35. 죄책감과 수치심
36. 가슴이 무겁게 눌리는 느낌
37. 사회적 고립
38. 실패에 대한 두려움
39. 통제하는 것을 멈출 수 없음
40. 편두통 발작

간단히 말하면, 만성 피로로 나타날 수 있는 긴 증상 목록은 찾아볼 수 있어도 이를 극복하는 방법을 제공하는 곳은 거의 없다. 심지어 만성 피로 진단을 받지 않은 이들도 이러한 증상 중 일부를 경험할 수 있다. 어떤 경우이든 이 증상이 나타나는 원인을 파악하는 것을 시작점으로 하여, 그 원인들을 EFT로 다루면 그 문제를 해결할 수 있다.

어떤 요인들과 관련이 있나?

첫 번째 단계에서는 스트레스 상황을 어떻게 경험하는지를 관찰하고 그 상황에 어떤 의미를 부여하는지를 주목한다. 이렇게 하면 활성화된 스트레스 패턴이 무엇인지 알아내는 데 도움이 된다. 어떤 개인적 특성은 만성 피로의 위험 요인이 된다. 강한 책임감, 완벽주의, 높은 수준의 공감 능력, 높은 기준, 과도하게 관여하거나 지나치게 배려하거나 갈등을 피하는 경향(예: 많은 것을 베풀지만 인정받지 못한다고 느끼는 사회 전문직 종사자들)이 여기에 포함된다. 개인적 상황도 관련이 있을 수 있다. (집이나 직장에서) 지지받지 못한다고 느끼거나, 사랑하는 이를 잃었거나, 스트레스가 많거나, 역기능적 관계, 심각한 질병 및 기타 극단적인 사건 등이 그 예이다. 근본 갈등을 파악하려면, 삶을 좀 더 영적 관점에서 살펴보는 것도 도움이 될 수 있다. 예를 들어, 어쩌면 당신은 내면의 소리를 무시하거나, 잘못된 길을 선택했다고 느껴, 삶을 점점 무의미하다고 여길 수도 있다. 잘못된 길을 가고 있다면, 당신의 목적과 성취감으로부터 단절되어, 힘이 빠져 소진될 수 있다.

어떤 감정적 갈등이 있을까?

수년간 지속된 만성 피로라면 그 근본적인 감정 갈등은 거의 항상 '잘못된 길을 가고 있는 것'과 관련이 있다. 따라서 이를 잘못된 선택 갈등이라고 이름 붙였다. 이는 직장만 아니라 개인적인 상황과도 관련이 있을 수 있다. 종종, 두 영역 모두에서 복합적인 문제들이 발생한다. 이런 경우라면 당신이 갈등-활성 단계에 있다는 것을 의미한다. 스스로에게 솔직하다면 이 갈등에서 벗어나기 위해 과감한 변화가 필요하다는 것을 알고 있을 것이다. 물론, 스스로에게 솔직해지는 것 자체만으로도 높은 수준의 스트레스를 야기할 수 있다.

짧은 기간의 만성 스트레스(몇 주 또는 몇 달-1년 미만 지속)를 겪은 후 피로나 소진 증후군이 발생했다면, 근본적인 감정 갈등은 일반적으로 영역 갈등 또는 공격 또는 손상 갈등과 관련이 있다. 이 경우, 증상은 치유 단계 동안에 나타난다. 그러나, 여러 갈등들이 관련되어 있을 가능성도 높은데, 당신은 현재 진행중인 문제와 관련하여 갈등-활성 단계에 있을 수도 있고, 이미 해결한 다른 갈등과 관련하여 치유단계(따라서 피로를 경험함)에 있을 수도 있다. 마지막으로, 일반적인 자기 폄하 갈등은 살펴봐야 할 또 다른 갈등 그룹이다. 이 갈등은 거의 항상 이 문단에서 열거한 갈등들의 원인이 되기 때문이다.

다음은 이와 관련된 잠재적인 근본 갈등에 대한 설명이다.

- **잘못된 선택 갈등:** 잘못된 길을 가고 있거나, 잘못된 결정을 내렸거나, '경로를 벗어난' 것 같거나, 미끄러운 비탈길에 있는 듯한 느낌. 자신 또는 무엇인가가 질 나쁜 사람에게 엮인 듯한 느낌. 즉, 잘못된 파트너나 직업, 집, 살 곳을 선택했다는 뜻이다.
- **영역 갈등:** 영역은 집이나, 직장, 학교, 놀이터, 커뮤니티 센터, 마을, 도시, 및 국가를 포함한다. 여기에는 부모나 배우자 또는 파트너, 자녀, 친척, 친구, 동료, 고객, 이웃 및 반려동물을 비롯해 자신의 영역 내의 자산, 예컨대, 자동차나 보석, 돈, 주식, 투자, 면허, 이민자 신분 또는 클럽 회원권도 포함한다. 영역은 자신의 몸이나 시간이 될 수도 있다. 영역 갈등에는 영역 분노, 영역 공포, 영역 상실 또는 영역 표시와 같은 여러 가지 유형들이 있다. 갈등 유형들에 대한 정의는 **부록** 2를 참고하자.
- **공격 또는 손상 갈등:** 공격당하거나, 훼손되거나, 손상된 느낌, (문자 그대로나 비유적으로나) 침해당한 느낌 또는 어떤 식으로든 느껴지는 불결함. 뺨을 때리거나 욕설을 하는 것과 같은 신체 또는 언어 공격일 수도 있다. 수술이나 생검은 무의식 중에 일어나는 신체에 대한 공격이나 훼손으로 인식될 수 있으며, 수술이 필요하다는 의학적 진단이나 수술 고지 역시 이러한 갈등을 유발할 수 있다. 혐오스럽다고 여기는 것(예: 구토물, 소변, 혈액 또는 대변)과 접촉하거나, 혐오감을 주거나 전염병에 걸렸다고 여기는 사람들과 접촉을 하거나 껴안으면 불결하고 더럽다고 느낄 수도 있다.
- **자기 폄하 갈등:** 자기 폄하 또는 자존감 상실. 거절당했거나, 부족하다고 여기거나, 쓸모없거나 실패했다는 느낌. 이 유형의 갈등은 자기 비난과 관련이 있다. 이 갈등은 어떤 식이든 자기 스스로를 부족하다고 판단할 때 일어난다. 따라서, 자신을 인식하는 방식과 자기 대화는 자기 폄하 갈등을 야기할 수 있다. 일반적인 자기 폄하 갈등의 예: (비난, 꾸짖음, 경멸적인 발언으로 인한) 굴욕감, (신체적, 성적 또는 언어적) 학대, (직장, 학교, 스포츠, 관계에서는 부모 또는 파트너로서) 실패, 저조한 성과, 수치심과 죄책감, 지위 상실 또는 해고, (예전 같지 않다고 느끼게 하는) 질병이나 부상, 그리고 노화(*나는 예전만큼 좋지 않다. 나는 늙고 쓸모가 없다.*)

EFT 접근법

증상과 관련하여 그 증상이 언제 시작되었는지, 생활 속에 어떤 스트레스가 있(었)는지를 확인하는 것이 중요하다. 여유를 갖고 편하게 하라. 치유 단계에 있는 경우라면, 이 기간 동안 자신을 돌보고 휴식을 취하는 것이 중요하다. 에너지가 더 많다면, 시간을 내어 증상이 나타나기 전에 있었던 사건들을 더 깊이 파고들어 이를 해결한다. 갈등-활성 단계에 있는 경우라면, 진행 중인 갈등을 최대한 빨리 해결하는 것이 중요하다. EFT를 적용하는 것 외에도 실질적인 조치를 취하고 결정을 내리는 두 가지 접근이 모두 필요하다. 치유 단계에 들어서면 더 많은 피로감을 느낄 수 있다는 점을 명심하자. 이 점을 알고 있어야 피로감이 더 느껴지는 것을 상태의 악화로 착각해서 (다시) 스트레스를 받는 것을 막을 수 있다. 피로는 치유 단계에서 나타나는 자연스러운 부분으로, 우리가 제대로 회복할 수 있도록 휴식을 취할 수 있게 (또는 강제로 쉬게 하도록) 고안되었다. 우리가 해야 할 일은 몸의 소리에 귀를 기울이고, 몸이 알려주는 신호를 따르는 것이다.

1. **갈등-활성 단계인지 치유 단계인지를 알자:** 갈등-활성 단계에 있는 경우에는 다음과 같은 경험을 할 수 있다. 마음이 조급하고, 안절부절못하며 피곤하고, 밤에 잠을 잘 수 없으며, 이를 갈고, 일찍 잠에서 깨고, 처리해야 할 일이 너무 많다고 느끼거나, 여러 가지 일을 동시에 처리해야 한다고 느낄 수 있다. 치유 단계의 징후는 극심한 피로와 무겁고 나른한 느낌, 강렬한 수면 욕구, 침대에서 일어날 수가 없으며, 쇠약함 및/또는 모든 종류의 신체 문제 또는 통증으로 힘들어 하는 것을 포함한다. 만약 당신이 급진적(그리고 종종 어려운) 변화를 거쳐 마침내 숲을 벗어났다고 생각했는데 지금도 통증과 피로를 느낀다면, 이것은 주요한 갈등을 해결하고 치유 단계에 들어섰다는 것을 의미한다. 치유 단계에 대한 설명은 **1부 5장**과 **H. 치유 증상** 항목을 참조하기 바란다.

2. **탐색 작업:** 다음 질문을 활용하여 이 증상의 기저에 있을 수 있는 특정 스트레스 사건에 대해 가능한 한 완전한 개요를 작성하고 이를 시간선에 표시해

보자.

- 피로가 언제부터 시작되었는가? 여전히 갈등-활성 단계에 있는 경우라면, 피로감을 느끼기 시작한 이후로 어떤 스트레스를 받고 있는지를 파악한다. 치유 단계에 있는 경우라면, 피로가 시작되기 전 스트레스를 받게 한 일은 무엇이었는지, 삶에 어떤 변화가 일어났는지를 찾아본다. 잘 모르겠다면, 피로가 시작되기 1-2년 전 일어난 일과 현재 일어나고 있는 일들 중 스트레스의 원인이 될 수 있다고 여겨지는 모든 것들을 기록해 본다. 위에 언급한 갈등에 대한 설명을 참고하면 관련성이 있는 부분을 찾는 데 도움이 될 것이다.
- 나는 언제 스트레스를 받을까? 시간선에 기록된 모든 상황을 살펴보고, 스트레스가 활성화된 가장 분명한 순간을 찾는다. 그 후, 이를 바탕으로 특정 사건 목록을 만든다. 다음의 표현을 사용한다: *"X가 일어나는 순간 나는 Y를 느낀다."*

3. **하루 중 최악의 순간**(The WMOMD): 하루 중 스트레스를 받은 특정 시간을 찾는다. 그 순간 당신은 무엇을 하고 있는가? 읽거나 듣거나 보고 있는 무엇인가가 당신에게 스트레스를 주고 있는가? 그렇다면, 그 순간을 사건 목록에 더하고, 부정적 감정의 강도가 아직 0은 아니지만, 5 미만이 될 때까지 그 순간에 대해 EFT를 적용한다. 그 후, 다시 그 순간을 떠올리고, *'내가 언제 이런 방식으로 느꼈었지?'*를 스스로에게 질문하여 더 이전의 순간을 찾는다. 질문으로 찾아낸 순간에 대해서도 EFT를 적용한다. 처음에는 현재의 스트레스 유발 요인을 해결하는 것이 목표이므로, 최근 순간으로만 제한한다.

4. **내면 대청소:** 태어난 순간부터 지금까지 경험한 부정적 스트레스 상황 중 아직 탐색 작업을 거치지 않은 상황들을 목록으로 만든다. 목록에 있는 사건들에 대해 정기적으로 EFT를 하는 시간을 갖자. 이렇게 EFT를 더 부지런히 적

용하면 할수록, 과거가 현재 삶에 미치는 영향은 더 줄어든다. 그러나, 아직 치유 단계에 있어 많은 통증과 피로를 경험하고 있다면, WMOMD 접근 방식과 증상-중심 EFT에 집중하는 것이 최선이다. 회복 후 충분한 에너지가 생기면, 내면 대청소 접근 방식도 시작한다.

불안하거나 걱정되는 피로 증상과 관련하여 어떤 진단을 받았다면, 그 진단과 관련이 있는 모든 특정 순간들을 중화해야 한다. 여기에는 의사, 치료사들과의 모든 대화, 시술이나 검사를 받는 동안 또는 검사 결과를 기다리거나 받는 동안 스트레스를 받았던 순간, 진단과 관련하여 읽고, 듣고, 본 것으로 인해 겁을 먹었던 모든 순간들이 포함된다.

5. **증상-중심 EFT**: 자신의 증상에 직접 EFT를 적용하는 것을 포함한다.

그 밖의 도움말

1. 만성 피로의 영향과 생각, 원인을 구분하자

영향(Effect): 만성 피로는 종종 피곤하고 비참한 느낌을 동반한다. 삶에서 제대로 굴러가지 않는 것들에 대해 온갖 감정을 느낄 수 있으며, 모든 것이 갑자기 멈춰버린 듯 느낄 수 있다. 모든 것이 절망적으로 느껴지는 듯한 실의에 빠질 수도 있다. 어쩌면 터널 끝의 빛이 보이지 않는 것처럼 느껴질 수도 있다. 이런 경우에는 지금 느끼는 이 감정들에 대해 증상-중심 EFT를 하는 것이 좋다.

생각(Thought): 때로는 만성 피로의 영향이 아닌, 당신의 생각이 스트레스를 유발할 수도 있다. 당신의 생각으로 인해 스트레스를 받았던 순간을 찾아본다. '*이것은 결코 잘 풀리지 않을 거야, 다 망쳤어, 다시는 이런 기회를 얻지 못할 거야, 나는 혼자야, 그 누구도 날 이해 못해, 난 결코 극복하지 못할 거야*'와 같은 생각들이 그 예이다. 먼저, 이러한 생각 자체보다, 이 생각을 했을 때 떠오르는 감정에 대해 EFT를 적용한다. 예를 들어, 자신이 혼자라고 생각할 때 낙담하고 불안하다면, 이 감정들에 EFT를 적용한다. 두 번째로, 스트레스를 주는 각각의 생각들을 어떻게 또 누구로부터 배우게 되었는지를 찾아 이를 다룬다. 인생의 어떤 순간에 *'나는 혼자야'* 또는 *'아무도 날 이해 못해'*라고 생각했는지를 스스로에게 묻는다. 이렇게 하면, 문제의 이면에서 스트레스를 활성화시키는 역할을 하는 특정 사건, 즉 문제의 원인을 찾고 해결할 수 있다.

원인(Cause): 문제(이 경우, 만성 피로)와 관련된 감정, 느낌 및 생각에 EFT를 제대로 적용했다면, 문제의 실제 원인을 찾는 것은 더 쉬워진다. 차분해질수록, 한 걸음 물러서서 어떤 생활 환경이 스트레스를 만드는 데 관련이 있는지를 살펴볼 수 있는 여유가 생긴다. 주요한 원인을 해소하는 작업을 시작하기 전에 그 문제를 처리할 에너지가 생기도록 치유 단계가 끝날 때까지 기다리는 것이 좋다. 재발 방지를 위해 근본 원인을 해결하는 것은 중요하지만, 서두를 필요는 없다. 그러므로 상태가 더 나아질 때까지 기다리도록 한다.

2. 아무것도 할 수 없다고 너무 조급하게 생각하지 말자

우리는 지금, 증상이 아닌 스트레스를 유발하는 생활 환경을 이야기하고 있다. 심각한 질병, 실연, 화재, 사업 부도 또는 예기치 않은 해고와 같이 인생의 큰 도전을 만날 때, 사람들은 높은 수준의 스트레스를 받으며, 미래에 대한 낙관적인 태도를 유지하는 것이 어렵다. 그러나 EFT를 적용하여 스트레스 반응을 완화하는 시간을 가지면, 보다 명료하게 생각할 수 있게 되고 더 나은 결정을 내릴 수 있어 긍정적 결과를 얻을 가능성이 높아진다. 두렵거나 극도의 스트레스를 받을 때, 사람들은 퇴행하는 경향이 생긴다. 그 결과 어른이 아닌 어린아이처럼 느끼고 반응하게 되므로, 탈출구가 없다고 느끼는 것은 당연한 일이다.

3. 여유를 가지자

몇 년 전부터 지금까지 이어져 온 어떤 상황이 며칠이나 몇 주 안에 사라지지 않는다 해도, 그것을 해결하는 데 몇 년씩 걸린다는 뜻은 아니다. 기대치를 설정할 때는 현실적일 수 있도록 노력하되, 시간을 내어 우리가 권하는 방식으로 EFT를 적용해 보라. 단기간에 문제가 완전히 해결되지 않아도 호전되는 부분들이 보이기 시작하여, 지속할 수 있는 자신감과 동기를 만들어 줄 것이다. 가지고 있는 모든 (신체, 심리) 증상을 목록으로 만들어 EFT를 시작하기 전에 그 증상들에 대한 강도를 가능한 한 정확하게 측정한다. 매주 측정하기보단, 4-6주마다 해당 증상의 강도를 재평가하고 호전된 부분들을 기록하는 것이 좋다.

D

소화관 문제

Digestive Tract Issue

이 장에서는, 다음의 소화관 문제에 대해 논의하고자 한다.

- 위염(위 염증), 속쓰림(위산), 소화 궤양(위궤양), 위용종 및 위암을 포함한 위 문제
- 장 질환(글루텐 알레르기), 크론병과 궤양대장염을 포함하는 염증장질환(IBD), 결장암, 과민대장증후군(IBS), 결장용종 및 장폐색(장폐색증)을 포함한 장 문제

다른 모든 신체 문제와 마찬가지로, 위와 장에서 나타나는 증상들 역시 근본적인 감정 원인에 의해 발생한다. 주류 의학에서는 그 원인을 장기나 조직 자체에서 찾지만, 그에 대한 설명은 거의 없다. 이는 원인과 결과가 뒤바뀌었기 때문이다. 어떤 일이 일어나고 있는지, 다른 시선으로 살펴보자.

위는 횡격막 아래, 상복부 왼쪽에 있다. 비었을 때의 부피는 약 1.5-2.5온스(45-75 mL)이지만, 약 34온스(1 L)까지 팽창할 수 있다. 위는 식도에서 음식물을 받아 소장의 첫 번째 부분인 십이지장으로 방출한다. 십이지장의 길이는 8-11인치(20-30 cm)이다. 소장의 길이는 약 20피트(6 m)이고, 표면적은 1,700-2,700평방피트(150-200 m^2)이다. 이곳에서는 음식물이 흡수된다. 소장을 지나면, 음식물이 3-5피트 길이(100-150 cm)의 대장으로 이동한다. 대장은 물을 흡수하여, 액체 상태인 음식물 쓰레기를 대변으로 변환한다. 대변이 직장(대장의 마지막 부분)으로 들어가면, 배변 욕구를 일으킨다.

위와 장의 주요 기능은 음식물을 소화하는 것이다. 이 부위에서 발생하는 주요 감정 갈등은 문자 그대로 그 기능과 관련이 있으나, 비유적으로 관련된 것이 더 중요할 때가 많다. 이 갈등은 덩어리 갈등이라고 부르는데, '덩어리'를 삼키거

나 소화하거나, 잡거나, 제거할 수 없는 것과 관련된다. 이 덩어리는 실제 음식일 수도 있지만, 감정적으로 소화하거나 처리해야 하는 어떤 것일 수도 있다. 동물들은 대개 덩어리 갈등을 문자 그대로 경험하지만, 사람은 이 갈등을 어떤 사람이나 상황을 '소화할 수 없는 짜증'의 방식으로 경험하는 경우가 가장 많다. 비유적 표현은 이 갈등을 찾는 데 도움을 준다. '*나는 그것을 소화할 수 없어. 나는 그것을 할 배짱이 없어. 속이 뒤집히는 것 같아. 위장이 뒤틀려*'와 같은 표현이 그 예이다.

때로, 우리는 자신이 짜증을 내고 있다는 사실조차 인식하지 못한다. 사람들은 대개 위 부위에서 나타나는 짜증은 인지하지만, 소화관을 따라 장으로 내려가서 나타나는 짜증에 대해서는 의식하지 못하는 경향이 있다. 더 깊은 부위에서 짜증이 나타날수록, 이를 의식하기가 더 어려워진다. (하복부 통증과 같은) 장 증상의 감정 원인에 대해 EFT를 적용하기 시작하면 사람들은 자신이 얼마나 자주, 또 많이 짜증을 내는지를 깨닫고 놀라곤 한다.

위 문제

위장에서는 덩어리 갈등 외에도 영역 분노 갈등과 정체성 갈등도 나타날 수 있다.

덩어리 갈등은 위장에서 무겁게 느껴지는 덩어리(음식 또는 다른 것)를 소화할 수 없는 것과 관련이 있다. 이 갈등은 종종 비유적으로 경험할 수 있으며(예: 상속에 관한 가족 분쟁), 직장, 교육 및 관계를 포함한 삶의 모든 영역과 관련될 수 있다.

영역 분노 갈등이 위장에서 나타날 때는 종종 공격성과 관련이 있는데, 이는 자신 또는 다른 사람에 대한 분노일 수 있다. 이 갈등은 이웃, 인척 또는 동료와의 경계 갈등과 관련하여 발생할 수도 있다. 복종이나 순응을 강요당하거나, 무시당한다고 느끼는 것과도 관련이 있다.

정체성 갈등은 자신이 어디에 속해 있는지 또는 어떤 결정을 내려야 할지를 모르는 경우, 예컨대, 어떤 파트너를 선택해야 할지 모르는 경우에 발생할 수 있다.

덩어리 갈등은 갈등-활성 단계에서 소화관의 세포 증식을 유도하며, 일반적으로는 증상을 거의 또는 전혀 느끼지 못하지만 메스꺼움을 느낄 수 있다. 검사 결과상, '양성' 용종 또는 '악성' 위암(샘암종)으로 진단받을 수 있다. 치유 단계에서는, 세포 분해가 일어나 증식된 세포들이 곰팡이와 박테리아에 의해 분해된다. 이 단계에서는 극심한 피로, 식은땀, 경미한 출혈 및 통증, 위 출혈로 인한 흑색변을 볼 수도 있다.

영역 분노 갈등 및 정체성 갈등은 갈등-활성 단계 동안 속쓰림(식도와 관련된 경우) 또는 궤양을 유발할 수 있으며, 위 부위에 통증을 일으킬 수도 있다. 치유 단계에서는, 궤양으로 인한 (이는 눈에 띄지 않을 수도 있다) 출혈 때문에 혈액 손실이 있을 수 있다. 치유 고비 반응이 격렬할 경우, 위 급통증, 흑색변을 동반하는 위출혈, 오한, 식은땀 심지어 소발작도 있을 수 있다.

장 문제

장의 문제는 덩어리 갈등(처리하거나 소화하기 어려운 상황)으로 인해 발생하며, 이는 일반적으로 강렬한 짜증을 유발한다. 사람, 동물이나 상황, 또는 비평(비난, 비판, 모욕) 또는 기타 정보로 인해 짜증이 날 수 있다. 소장에서 덩어리 갈등은 일종의 상실, 빈곤이나 충족되지 않은 욕구에 대한 두려움, 소득과 혜택 또는 보너스에 대한 두려움과 관련될 수 있다. 갈등이 대장에서 나타나면, 추악하거나 야비하거나 비열한 방식으로 이 갈등을 경험한다. 속임수와 사기에 대한 짜증도 종종 결장에 나타난다.

갈등-활성 단계와 치유 단계에서 어떤 일이 일어나는지를 살펴보면 겪고 있는 증상들의 유형을 더 잘 이해할 수 있다. 갈등-활성 단계에서는 장 점막의 세포 증식이 일어나 종양이 형성될 수 있다. 이 종양은 이후 치유 단계에서 분해된다. 종양은 편평한 평면(흡수형)에서 증식하거나, 콜리플라워 모양(분비형)으로 자랄 수 있다. 종양의 크기와 성장 속도에 따라 대장 용종(양성) 또는 대장암(악성)으로 진단될 수 있다. 편평한 형태의 종양은 종종 검사에서 발견되지 않는다. 이 단계에서는, 콜리플라워 모양의 종양이 장폐색을 일으키지 않는 한 일반적으로 증상이 없다. 치유 단계에서는, 곰팡이 또는 마이코박테리아가 종양을 분해한다. 이 단계에서는 발열, 식은땀, 출혈 및 설사가 있을 수 있다. 치유 고비의 증상이 심한 경우, 출혈이 더 심할 수도 있다. 장의 근육이 연관된 경우에는, 장 경련과 배앓이가 나타날 수도 있다.

- **셀리악병**(Celiac 病; **글루텐 불내성**): 이는 치유 단계에 갇혀 있음을 나타낸다. 갈등이 오래 지속되고 반복되면, (장내벽을 형성하는) 융모가 너무 많이 분해되어 영양 흡수가 방해를 받아, 영양 실조로 이어질 수 있다.
- **크론병과 궤양대장염**: 이 두 질환은 실질적인 차이는 없다. 전자는 장의 어느 곳에서나 발생할 수 있으며, 후자는 결장에서만 발생하는 것으로 알려져 있다. 이는 갈등-활성 단계와 갈등의 치유 단계 사이를 번갈아 가며 반복할 때 생기는 만성 재발성 질환이다. 종양은 갈등-활성 단계에서 자라는데, 주로 편평하게 자라지만(재흡수 세포) 때로는 용종(흡수 세포)이 되기도 한다. 치유 단계에서는 종양이 분해되어 대변에 혈액과 점액이 섞여 나오거나, 설사, 변비, 식은땀 증상이 있을 수 있다.
- **과민대장증후군**(IBS): 이는 장의 평활근에 영향을 미친다. 이 근육은 음식물 덩어리를 장으로 밀어내 모든 영양분이 흡수되면 배출되게 한다. 소화하기 어려운 짜증을 느끼면 '운동 기능 부전'이 발생하여, 갈등-활성 단계와 치유 단계가 반복되는 악순환을 초래한다. 갈등-활성 단계에서는 막힌 부위의 근육이 강하게 수축되어 음식물 덩어리가 이동하지 못하게 되는데, 이로 인해 장폐색이 될 수 있다. 종양(특히 용종)이 자랄 수도 있다. 장의 나머지 부분에서는 근육의 움직임이 거의 없다. 이처럼 장이 움직이지 않는 것이 가장 뚜렷한 증상이다. 이것은 검사상, 장 마비 또는 장폐색(장폐색증)으로 진단받을 수 있다. 치유 단계에서는 움직이지 않던 장 부위에서 근육 활동이 증가하고 장 급통증(경련과 같은 통증)이 발생한다. 따라서 변비(갈등-활성 단계)와 설사(치유 단계)가 번갈아 나타날 수 있다. 또한 치유 단계 동안, 복부 팽만감이나 헛배부름이 있을 수도 있다.

주류 의학에서 IBS는 오랫동안 심리 장애로 여겨왔다. 신체 원인이 발견되지 않았기 때문이다. 맞는 말이지만, 이 주장을 이렇게 사용하는 것은 아니다.

불행히도, 현대의학은 IBS를 심리 원인이 아니라 단순히 원인을 알 수 없는 위장관 기능의 장애로 보고 있다. 이는 그릇된 방향으로 가는 것이다. 더욱이, 이러한 증상을 가진 사람들은 해결 방법에 대한 안내를 거의 받지 못한다. 더 혼란스러운 점은, 일반적으로 주류의학에서는 스트레스와 불안이 이런 유형의 증상을 유발할 수 있다고 보지만, IBS가 없는 사람들도 이런 증상들을 경험할 수 있다는 점이다. IBS가 장애로 진단되는 점을 감안하면, 이는 모순적이다. 우리는 이 증상이 장애가 아니라 감정 스트레스를 주는 사건으로 인해 발생한다는 견해를 갖고 있기 때문에, 이런 모순적인 상황이 놀랍지만은 않다. 증상의 근본적인 감정 원인을 찾아 EFT로 해결하면, 증상이 개선되고 마침내 사라질 수도 있다. 근본 원인을 최종적으로 해결하기 때문이다.

EFT 접근법

1. **하루 중 최악의 순간**(The WMOMD): 하루 중 짜증이 나는 순간들을 기록하고, EFT를 사용하여 그 특정 순간들을 중화한다. 속쓰림이나 궤양과 같은 증상이 있는 경우, 영역 분노 갈등과 정체성 갈등을 찾아본다. WMOMD를 가능한 한 자주 떠올리면서, 이전에 이와 같은 방식으로 느꼈던 순간이 있는지를 찾아본다. 특히 만성 증상이 있다면, 필수적으로 WMOMD 접근 방식을 매일 적용해야 한다. 매일 더 많은 것들을 다룰수록, 문제가 더 많이 해결되며 자신이 지닌 패턴에 대한 더 많은 통찰을 얻을 수 있다.

   참조: 짜증이나 화가 났다는 것을 바로 인식하지 못한다면, 부정적 감정을 느끼는 순간 즉, 분노, 슬픔, 불안감을 느끼는 바로 그 순간에 EFT를 하는 것부터 시작한다. 또한, 과거에 짜증을 느꼈던 순간에 집중할 때, 짜증이 날 수 있다는 점을 유의하라! 짜증이 증상의 원인임을 깨닫는 것은 분명 소중한 통찰이지만, 이것만으로 패턴을 해결할 수 없다. 이 짜증으로 인해 야기된 모든 특정 상황들을 중화하는 것이 필수적이다. 그러면 이 패턴이 지속적으로 줄어들게 되어, 마침내 해결되고 더 이상 짜증나지 않게 된다.

2. **탐색 작업:** 시간선을 작성하고 감정 원인과 겪고 있는 증상 사이의 연관성을 찾는다. 증상이 있다는 것은 대개 갈등의 해결을 의미하는 치유 단계에 있다는 뜻이다. 그러므로 증상이 나타나기 바로 전에 무엇 때문에 화나 짜증이 났었는지 바로 찾아보도록 한다. 가장 중요한 스트레스 순간은 증상이 나타나기 이전 기간에 있다. 그러나, 속쓰림 및 소화성 궤양과 같은 특정 증상은 갈등-활성 단계 동안 발생하므로, 이 증상이 있을 때 무슨 일이 있었는지 찾아야 한다. IBS의 경우, 갈등-활성 단계에서는 변비가, 치유 단계에서는 경련과 설사가 더 흔하다. 짜증을 유발하는 특정 사건의 목록을 작성한다. 그 상황을 구체적으로 떠올릴 수 있도록 다음의 표현을 사용한다: *'X가 일어나는 순간 나는 Y를 느낀다.'*

   다음의 질문을 스스로에게 묻고, 문제의 원인을 확인한다.

   - 나는 짜증을 내는 방법을 어떻게 배웠나? 이것을 누구에게 배웠는가?
   - 이 문제가 발생하는 시점은 언제인가? 이 문제가 일어난 구체적 예시 중 가장 명확하고 좋은 예시는 무엇인가?
   - 이 문제는 언제 시작되었나? 그 당시 나는 어떤 문제로 스트레스를 받고 있었나?

3. **내면 대청소:** 진단, 검사, 취득한 정보, 주변 사람들의 반응 및 인터넷이나 다른 방식으로 읽고 얻은 모든 것과 관련된 순간을 포함하여, 스트레스를 유발하는 증상과 관련한 모든 사건들에 대한 목록을 만든다. 이 접근 방식은 탐색 작업 접근 방식 적용 후, 미처 드러나지 않은 사건들을 찾기 위한 마무리 청소 단계로 고안한 것이다.

4. **증상-중심 EFT:** 신체, 감정 증상, 특히 불안과 조바심, 분노 및 짜증의 감정에 EFT를 적용한다. 불안과 조급함, 짜증을 내는 경향을 해소하는 데는 시간이 걸릴 수 있다. 인내심을 갖고 문제를 해결하기 위해 최선을 다해보자.

E

식사 장애

Eating Disorders

이 장에서는, 가장 흔한 두 가지 식사 장애인 신경성 식욕부진(거식증)과 신경성 폭식증(폭식증)에 대해 논의하고자 한다.

신경성 식욕 부진

신경성 식욕 부진은 극도의 음식 제한, 현저한 저체중, 체중 증가에 대한 강한 두려움 및 왜곡된 신체 이미지를 특징으로 하는 식사 장애이다. 체중 증가에 대한 두려움이 주요 유발 요인이며, 날씬함이 자기 가치와 동일시된다.

거식증의 경우, 두 가지 근본적인 감정 갈등이 동시에 작용한다. 정체성 갈등(상황에 적응하지 못함) 또는 영역 분노 갈등을 겪는 동시에 충격-공포 갈등, 성적 갈등, 이차 정체성 갈등 또는 영역 표시 갈등을 겪는 중일 수 있다. 그래서 두 가지 갈등이 활성화되는데, 하나는 '어머니 또는 자녀'와, 다른 하나는 '파트너'와 관련이 있다. '어머니 또는 자녀' 혹은 '파트너'와 관련된 설명은 **부록 3**을 참조하기 바란다.

두 갈등이 동시에 활성화되면, 기분으로 즉시 나타난다. 이때 기분은 (약간) 조증이거나 (약간) 우울할 수 있다. 첫 번째 갈등(정체성 갈등 또는 영역 분노 갈등)은 십중팔구 체중에 대한 경멸적인 발언을 들었거나, 체형에 관해 괴롭힘 혹은 놀림을 받았거나, 또는 더 날씬하고 매력적이라고 여기는 (여동생, 동급생, 모델 또는 유명인 같은) 다른 사람들과 비교했을 때 자신이 부족하다고 느꼈던 감정에서 비롯된다.

거식증은 누구에게나 발생할 수 있지만, 외모와 체중에 대한 의견에 특히 민감한 어린 소녀와 청소년에게 더 흔한다. 그러나, 남녀노소 모두 거식증 진단을 받는 수가 증가하고 있다.

신경성 폭식증

폭식증은 강박적 폭식에 이어 과도한 칼로리 소비를 위해 구토, 완화제 또는 이뇨제의 남용, 단식 또는 강박적 운동을 통한 강박적 제거 행동으로 나타난다. 폭식증은 누구에게나 발생할 수 있지만, 소녀와 여성에게 더 흔하며 일반적으로 청소년기 또는 성인기 초기에 발생한다. 거식증이 있는 사람들과 달리 폭식증이 있는 사람들은 일반적으로 정상적이고 건강한 체중(또는 과체중)이지만, 거식증이 있는 사람들과 마찬가지로 일반적으로 자신의 체중 및/또는 체형에 대한 부정적 인식을 가지고 있다.

폭식증의 근본적인 감정 갈등은 공포-혐오 갈등, 영역 분노 갈등, 저항 갈등 또는 정체성 갈등 중 하나 이상을 포함한다. 거식증과 마찬가지로, 두 가지 근본적인 감정 갈등이 동시에 작용한다. 한 갈등은 '어머니 또는 자녀'와 관련이 있으며 다른 갈등은 '파트너'와 관련이 있다. '어머니 또는 자녀' 쪽과 '파트너' 쪽에 대한 설명은 **부록 3**을 참조하기 바란다.

참조: 주류 의학은 폭식증과 폭식장애를 구분하는데, 폭식증은 강박적 제거 행동이 없다. 근본적인 감정 갈등이 본질적으로 동일하기 때문에, 이러한 구별은 목적에 이르는 데는 중요하지 않다. 하지만 강박적 제거 행동이 있을 때, 영토 분노 갈등이나 정체성 갈등 보다 공포-혐오 갈등 또는 저항 갈등이 더 강해지거나 더 많은 부정적 감정을 보이는 경향이 있다.

다음의 갈등 유형은 폭식증을 유발할 수 있다.

- **공포-혐오 갈등:** 이 맥락에서, 해당 갈등은 보통 성적인 학대나 성추행, 강요받은 구강 성교, 포르노 노출, 불쾌한 첫 경험, 혹은 더럽고 부적절한 성행위와 같은 고통스러운 성적 경험에서 비롯된다.
- **영역 분노 갈등:** 가정에서 생긴 짜증(부모 또는 가족 구성원과의 다툼)이나 학교에서의 다툼(괴롭힘, 교사에게 나쁜 대우를 받는 것)으로 인해 발생한다.
- **저항 갈등:** 누군가 또는 무언가를 거부하거나 반대하거나 싸우고 싶은 경우,

자신의 의지에 반하는 무언가를 강요당하는 것, 자신이 원하는 것과 원하지 않는 것을 결정할 수 없는 것(아이가 좋아하지 않는 옷을 입도록 강요받거나, 자신의 의지에 반하는 성관계를 갖는 경우).

- **정체성 갈등:** 부모의 상실(정서적 방임, 이혼, 사망) 혹은 친한 친구나 첫사랑을 잃은 경우, 자신이 어디에도 어울리지 않는다고 느끼는 경우 발생할 수 있다.

EFT 접근법

식사 장애는 생각보다 흔하며 눈에 띄지 않는 경우가 많다. 이 증상들은 부분적으로 나타날 수 있다. 즉 이 행동을 매일 하는 것이 아니라 특정한 날과 상황에서 할 수 있다는 뜻이다. 또한, 특히 10대 청소년의 경우에는 '자기 제한'이 심한 경우가 많으며, 나이가 들수록 더 만성화되는 경향을 보인다. 거식증은 약 2-3년 동안 지속되는 반면, 폭식증은 평균 5-8년 동안 지속된다. 두 갈등 중 하나가 활성화를 멈추면, 그 상태도 멈추기 때문이다. 그러나, 이 말은 갈등이 다시 활성화되면 상태가 재발한다는 뜻이다. 기존의 치료법은 단기간 동안 증상 완화에는 도움이 되지만 근본적인 감정 갈등이 해결되지 않아서 일시적으로 성과가 있어도 오래가지 못한다. 따라서, EFT로 근본 원인을 해결하여 기간을 단축하고 재발을 방지하는 것이 좋다.

1. **탐색 작업:** 이 증상이 언제부터 시작되었는지, 그리고 그 기간 동안 어떤 스트레스가 있었는지 스스로에게 물어보는 것으로 시작한다. (위의 지침을 사용하여) 관련된 갈등 유형과 각 갈등의 근거가 되는 특정 사건을 찾는 것이 중요하다. 다음 사항에 유의하라. ① 두 갈등 모두가 활성 상태이면, 현재 일상 속 유발 요인을 찾아야 한다. 또한 ② 한 갈등은 '어머니 또는 자녀'와 관련이 있고 다른 하나는 '파트너'와 관련이 있다. 모든 특정 사건들을 기록한 다음, 시간을 내어 각각의 사건에 대해 EFT로 중화한다.

2. **하루 중 최악의 순간(The WMOMD):** WMOMD 중 몇 가지는 당신이 파악한

근본 갈등과 관련이 있을 수 있다. 특히 먹거나 먹지 않는 것과 관련하여 일어난 자신의 감정과 주변 사람들의 반응 및 의견 등을 포함한 모든 것들에 주의를 기울여 보자. 자신의 몸과 외모에 대한 부정적인 감정 상황에 주의를 기울인다. 또한, 시간을 내어 부정적 핵심 신념(NCB)에 대해 작업하고 NCB가 활성화되는 모든 상황을 다룬다. 가능한 한 자주, 자신의 WMOMD를 되새기면서 *"언제 내가 이와 같은 기분을 느꼈었지?"*라고 자문하며 과거에 같은 감정을 느꼈던 특정 사건을 파악하는 시간을 갖도록 한다.

3. **내면 대청소:** 탐색 작업 또는 WMOMD 접근 방식을 사용할 때 미처 찾지 못했던 다른 모든 사건들의 목록을 만든다. 특히 NCB가 형성되었던 생애 첫 7년 동안의 사건에 주의를 기울인다.

   자신의 상태에 대한 두려움이나 걱정이 있다면, 이러한 느낌을 갖게 만든 모든 순간들에 대한 반응을 중화한다. 의사 및 치료사와 대화를 할 때, 건강검진을 받고 검사 결과를 기다리거나 받을 때, 주변 사람들의 반응들도 여기에 포함된다. 진단과 관련하여 읽고, 듣고, 본 것으로 인해 놀라거나 두려웠던 적이 있다면, 모든 관련 기억 또한 포함한다.

4. **증상-중심 EFT:** 강렬한 감정을 느낄 때마다, 증상(예: 두려움, 혐오감, 슬픔)에 즉시 EFT를 적용한다. 가능하다면, 그 순간을 하나의 특정 사건으로 만들어, WMOMD 접근 방식을 사용하여 해결한다.

F

실패에 대한 두려움

Fear of Failure

사람들은 살면서 한 번쯤 실패에 대한 두려움을 느낀다. 시험 불안 또는 대중 연설에 대한 두려움, 면접 전 불안 심지어 무대 공포를 경험했을 수 있다. 운전 면허 시험을 앞두고 실패할까 봐 두려워할 수 있다는 것을 모르는 사람이 있을까? 부정적 핵심 신념(NCB)은 가장 중요한 스트레스 패턴으로 실패에 대한 두려움에 주요한 역할을 한다. 어느 정도의 수행 불안은 정상이며, 오히려 도움이 될 수 있다. 실패를 방지하기 위해 긍정적인 행동을 취하도록 동기를 부여할 수 있기 때문이다. 예를 들면, 학생이 좋은 성적을 얻기 위해 시험 전에 열심히 공부를 하는 것이다. 일반적으로, 정상적인 수행 불안의 경우 시험, 인터뷰 또는 기타 활동을 시작하면 긴장감이 사라진다.

하지만 실패에 대한 두려움이 지나치게 크면, 불편한 신체 감각(예: 가슴 답답함, 심장 두근거림, 손에 땀이 나거나 입이 마르고 때로는 실신)이 발생할 수 있다. 이러한 감각은 활동을 시작해도 사라지지 않으며, 그 강도는 현재 일어나고 있는 상황과 비례하지 않는다. 실패에 대한 두려움으로 인해 무대 위의 배우가 대사를 잊어버리거나, 야구 선수가 삼진을 당할 수 있다. 실패에 대한 극심한 두려움은 실패 가능성이 있는 활동을 미루거나 피하게 만들 수 있으며, 일상생활을 하거나 잠재력을 최대한 발휘하는 데에도 부정적 영향을 미칠 수 있다.

실패에 대한 두려움은 낮은 자존감과 모든 일에 실패할 것이라는 생각을 일반화하여, 감히 새로운 것을 시도하거나 위험을 감수하지 않게 한다. 이것은 매우 강력한 NCB와 부정적 경험의 축적과 관련이 있으며, 일반적으로 생애 초기에 시작된다. 실패에 대한 두려움은 그 이후에도 생길 수 있는데, 운동 또는 다른 분야의 성과나 사회적 상황과 관련하여 발생할 수 있다. NCB를 성공적으로 약화시키기 위해서는 늘 두 가지 접근 방식을 채택해야 한다. 어려움을 느끼는 특정 활동과 관련하여 실패에 대한 두려움을 배우게 만든 모든 특정 사건들을 중화해야 한다. 또한, 어린 시절의 경험(생애 첫 6-7년간의 경험에 특히 주의를 기울여야 함)으로 돌아가 NCB의 원인을 찾고 이와 관련한 특정 사건들을 EFT로 중화해야 한다.

EFT 접근법

첫 번째 단계는 실패에 대한 두려움이 정확히 무엇과 관련이 있는지 파악하는 것이다. 실패에 대한 두려움을 느끼는 특정 상황을 찾는다. 종종, 당신은 시험이나 면접, 발표 또는 공연 전과 같이 무언가를 수행하기 전에 두려움과 불안을 느낄 것이다. 수행할 것에 대해 며칠 또는 몇 주 동안 생각하며 불안이나 긴장을 느낀다면, 즉시 해당 증상에 증상-중심 EFT를 적용하여 이를 해결할 수 있다. 그러나, 이는 일시적으로 증상을 완화하는 것일 뿐, 문제를 해결하는 것은 아니다! 실패에 대한 두려움을 효과적으로 해결하는 유일한 방법은 두려움과 불안의 감정(증상-중심 EFT 사용)을 해소하고 근본 원인, 즉 실패에 대한 두려움을 유발한 특정 사건을 모두 해결하는 것이다. 따라서 과거를 되돌아보고 이전에 실패에 대한 두려움을 경험했던 특정 순간들을 찾는 것이 매우 중요하다. 결국, 대부분의 행동은 학습된 행동이다. 그러므로, *'나는 실패에 대한 두려움을 어떻게 배웠는가?'*라는 질문은 실패에 대한 두려움의 원인을 찾기 위해 스스로에게 물어야 하는 가장 중요한 질문이 된다. 실패에 대한 두려움을 학습했던 과거의 사건을 충분히 중화했다면, 미래에 수행할 것을 미리 상상해서 불안이나 두려움이 사라졌는지를 평가한다. 이로써 해당 사건을 충분하게 다뤘는지 확인할 수 있다.

아래의 단계별 접근 방식에 따라 해보기를 권한다.

1. **부정적 핵심 신념(NCB)을 찾기:** 먼저, (NCB가 무엇인지 모르는 경우라면) NCB가 무엇인지를 찾는다. 거절당했거나, 비난을 받았거나, 언어적으로 공격당했다고 느꼈던 어떤 순간을 선택하면, 이를 찾을 수 있다. 그 순간을 몰입해서 재

연하고 내부 비판자의 소리에 귀를 기울인다. 내부 비판자는 *'나는 부족해. 나는 어울리지 않아. 나는 여기에 있으면 안 돼'* 또는 어떻게 말하는가? 자신의 NCB를 찾았다면, 다음의 인지 타당성(VoC) 테스트를 사용하여, NCB의 강도를 평가한다.

VoC 테스트: 눈을 감고 NCB에 주의를 기울이며 큰 소리로 말한다. 그런 다음 이 말이 논리적이 아닌 감정적으로 얼마나 진실로 느껴지는지 평가한다. 0% (전혀 사실이 아닌 것 같음)에서 100% (완전히 사실이라고 느낌)까지의 척도를 사용하여, 그 말의 신뢰도에 대한 점수를 매긴다. 이 숫자를 기록하고, 정기적으로 VoC 테스트를 실시한다. VoC 테스트는 진행 상황을 추적하는 데 유용한 방법으로, NCB가 약화되고 있는지 여부를 평가할 수 있다. 특정 사건을 더 많이 해결할수록, NCB가 진실이 아니라고 느껴질 만큼 약해진다. NCB가 약해짐에 따라, 실패에 대한 두려움 또한 줄어든다는 것을 알게 될 것이다. VoC를 10% 미만으로 낮추는 것을 목표로 한다. NCB 및 VoC 테스트에 대한 자세한 설명이 필요한 경우, **1부 5장**을 참조하기 바란다.

2. **탐색 작업:** 언제 실패에 대한 두려움을 느끼는가? 이 두려움이 활성화되는 가장 분명하거나 좋은 예시는 무엇인가? 처음으로 이 두려움을 느꼈던 때는 언제인가? *'X가 일어나는 순간, 나는 Y를 느낀다'*라는 표현을 사용하여, 관련된 모든 사건들의 목록을 작성한다. 각 사건을 짧게(10-20초 정도) 만들어, 사건당 크레센도가 하나만 있게 설정한다. 발표 불안을 예로 들면, 여러 순간에서 불안함을 느낄 수 있다. 발표 순서가 되었다고 이름이 불린 순간, 자리에서 일어서는 순간, 무대를 향해 걸어가는 순간, 무대에서 청중을 바라보는 순간 등이 그 예이다. 이러한 각각의 순간이 하나의 특정 사건이 된다. EFT로 목록에 있는 모든 사건들에 대한 반응을 중화한다. 목록 안에 최소 10-20개의 특정 사건을 작성한다. 그 사건에 대해 강도가 아직 0은 아니지만, 5 미만이 될 때까지 EFT를 적용한 후, 스스로에게 NCB가 영향을 미치고 있는지를 묻고,

그때의 순간을 재연했을 때 어떻게 느끼는지를 알아차린다. 그런 다음, 이전에 특히 생애 초기에 이런 느낌을 받은 적이 있는지 스스로에게 묻는다(어린 시절일수록 더 좋다). 가능하다면, 생애 첫 6-7년 동안 있었던 사건들이 무엇인지를 파악한다. 파악한 모든 사건을 중화한다. 현재에 일어난 사건만 아니라 과거에 동일한 방식으로 느꼈던 사건도 찾아 이 방식으로 EFT를 더 많이 적용하면 더 빠른 결과를 보게 될 것이다.

3. **하루 중 최악의 순간(The WMOMD) + 증상-중심 EFT:** 공연이나 수행을 하기 전(몇 시간이든, 며칠이든, 몇 주이든)에 불안이 느껴지면 그 즉시 EFT를 적용한다. 강도가 사라져서, 0이 되는 것을 목표로 한다(이는 대개 일시적이다). 더 많이 적용할수록, 스트레스 반응은 멈추게 되어 이 자체만으로도 긍정적 효과가 있다.

하지만, 두려움의 근본 원인, 즉, 실패에 대한 두려움을 불러일으킨 특정 사건을 해결하는 것이 훨씬 더 효과적이다. 그 사건을 찾기 위해, 두려움이 느껴질 때마다 어떤 양상 또는 세부사항이 지금 당신을 가장 불안하게 만드는지를 스스로에게 묻는다. 예를 들어, 발표를 할 때 모든 청중들의 시선이 당신에게 집중된다고 느낄 때 불안감을 느낄 수 있다. 이 경우, 이전에 이런 경험을 했던 사건의 가장 좋은 예시를 찾는다. 그런 다음 그 특정 사건이 완전히 편안해질 때까지 '모든 사람들의 시선이 나에게 집중된다.'는 양상만 아니라 이 사건 전체의 다른 모든 양상들에 대해서도 EFT를 적용한다. 이러한 두려움은 절대 하나의 양상 때문에 생기지 않는다. 대부분 자신이 부족하다는 생각(NCB)을 비롯한 다른 많은 양상들과 관련이 있다. 이 사건에 대해 두려움의 강도가 아직 0은 아니지만, 5 미만이 될 때까지 EFT를 적용한다. 그 사건을 다시 떠올리고 NCB가 영향을 주고 있는지를 확인한다. 만약 여전히 영향을 준다면, 어린 시절 중 언제 이런 느낌을 받았는지를 스스로에게 묻는다. 가장 먼저 떠오른 기억들이 관련이 있다. 그 사건에 대한 반응을 완전히 중화하고, 모든 양상이 0이 되었는지 제대로 테스트한다. 이렇게 하면 스트레스 패턴의 여러 순간들을 효과적으로 다룰 수 있다. 이것이 원하는 결과를 얻는 가장 빠른 길이다.

4. **내면 대청소:** 마무리 청소를 위해, 아직 해결하지 못한 과거의 사건, 특히 NCB와 관련된 부정적 감정이 남아 있는 사건들의 목록을 만들고, 시간을 내어 EFT로 중화한다.

G

임신

Gestation

EFT는 불임, 낙태, 유산 및 출산 외상(traumatic birth)과 같은 임신과 관련된 모든 외상을 다루는 효과적인 방법이다. 이 장에서는 EFT로 해결할 수 있는 감정 원인에 초점을 맞춰 논의하고자 한다.

불임의 주요 감정 원인은 여성과 남성 모두의 만성 스트레스이다. 만성 스트레스는 다양한 문제로 인해 발생할 수 있으며, 이는 자녀를 갖고자 하는 욕구와 관련이 있을 수도 있지만, 그렇지 않을 수도 있다. 즉, 모든 유형의 감정 갈등으로 인해 불임이 될 수 있다. 그 밖에, 임신을 시도하고 있는데 바로 임신이 되지 않으면 종종 스트레스를 받는다. 임신 시도만 아니라 임신과 관련하여 스트레스를 준 사람이 있다면, 관련 모든 순간에 EFT를 적용해야 한다. 여기에는 아기나 아이가 있는 다른 사람들을 보는 순간, 친구의 출산 소식을 듣거나 다른 사람들이 임신을 한 이야기를 듣는 순간도 포함될 수 있다. 주류 의학은 부부가 최소 1년 동안 임신을 시도한 후에야 불임의 원인이 될 만한 요소들을 치료하기 시작한다. 그러나 그렇게 오래 기다릴 필요가 없다. 이 문제가 감정과 관련될 수 있다는 것을 깨닫는 즉시, 시간을 내어 EFT로 다루면 된다. 아직 임신을 하지 않았다면, 성적 학대나 강간, 포경수술 및 사랑하는 사람, 파트너 또는 반려동물의 사망(혹은 죽음에 대한 두려움)과 관련한 과거의 특정 사건들을 찾는 것이 도움이 될 수 있다. 특히 여성의 경우, 여성으로서 느끼는 갈등을 다루는 것이 도움이 될 수 있다. 이러한 갈등은 대개 어떤 남성(주로 파트너)에게 존중받지 못하거나 모욕이나 망신, 비방을 당했을 때 느꼈던 감정과 관련이 있을 수 있다. 또한 성적 특성(sexual nature)의 영역 상실 갈등이 영향을 줄 수 있다. 특히 남성의 경우, 영토 갈등이나 자기 폄하 갈등이 원인일 수 있다.

원치 않은 임신이나 낙태로 인한 스트레스를 받을 수도 있다. 원치 않은 임신을 한 경우, 임신을 알게 된 순간과 다른 사람들의 반응 및 관계 문제, 스트레스 반응을 유발할 수 있는 이전 상황들을 포함한 모든 세부 사항을 EFT로 다룬다. 낙태의 경우, 아이를 원하지 않는 사람들에게는 안도감을 줄 수도 있지만, 외상이나 죄책감, 수치심 및 다른 형태의 스트레스를 유발할 수도 있다. 의료 절차 자체가 종종 충격이 되기도 한다. 다시 말하지만, 파트너, 가족, 친구 및 다른 사람들의 태도나 반응, 이전 경험을 포함하여 스트레스 반응을 유발하는 모든 순간을 다뤄야 한다.

마지막으로, 유산과 출산 외상 또한 많은 스트레스를 유발할 수 있다. 다시 강조하자면, 문제가 있다는 것을 깨달은 순간, 다른 사람들의 반응 및 관련된 이전 경험을 포함하여 스트레스 반응을 유발한 특정 순간들을 찾아야 한다.

EFT 접근법

신체 문제가 있다면, 이는 특정 감정 갈등을 나타내는 것일 수 있다. 이 경우에는, 이 장의 다른 항목의 지침을 참조할 수 있다. 예를 들어, 피부 발진이 있다면, 분리 갈등이 있음을 암시한다. 근골격계 문제가 있다면, 자기 폄하 갈등을 해결하는 것이 좋다. 근육 약화나 마비를 경험하거나 뇌전증 발작을 일으키는 경우, 해결해야 하는 운동 갈등이 있을 수 있다.

그러나 신체 증상은 없고, 심리 스트레스 증상만 나타날 수도 있다. 이 경우에는, 다음과 같이 문제를 해결할 수 있다.

1. **하루 중 최악의 순간**(The WMOMD): 스트레스 유발 원인과 스트레스를 받는 특정 순간을 찾은 다음 EFT로 해당 순간을 해결한다. EFT를 적용하여 그 순간의 강도를 아직 0은 아니지만 5 미만으로 낮추고, 과거에 같은 감정을 느꼈던 다른 사건을 찾아 그 순간에 대해 EFT를 적용한다. 일반적 스트레스만 아니라, 임신을 위한 노력과 관련된 스트레스, 불임 또는 낙태 결정에 대한 다른 사람들의 반응과 같은 임신이나 출산과 관련된 스트레스를 해결하려면 이 접

근법을 사용한다.

2. **외상에 집중하기:** 임신이나 출산과 관련된 외상 사건의 목록을 작성한다. **외상후 스트레스장애** 항목에서 외상 해결에 대한 자세한 지침을 참조한다. 혼자서도 다룰 수 있는 외상 사건을 한 번에 하나씩 EFT로 해결해 본다. 만약 심각한 외상을 겪었다면, 숙련된 EFT 전문가의 도움을 받는 것을 추천한다.

3. **부정적 핵심 신념(NCB):** 인생에서 무엇인가 원하는 대로 풀리지 않거나 어떤 식이든 실패하고 있다고 느낀다면, NCB가 지금 느끼는 스트레스에 주요한 영향을 미치고 있는 것이 확실하다. NCB와 관련이 있다면 임신이나 출산과 관련이 없는 순간까지도 모두 포함하여 다룬다. 자신이 부족하다고 느끼는 순간(또는 자격이 없거나, 어울리지 않는다 등)의 목록을 만들고, 이를 EFT로 중화한다. 또한, NCB를 배운 과거(이상적으로는 생애 첫 6-7년)의 특정 순간을 찾고, 그 순간들을 EFT로 해결한다.

4. **내면 대청소:** 마무리 청소를 위해, 살면서 스트레스를 받았던 부정적 경험들의 목록을 가능한 한 많이 작성하는 것이 좋다. 적어도 일주일에 몇 번은 이러한 사건을 해결하기 위해 시간을 내고, 그때마다 스트레스를 받은 순간 한두 개에 대해 EFT를 해보자.

   도움말: 현재 임신 중으로, EFT로 스트레스를 해소하길 원하지만, 과거 스트레스 순간을 떠올릴 때 느낄 스트레스 반응으로 뱃속의 아기가 고통받을까 봐 두려운가? 그렇다면, 다음과 같은 방식으로 EFT를 적용하는 것을 추천한다.

- **표준 EFT:** 수용확언에 태아가 무엇을 느끼든 아기와는 무관하다는 것을 분명히 알려주는 내용을 포함한다. 이것은 엄마와 관련이 있는 느낌으로, 엄마가 해결해야 할 부분이다. 예를 들면, '*비록 아기가 내 긴장이나 감정을 느낀다고 해도, 이것은 아기와는 전혀 상관이 없으며, 아기는 이것에 대해*

다룰 필요가 전혀 없습니다. 엄마인 내가 이것을 스스로 해결하고 있습니다. 나는 아기를 사랑하고, 나 자신을 온전히 받아들입니다.'

- **옵티멀** EFT: 보이지 않는 치유자와 함께 명상을 하면서, 보이지 않는 치유자에게 태아가 느끼는 감정이 태아와 아무런 관련이 없으며, 엄마가 하고 있는 치유 작업과 관련이 있다는 것을 태아에게 설명해 달라고 요청한다.

H

치유 증상

Healing Symptoms

주류의학에서는 치유 단계에서 나타나는 많은 증상을 질병으로 진단하는 경우가 많다. 그래서 우리는 치유 증상에 대해 장을 따로 할애하여 설명하기로 결정했다. 사람들은 진단을 받게 되면 종종 두려움과 걱정을 (흔히 상당한 정도로) 느끼는데, 이 감정들이 치유 과정을 방해할 수 있다. 사람들이 증상들에 대한 이러한 걱정을 덜고 두려움을 떨쳐낼 수 있도록, 치유 단계와 이 단계에서 경험할 수 있는 증상의 징후들에 대해 자세하게 설명하고자 한다.

치유란 무엇일까? 각종 사전과 온라인 사이트에서는 '건강하게 만들기'를 비롯해 '병에서 회복하기', '다시 건강해지는 과정', '건강해지기', '회복' 등으로 정의한다. **1부 5장**에서는, 하머의 발견을 비롯하여, 갈등이 해소된 후 치유 단계 동안 어떤 일이 일어나는지에 대한 그의 설명을 소개했다. 몸에서 일어나는 일을 하머의 관점으로 바라보면 완전히 다른 그림으로 보게 된다. 치유 단계 중에 발생하는 증상을 주류 의학과는 전혀 다른 방식으로 해석하기 때문이다. 당신은 이 증상들을 문제로 보는 대신, 그저 몸이 치유되는 신호라는 것을 알기 시작할 것이다. 치유 단계를 더 많이 이해할수록, 근본적인 감정 원인을 더 쉽게 파악할 수 있게 된다. 또한 몸이 나빠지는 것이 아니라 치유되는 중이라는 것을 알기 때문에, 몸이 고장 났다는 두려움에서 벗어나 마음을 놓을 수 있다. 치유 단계 동안 몸은 스스로 적절한 프로그램들을 작동시키기에 특별히 무언가를 할 필요는 없지만, EFT를 하면 매우 도움이 된다. 우리의 주요 관심사는 두려움과 통증이다. 이 두 가지는 심각하고 두렵게 느껴질 수 있어서, 회복 단계 동안 나타나는 모든 증상들과 더불어 이 기간을 헤쳐 나가는 것을 방해할 수 있다. 먼저 EFT로 두려움을 떨쳐 내는 것을 목표로 한 다음, EFT로 통증을 다루는 데 집중한다.

또한 치유 단계에 접어들 수 있을 만큼 갈등을 충분히 해결해도, 이것이 근본적인 스트레스 패턴을 해결한 것은 아니라는 점을 알아야 한다. 향후 유사한 갈등에 의한 (갈등-활성 단계와 치유 단계의 반복, 연관된 모든 증상들을 포함한) 재발을 피하려면, 스트레스 패턴을 완선히 해결할 수 있도록, 이 패턴을 유지하는 특정 사건들을 파악하고 EFT로 중화해야 한다.

'질병'에 대한 정의를 찾아보면, '치유'에 대한 것보다 훨씬 더 많은 의미를 찾을 수 있다. '이상', '건강 장애', '신체 장애', '결함', '종종 세균에 의해 발생하는 신체 및/또는 마음의 기능 장애', '건강 문제'와 같은 다양한 설명을 찾을 수 있으며, 다음과 같은 긴 설명을 찾을 수도 있다. '신체 조직의 기능에 해로운 영향을 미치는 신체의 모든 과정으로, 몸과 마음의 기능적 균형을 깨트리고 그 결과 이 균형을 회복하는 반응을 일으킨다.'

요컨대, 일반적으로 질병은 신체에 무언가 이상이 생겨서 발생하는 것으로 알려져 있다. 하지만 정말 그럴까? 하머의 자연의 다섯 가지 생물학적 법칙을 살펴보면, 하머는 신체의 장기와 조직이 아무런 문제가 없을 때는 정상적으로 기능하지만, 충격적인 감정 갈등을 겪게 되면 이를 극복하는 데 도움이 되는 특별한 기능이나 프로그램을 채택한다는 사실을 발견했다. 따라서, 신체는 문제 상황에 직면할 때 다르게 기능한다. 이것은 몸에 이상이 생겼다는 의미가 아니다. 오히려 모든 것이 계획대로 진행되고 있다는 증거다. 감정 갈등이 해소되면, 신체는 동반 증상과 함께 치유 단계에 들어가며 신체의 균형과 정상적 기능은 되살아난다. 불행히도 주류의학에서는 치유 단계의 증상을 질병으로 분류하는데, 이 과정에서 특히 심각한 진단을 받게 되면 불필요한 스트레스가 많이 유발된다. 진단이나 예후 또는 치료법에 대해 불안감을 느끼는 경우에는, EFT로 이 불안감을 해결해야 한다. 질병과 관련된 모든 것이 위협으로 인식될 수 있고, 이로 인해 갈등이 더 많이 발생하면 신체에 더 많은 반응을 일으킬 수 있다.

만약 주요 갈등의 치유 단계를 거치는 동안 심각한 진단을 받아 충격을 받으면, 치유 단계에서 강렬한 반응이 일어나 생존 가능성이 더 낮아질 수 있다. 그러나 증상이 그저 신체 생존 프로그램의 일부임을 이해하고 증상을 완전히 다른 관점에서 바라본다면, 이는 실제로 생존 가능성을 높여주기 때문에 두려워할 필요가 없다는 것을 깨닫게 될 것이다. 감정적으로 충격적인 사건을 겪을 때, 신체는 먼저 그 사건에 대처하기 위해 (갈등-활성 단계 동안) 특별한 기능 또는 프로그램으로 전환한다. 그리고 갈등이 해결되면, 회복 기능으로 전환한다. 이와 같은 신체의 관련 반응들은 문제가 아닌, 해결책의 일부이다.

아래에서는 갈등-활성 단계와 치유 단계의 특징에 대해 설명한다(**1부 5장** 그림 7 참조).

갈등-활성 단계: 심리 증상에는 스트레스와 긴장감, 문제에 대한 충동적 사고, 수면 부족 등이 있다. 고혈압과 심박수 증가, 수면 장애, 체중 감소, 손발이 차가워지고, 식욕이 거의 또는 전혀 없으며, 아드레날린과 코티솔과 같은 스트레스 호르몬 수치가 증가할 수 있다. 장기 또는 조직 수준에서는 세포 증식 또는 소실이 있을 수 있으며, 이때 겪은 감정적 충격의 유형과 관련 조직에 따라, 영향을 받는 장기나 조직의 기능이 항진되거나 저하된다. 이러한 변화는 프로그램의 생물학적 이유를 살펴보면 이해가 된다. 예를 들어, 분리 갈등의 경우, 갈등-활성 단계에서는 피부의 감각을 둔하게 하여, 결손 부위 또는 원치 않는 피부 접촉을 잊게 하는 데 도움이 된다.

치유 단계: 사람들은 보통 갈등이 끝난 것에 대한 안도감을 느낀다. 일어났던 일에 대해 평온함을 느끼며, 심지어 용서하고 잊을 수 있다고 느낄 수도 있다. 신체적으로는 피로감을 느끼고, 잠을 더 자야 하며 두통이 있을 수 있다. 치유는 항상 유동적 환경에서 일어나므로, 치유 1단계 동안에는, 갈등의 영향을 받는 장기나 조직(해당 장기나 조직을 제어하는 뇌 부분 포함)에 부종(부기)과 통증을 유발하는 염증이 있을 수 있다. 아침에 일어났을 때 눈이 붓고, 손과 발이 부을 수도 있다. 체액 정체는 일시적인 체중 증가로 나타날 수 있다. 열이나 감염이 있을 수도 있다(치유를 돕기 위해 미생물이 증식할 수 있기 때문이다). 따라서, 모든 감기 및 독감 증상과 장기, 관절 또는 피부의 염증(예: 피부 발진)은 치유 단계에 있다는 신호이

다. 보통 식욕이 돌아오고, 손과 발이 다시 따뜻해지며, 혈압과 심박수가 정상으로 돌아온다. 영향을 받은 장기나 조직에서 세포 소실 또는 증식(갈등-활성 단계에서 일어난 것과 반대)이 발생하며, 기능을 회복한다.

치유 고비: 심리적으로, 갈등-활성 단계에서 경험했던 감정이 잠시 동안 폭발하는 것을 경험할 수 있으며, 이는 두려움이나 분노 발작, 악몽 또는 몽유병으로 나타나기도 한다. 장기 수준에서는 천식 발작이나 편두통, 구토, 현기증, 경련 때로는 뇌전증 발작이나 발작과 같이 현저하게 눈에 띄는 증상이 잠깐 동안 나타날 수 있다. 오한과 식은땀이 날 수도 있다. 기침을 하거나 대변 또는 소변을 볼 때 (치유 과정의 부산물을 배출하기 위해) 혈액이 섞여 나오거나 코피가 날 수 있다. 그러나, 대부분의 경우 가벼운 두통이나 딸꾹질, 눈꺼풀 경련, 재채기, 기침, 피로 및 평소보다 긴 수면과 같이 증상들이 경미하게 나타나거나, 이를 모른 채 지나갈 수도 있다.

치유 고비를 넘기면, 신체가 정상 기능을 회복하면서 증상이 호전된다. 알아차리지 못할 수 있지만, 치유 2단계의 특징은 배뇨 증가로, 이는 치유 1단계 동안에서 정체되어 있던 체액이 배설되기 때문이다. 대체로, 몇몇 갈등의 치유 단계는 3개월에서 6개월 혹은 때때로 더 오래 걸릴 수 있지만, 일반적으로 증상의 강도는 급격히 감소한다. 만약 증상이 심각한 상태로 더 오랫동안 유지되면, 이는 두려움 및/또는 치유 고비 증상의 심각성이 유발 요인이 되어 치유 단계에 갇혀 있음을, 즉 치유 단계가 '지연'되어 끝나지 않는 것임을 보여주는 것일 수 있다. 그러나, 초기 유발 요인부터 해결까지의 전체 과정은 매우 짧을 수도 있으며, 단 몇 분 안에 이뤄질 수도 있다.

치유 증상의 예시

다음은 치유 단계 동안 나타날 수 있는 증상 유형의 예시다.

일반적인 증상들

- **어지러움:** 단기 어지럼증은 치유 고비의 흔한 징후다. 만약 쓰러지는 경향이 있다면 그 방향에는 의미가 있으며 그 갈등이 '어머니 또는 자녀' 혹은 '파트너'와 관련이 있는지를 파악하는 데 도움이 될 수 있다. 먼저, 왼손잡이 또는 오른손잡이인지를 확인해야 한다. 생물학적인 손과 '어머니 또는 자녀' 대 '파트너' 쪽에 대한 설명은 부록 3을 참조하기 바란다. 오른손잡이의 경우, 왼쪽으로 쓰러지려는 경향은 '어머니 또는 자녀'와 관련된 갈등의 가능성을 보여주고, 오른쪽으로 쓰러지려는 경향은 '파트너'와 관련된 갈등을 의미한다. 왼손잡이의 경우는, 그 반대이다. 왼쪽으로 쓰러지려는 경향은 '파트너'와 관련된 갈등을, 오른쪽으로 쓰러지려는 경향은 '어머니 또는 자녀'와 관련된 갈등을 의미한다. 앞으로 또는 뒤로 쓰러지는 것은 이와 관련이 없다.
- **열:** 모든 열은 치유 단계 동안 발생한다. 발열은 특정 원인이나 감정 갈등으로 생기지 않는다는 점에서 일반적인 증상이다. 염증이나 감염이 있을 때마다 열이 날 수 있으며, 이는 치유 단계의 자연스러운 부분이다. 치유 고비에서, 열이 가장 높아지기도 하는데, 이때 오한과 식은땀을 동반할 수 있다.
- **두통:** 경도에서 중등도 수준의 두통은 신체가 치유 단계에 있다는 신호인 반면, 두통이 심한 경우나 편두통이 있는 경우는 치유 고비의 일부임을 의미한다. 두통은 특정한 근본적인 감정 원인과 관련이 있기보다는 단순히 갈등이 해결되어 치유되고 있다는 신호다. 편두통의 경우, 아래를 참조하기 바란다.
- **염증:** 염증은 흔한 치유 증상 중 하나이다. 염증 반응은 심할 수 있는데, 이로 인해 불안과 심한 통증을 느낄 수 있다. 특히, 두려움과 통증은 그 자체로 유발요인이 되어, 스트레스를 유지시키고 치유 단계에서 벗어나는 것을 방해할 수 있다. 그래서 항상 EFT로 최선을 다해 두려움과 통증을 해소하고, 이들을 줄이기 위해 다른 조치들도 취해야 한다. 만약 무언가로 인해 불안감을 느낀다면, 무엇보다 불안을 해결하는 것을 우선시해야 한다. 모든 형태의 염증에 대해 논의할 수는 없지만, 피부와 관련이 있는 염증의 경우 **Z. 여드름과 피부 다른 문제들** 항목을 참조하기 바란다.

- **기관지염:** 기관지염은 기관지의 점막에 영향을 미치는 영역 공포 갈등 또는 충격-공포 갈등의 치유 단계 동안 발생할 수 있다. 예를 들어, 영역(직장이나 배우자 등)이나 해당 영역에서의 자신의 위치를 잃는 것에 대해 두려워할 수 있다.
- **기침:** 목구멍, 후두 또는 기관지에 영향을 미치는 갈등의 치유 고비 중에 기침을 할 수 있다. 간지럽고 가려운 기침을 하거나 점액을 토할 수도 있다. 근본적인 감정 원인은 영역 공포 갈등, 충격-공포 갈등 또는 말문 막힘 갈등일 수 있다. 갈등을 야기하는 구체적 사건의 예로 직업, 사업, 돈, 집이나 파트너와 관련된 두려움이 있다. 또는 나쁜 소식을 듣게 될까 봐 두렵거나 말하기가 두렵거나 말할 수 없거나 말할 의향이 없는 등 끔찍한 일이 일어날지도 모른다는 두려움이 포함될 수 있다.
- **건초열:** 알레르기는 항상 꽃가루, 집먼지 진드기 배설물 등과 같은 반복적인 유발 요인으로 인해 발생한다. 알레르기는 무작위로 이물질을 표적으로 삼는 면역 반응이 아니라 과거 심각한 감정 상황의 한 양상인, 어떤 유발 요인에 대한 반응이다. '알레르기' 반응은 스트레스 반응의 징후로, 알레르기 유발 물질에 의해 촉발되며 그것이 과거 속상했던 사건을 떠올리게 한다. 건초열을 유발하는 근본 갈등의 유형은 코막힘이나 비염, 부비동염을 유발하는 원인과 같다(아래 참조).
- **치질:** (가장 흔한) 표재 치질은 정체성 갈등(자신이 어디에 속해 있는지 또는 어떤 결정을 내려야 할지, 어떤 파트너를 선택해야 할지 알지 못함)의 치유 단계에서 나타난다. 드물게, 영역 분노 갈등의 치유 단계 동안 발생한다. 치유 고비에서 출혈이 있을 수 있으며, 어쩌면 오한을 느낄 수도 있다. 만약 수의 항문 근육 또한 영향을 받으면, 괄약근 연축(뒤무직, 후중)이 발생할 수 있다. 드문 경우지만, 내치핵은 덩어리 갈등[소화할 수 없는 분노, 불쾌한 것을 없앨 수 없는 것('똥')]의 치유 단계에 나타난다.
- **후두염:** 후두염은 영역 공포 갈등, 충격-공포 갈등 또는 말문 막힘 갈등의 치유 단계 동안 발생할 수 있으며, 이는 후두에 염증을 일으켜 쉰 목소리, 기침, 발열 및/또는 통증을 유발한다. 이는 또한 자신을 표현할 엄두를 내지 못하거

나 표현할 수 없는 말문 막힘 갈등 때문에 생길 수도 있다. 이때에는 *'말문이 막혔다, 말이 목구멍에 걸렸다'*와 같이 느낄 수 있다.

- **후각 상실**: 비염이 있는 경우에도 후각을 상실할 수 있다. 비염이 없는데도 후각을 상실한 경우라면 악취-냄새 갈등의 갈등-활성 단계에 있다는 것을 의미할 수 있다. 이는 냄새가 나는 것이나 (위험이 있는지 및/또는 위험이 어디에서 오는지를 찾기 위해) 냄새를 맡을 수 없기 때문에 스트레스를 받을 수 있다는 뜻이다.
- **미각 상실**: 비염으로 인해 미각도 상실할 수 있다. 비염이 없는데도 미각을 상실했다면 이는 미각과 관련된 갈등을 직면하고 있음을 의미한다. 미각 상실은 매우 불쾌한 것을 맛보았을 때 나타날 수 있는데, 종종 미각과 관련 있는 비유를 쓸 수 있는 상황에서 발생한다. 어떤 일로 인해 입맛이 쓰거나 떫다는 표현을 쓰는 상황이 그 예이다.
- **편두통**: 편두통은 짧고 강렬한 여러 종류의 갈등의 치유 단계 동안 경험할 수 있으며, 치유 고비 중에 가장 강하게 나타난다. 근본 갈등은 보통 악취-냄새 갈등과 무력감 갈등의 조합이다. 부당하다고 느끼지만 방어할 수 있는 힘이 없다고 느끼는 상황으로 *이것은 옳지 않아(구린내가 나). 하지만 나는 아무것도 할 수 없어*라고 생각할 수 있다. 가능한 또 다른 갈등으로는 충격-공포 갈등이나 영역 공포 갈등, 전방-공포 갈등, 저항 갈등 또는 물기 갈등이 있다.

  참조: 편두통의 경우, 치유 고비 중 편두통이 생기기 이전인 갈등-활성 단계에서 특히 눈 뒤에서 통증을 느낄 수 있다. 갈등-활성 단계에서는 통증이 없지만 치유 1단계에서는 통증을 많이 느끼고, 치유 고비에서는 통증이 약간 또는 전혀 없다가 치유 2단계에서 통증이 감소한다.
- **근육통**: 근육통은 자기 폄하 갈등의 치유 단계에서 나타나는 증상이다. **B. 뼈, 근육 및 힘줄** 항목을 참조하기 바란다.
- **근골격계 증상**: 이 증상에 대한 설명은 **B. 뼈, 근육 및 힘줄** 항목을 참조하기 바란다.
- **코막힘, 비염, 부비동염**: 악취-냄새 갈등의 치유 단계 동안 코막힘, 콧물, 눈 가려움과 눈물, 재채기 증상이 있거나 부비동 안에 부종이 생길 수 있다. 악취-

냄새 갈등은 어떤 냄새를 맡고 싶지 않은 것과 관련되며, *'구린내가 나, 여기서 뭔가 이상한 냄새가 나는데'* 또는 *'이 냄새가 아닌데'*와 같은 비유적 표현을 쓰는 상황과도 종종 관련이 있다. 악취-냄새 갈등은, 예를 들어, (위험한) 어떤 일이 언제 일어날지 냄새를 맡을 수 없는(또는 알지 못하는) 상황과 같이 낌새를 알아차릴 수 없는 경우에도 발생할 수 있다. 이는 개가 냄새를 감지하기 위해 코를 공중으로 향하는 것과 비슷하다. 증상이 지속되거나 (치유되지 않은 갈등으로 인해) 재발하면, 주류 의학에서는 이를 알레르기 비염 또는 건초열로 진단할 수 있다.

- **인두염(인후염)**: 인후 점막에 영향을 미치는 분리 갈등의 치유 고비 중에 발생할 수 있다. 이 갈등은 문자 그대로나 비유적으로나 무언가를 삼키고 싶지 않거나, 무언가를 다시 내뱉고 싶어 하는 것과 연관될 수 있다. 예를 들어, *'신물이 나'* 또는 *'이건 삼키기 힘들어'*라고 말할 수 있다.
- **폐렴**: 이것은 죽음 공포 갈등의 치유 단계에서 발생할 수 있으며, 허파꽈리(폐의 작은 공기 주머니)에 영향을 미친다. 진단이나 예후에 대한 충격으로 종종 생긴다. 자세한 내용은 **폐질환** 항목을 참조하기 바란다.
- **피부 증상**: 이 증상들은 **Z. 여드름과 다른 피부 문제들** 항목의 설명을 참조하기 바란다.
- **재채기**: 악취-냄새 갈등의 짧은 치유 고비 단계 동안 재채기를 할 수 있다.

EFT 접근법

치유 단계 안에 갇히지 않고 그 단계를 마무리하여 신체가 건강한 균형을 되찾도록 하는 것이 중요하다. 치유 증상이 나타나는 것은 치유 단계로 들어갈 수 있을 만큼 갈등을 충분히 해결했다는 신호이다. 즉, 이 치유 단계를 지나가는 것 외에 다른 무언가를 '할' 필요가 없다.

그러나, 치유 증상이 주기적으로 발생한다면, 반복되는 유발요인이 있다는 것을 암시한다. 이 유발요인으로 인해 스트레스 반응은 계속 재활성화되고, 이 증상 사이클은 반복된다(그래서 스트레스가 유발되면, 갈등-활성 단계로 돌아가고, 갈등이 해결되면 치유가 되지만, 다시 스트레스가 유발된다). 그런 경우, 근본적인 감정 원인이 무엇인지 파악하고 이를 해결하는 것이 중요하다. 이는 근본적 스트레스 패턴과 유발 요인을 찾아내어 해결해야 함을 의미한다. 그것은 EFT를 제대로 적용하면 가능하다. 또한, 정기적으로 일상 속 스트레스 유발 요인에 EFT를 적용하면 부정적 감정이 쌓이지 않게 되어, 지나치게 강한 감정적 반응이 나타날 확률이 낮아져 격렬한 치유 단계를 거칠 가능성을 낮출 수 있다.

치유 증상이 여전히 격렬하다면, 먼저 (필요할 때마다 증상-중심 EFT를 사용하여) 치유에 에너지를 집중하고, 그 후 기분이 나아지면 근본적인 감정 원인과 스트레스 유발 요인을 해결하는 데 시간을 할애할 수 있다.

권장하는 접근 방식은 아래와 같다.

1. **증상-중심 EFT:** 증상과 진단 또는 예후와 관련하여 느끼는 두려움이 무엇이든 EFT를 적용하여 중화한다. 두려움에서 벗어나는 것은 회복으로 가는 가장 빠른 길이다. 증상들이 경미하든 심각하든, 이는 치유 과정의 자연스러운 한 부분이며 몸에는 문제가 없다는 점을 기억하는 것이 중요하다. 두려움에서 벗어날 수록, 회복은 더욱 빨라진다. 물론, 질병의 증상을 이런 관점으로 바라보는 것이 아직 익숙하지 않기 때문에 이는 어려울 수 있다.

   또한, 자신이 혼자라고 느끼거나 지지받지 못한다고 느끼는지, 버림받았거나 제대로 또는 전혀 돌봄을 받지 못한다고 느끼는지, 또는 자기 뜻대로 할 수 없거나 물 밖으로 나온 물고기처럼 느끼는지를 고려하는 것도 중요하다. 이런 느낌들은 의식적으로 인식하지 못할 수 있으므로, 무의식적으로 이를 느끼는지 여부를 깊이 생각해 보는 것은 중요하다. 이런 느낌들은 또 다른 갈등, 즉 실존 갈등으로 이어질 수 있다. 이 갈등은 더 많은 체액 정체를 야기하며, 더 많은 고통을 유발할 수 있다. 치유 증상이 강한 통증을 동반하는 심각한 상태라면, 거의 대부분 실존 갈등이 증상을 악화시키고 있는 경우이다. 이 접근 방식으로 이 감정과 느낌 및 관련된 특정 사건을 다뤄야 한다.

   당신의 모든 신체 증상에 대해 증상-중심 EFT를 적용한다. 증상들의 강도가 감소하는 것을 빨리 알아차릴수록, 회복 능력에 대한 확신도 더 커진다. 증상-중심 EFT는 근본적인 감정 원인을 다루는 대신 치유 단계에서 우선 순위인, 그 순간에 경험하는 신체 및 감정 증상만을 해결한다는 점을 다시 한번 강조하고 싶다. 근본적인 감정 원인과 과거의 특정 사건은 좀 더 나아진 이후에 해결할 수 있다.

통증은 그 자체가 유발요인이 될 수 있으므로, 최대한 편안하게 지낸다. 항염증제(디클로페낙)나 진통제(파라세타몰, 이부프로펜 등)는 치유 단계를 방해하여 그 기간을 연장할 수 있으므로, 가능하면 사용을 자제한다. 통증이 심하거나 열이 높으면 치유 증상 완화를 위해 다음과 같은 방법으로 교감 신경 스트레스 반응(스트레스 단계)을 자연스럽게 자극할 수 있다. 즉 (너무 많지 않은 양의) 홍차 또는 커피를 마시거나, 실내에서 가벼운 활동을 하거나, 차가운 공기를 마시며 산책을 하거나, 허브차(페퍼민트, 윌로우 바크, 세이지, 아니카 혹은 타임)를 마시는 것 등이 그 예이다. 만약 두통이 심하면, 머리에 냉찜질을 하여 열을 식히고, 찬 공기를 마시며 바깥에서 산책을 하고, 포도당(설탕)을 주기적으로 섭취한다. 좋은 마사지, 특히 발 마사지는 매우 도움이 된다. 마지막으로, 통증이 너무 심하고 스트레스가 많으며 다른 방법이 도움이 되지 않을 때는 진통제를 복용한다.

2. **탐색 작업:** 충분히 컨디션이 좋아졌다고 느끼면 진단, 예후 또는 제안된 치료법에 대해 스트레스를 받거나 두려움을 느꼈던 모든 특정 순간들에 대해 EFT를 적용한다. 처음 진단을 받았을 때, 의사가 예후를 설명하고 치료법을 제안했을 때, 친구와 가족 및 다른 사람들의 반응, 그리고 가지고 있는 증상에 관한 정보를 읽고, 듣고, 본 순간 등 두렵거나 충격을 받은 모든 순간들에 집중한다. 우리는 당신이 진단받은 것에 대해 아무나와 이야기를 하는 것은 권하지 않는다. 그보다는 이 상태에 대해 이야기를 나눌 수 있는 사람들을 선별하라. 다른 사람들이 느끼는 두려움은 당신에게 도움이 되지 않으며, 오히려 상황을 악화시킬 수도 있다. 가까운 사람들에게 지지를 받는 느낌은 도움

이 되지만, 당신이 받은 진단에 대해 끊임없이 이야기하고 동정 어린 눈빛과 '*너 괜찮아?*'와 같은 질문을 받는 것은 도움이 되지 않는다. 이것은 당신을 피해자와 비슷한 환자 역할을 맡도록 하기 때문이다. 그 역할은 당신에게 힘을 불어넣어 주지 않는다. 그러므로 그 상태에서 벗어나기 위해 할 수 있는 모든 것을 시도하기를 권한다.

3. **내면 대청소:** 치유 단계와 관련된 증상에서 회복된 후에는 위의 정보를 사용하여 관련된 갈등이나 특정한 사건이 있는지를 찾아내고, 다른 스트레스 유발 요인을 중화하여 치유 단계를 완료하고 갈등의 재발을 방지한다.

I

요실금

Incontinence

요실금, 소변 누출 및 야뇨증은 거의 대부분 영역 표시 갈등으로 인한 것이다. 이러한 상황은 수치심, 당혹감, 혹은 스스로 부족하다는 느낌을 초래할 수 있으며, 이는 결국 자기 폄하 갈등으로 이어질 수 있다. 영역 표시 갈등은 경계를 설정하고 '장소를 표시'할 수 없을 때 발생할 수 있다. 동물들은 이 갈등을 대개 문자 그대로 경험하며 자신의 영역을 오줌을 싸서 표시하는 방식으로 반응한다. 인간은 일반적으로 비유적인 차원에서 영역 표시 갈등을 겪는다. 다른 사람들이 당신의 경계를 넘거나 존중하지 않는 경우가 있다. 이는 당신이 자신의 영역에 대한 경계를 정하지 않았거나, 경계를 명확하게 설정하지 않았기 때문일 것이다. 또는 경계를 정할 수 없거나, 감히 경계를 설정할 엄두를 내지 못하거나, 어디에 어떻게 선을 그어야 하는지를 몰라서일 수도 있다. 요실금은 압박감을 느끼거나, 자신의 결정에 대해 확신이 없어서 주변에 쉽게 영향을 받는 경우에도 발생할 수 있다.

이미 방광 조절을 할 수 있는 나이임에도 불구하고, 어린이(또는 십대)가 이불에 오줌을 싸면(야뇨증), 경계가 현저하게 침범을 당한 영역 표시 갈등을 경험했음을 암시한다. 불수의 배뇨는 영역 표시 갈등의 치유 고비 중에 발생하며, 주로 밤에 나타난다. 갈등은 가족 내의 새로운 상황(예: 이사, 부모가 별거하거나 새로운 파트너가 생긴 경우, 형제자매와의 경계 다툼, 더 이상 자신의 방이 없는 경우), 학교에서의 상황(예: 괴롭힘, 교사가 선을 지나치게 넘음, 친구와의 다툼, 새로운 학교) 또는 삶의 다른 영역(예: 스포츠 또는 취미)에서의 유사한 상황으로 인해 발생할 수 있다. 또한 아이가 야뇨증을 보일 때, 가족이 어떻게 반응하는지, 집이 아닌 다른 장소에서 자게 될 때 이 문제를 다른 이들에게 어떻게 알리는지 등도 관련이 있다. 이 상황은 그 자체로 아이에게는 너무나 속상한 일이어서, 다른 영역 표시 갈등을 유발하여 갈등을 지속시키거나 자기 폄하 갈등을 초래할 수 있다.

노인들은 요양원이나 병원의 요양 병동에 들어간 후에 요실금이 생길 수도 있다. 이곳에서는 경계가 종종 침범되는데, 예고 없이 사람들이 방에 들어와 잠을 깨우고 씻기고 옷을 입히는 식으로 사생활이나 경계를 존중하지 않는다. 또는 원하지 않는데도 다른 사람과 방을 같이 써야 할 수도 있다. 한편, 노인들은 스스로 화장실에 가기 위해 직원에게 도움을 요청하지 않아도 되도록 기저귀를 착용하게 되는 경우가 있다. 그러나 이는 결국 요실금을 유발할 수 있다. 이것이 다른 모든 종류의 감정갈등을 유발할 수 있다는 것은 말할 필요도 없다.

경계 문제는 소량의 소변을 보고 싶은 충동이 지속적으로 발생하는 과민성 방광을 가진 경우에도 영향을 미친다. 자신의 경계를 강화하기엔 너무 약해서 타인들이 이 경계를 존중하지 않으면, 소변을 보는 힘이 약할 수 있다. 소변을 보고 싶은 잦은 충동은 방광염(영역 표시 갈등의 치유 단계의 증상)에서도 발생한다.

어떤 이유로든 소변을 볼 수 없거나, 소변을 보는 것이 허용되지 않거나, 외부에 있어서 소변을 보기 힘든 경우(예: 공중 화장실이 더럽다든지 소변 보는 소리를 다른 사람이 듣는 것을 원하지 않아서)에는, (소변을 볼 수 있는) 집에 오는 것이 치유 단계로 바로 들어가는 안도감을 준다. 방광 근육이 상당한 수준의 경련을 일으켜, 배뇨 충동이 너무 커지면 제때에 화장실에 거의 갈 수 없다(또는 제때 가지 못할 수도 있다).

요실금이 발생할 수 있는 두 가지 상황이 더 있다. 예를 들어, 임신 후 복압 요실금(무언가를 들어올리거나 웃거나 재채기를 하거나 기침할 때, 소량의 소변이 새는 경우)과 전립선 수술 후의 요실금이 있다. 이 상황에서는, 방광과 관련한 자기 폄하 갈등(소변 누출 자체로 인함)이 영향을 준다. 결과적으로, 그것은 대개 일시적 증상을 동반하는, 자기 영속적인 갈등이 활성화된 것이다.

마지막으로, 설령 근본적인 감정 갈등이 없어도, 고령 자체가 요실금의 원인이 될 수 있다. 그러나 영향을 줄 수 있는 감정 스트레스를 파악하고 해결하는 것은 항상 의미가 있다.

EFT 접근법

당신의 경계가 언제 어디에서 침범되는지, 삶의 어느 영역 혹은 상황에서 이런 일이 벌어지는지 스스로에게 물어보자. 어쩌면 (학교, 직장 또는 가정과 같은) 환경에서 일어나는 상황일 수 있다. 다른 사람들이 당신의 신체와 가정, 생각과 아이디어, 시간에 대해 말이나 행동으로 어떻게 대하는지를 곰곰이 생각해 보라.

다음과 같이 접근해 보자.

1. **하루 중 최악의 순간**(The WMOMD): 누군가가 당신의 경계를 침범했던 특정 순간을 찾아 EFT로 그 순간을 해결한다. 가능한 한 자주 WMOMD에 대해 작업을 하면서, 동일한 감정 반응을 보였던 이전 사건을 찾아보는 시간을 갖는다. WMOMD의 강도가 5보다 낮지만 아직 0이 아니라면, 그 순간을 다시 떠올려 과거 언제 이런 느낌을 느꼈는지를 스스로에게 물어본다. 과거 사건과 WMOMD를 모두 중화한다. 또한, 요실금을 경험했던 순간과 그 기억을 떠올릴 때 느껴진 감정에 대해 EFT를 적용한다. 그 후, 이 경험과 관련한 자기 폄하 갈등을 해결한다. 임신이나 전립선 수술 후 요실금이 발생했다면 소변이 샌 경험에 대한 감정만 아니라, '나는 이제부터 요실금 환자야.'라는 신념에 대한 감정 및 다른 자기 폄하 갈등도 EFT를 사용하여 해결한다.

2. **내면 대청소**: 증상이 처음 시작된 시점부터 경계가 침범되었던 모든 특정 상황들을 목록으로 작성한다. EFT로 각 사건을 중화한다. 임신 또는 전립선 수술 후 생긴 요실금의 경우, 소변이 새는 경험을 했던 특정 사건과 더불어 그 문제를 발견하고 받은 충격, 의사 및 다른 사람들로부터 자신의 상태에 대해 들었던 모든 이야기, (인터넷 등에서) 이에 관한 정보를 접했을 때의 반응에도 유의한다. 또한, 요실금으로 인해 자존감에 영향을 받은 상황이 무엇이든 전부 중화한다.

3. **탐색 작업**: 다음 질문을 사용하여, 해당 스트레스 패턴의 기저에 있는 특정

사건을 찾는다. 즉, 경계를 설정할 수 없거나 설정해서는 안 된다는 것을 어떻게 배우게 되었는가?

- 경계를 설정하는 것이 옳지 않다고, 자신이 경계를 설정할 수 없거나 그럴 권리가 없다는 것을 어떻게 배웠는가? 누구로부터 배웠는가?
- 나는 어떤 부정적인 결론을 내렸길래, 나의 경계에 대해 말할 수 없거나, 말하고 싶지 않거나, 또는 말하는 것을 두려워하게 되었는가? 관련된 특정 사건을 찾아보자.
- 생애 첫 7년 중 이런 일이 일어났던 핵심적 순간은 언제였는가?

임신 또는 전립선 수술 후의 요실금이 있는 경우, 다음과 같이 자문한다. '이 병은 치료할 수 없다.', '이제는 이 병과 함께 살아가는 것을 배워야 한다.', 또는 '시간이 지날수록 증상은 악화될 것이다.'와 같은 생각들을 어떻게 하게 되었는가? 이와 같이 부정적으로 자신을 제한하는 신념들에 EFT를 적용하여 그 신념을 약화(그리고 결국 제거)한다.

4. **증상-중심 EFT:** 소변이 새는 것을 느끼거나, 소변이 샐까 두려움을 느끼는 순간에 경험하는 모든 감정이나 신체 감각에 그 즉시 EFT를 적용한다. 가능하면, 그 순간을 특정 사건으로 만들어 WMOMD 접근 방식을 사용하여 해결한다.

J

청소년 근간대 뇌전증

Juvenile Myoclonus Epilepsy

잔즈 증후군(Janz syndrome)으로도 알려진 청소년 근간대 뇌전증(JME)은 가장 흔한 전신 뇌전증 증후군이다. 일반적으로 10대부터 시작되며, 결신 발작, 근간대 발작 및 강직 간대 발작을 특징으로 한다. 유아와 어린이도 뇌전증 발작을 일으킬 수 있는데, 이는 양성 경련인 경우가 많다. 예를 들면, 어린아이들은 열이 날 때 열성발작을 일으킬 수 있다. 성인 역시 (종종 운동 갈등 또는 분리 갈등의 치유 고비 동안) 간질 발작을 일으킬 수 있다.

이 논의의 목적상, 연령에 따른 구분을 하지 않는 대신, 가장 흔한 세 가지 유형의 발작에 대해 주로 살펴볼 것이다. 우리는 (주류 의학에서 꼬리표를 붙이거나, 진단을 하는 것과 달리) 증상을 살펴봄으로써, 하머의 통찰을 사용하여 증상의 기저에 있는 감정적 근본 원인을 밝혀낼 수 있다.

발작에는 다음의 세 가지 주요 유형이 있다.

- **근간대 발작:** 종종 팔과 어깨에 있는 근육 또는 근육군의 짧은 경련성 수축인 연축을 수반한다. 이 유형의 발작은 운동 갈등의 치유 고비 중에 발생할 수 있으며, 어떤 상황에 갇혀 있다고 느끼거나, 무언가로부터 벗어날 수 없거나, 움직일 수 없거나 기꺼이 움직일 마음이 없을 때 발생할 수 있다.
- **결신 발작(소발작):** 결신 발작이 일어나면 보통 10초 미만의 시간 동안 짧고 갑작스러운 의식 소실이 발생한다. (넘어지지는 않지만) 하던 일을 멈추고 멍하니 허공을 응시한다. 다른 징후로는 눈꺼풀을 깜빡이거나 입술을 실룩거리거나 손가락을 만지작거린다. 그런 다음 빠르게 정상적 각성 수준으로 돌아와, 의식 소실이 있었다는 것을 기억하지 못한 채 하던 활동을 계속한다. 결신 발작

은 분리 갈등의 치유 고비 중에 발생할 수 있다. 눈꺼풀의 깜빡임은 (눈을 뜨고 감는 것을 할 수 없거나, 감히 그럴 엄두를 내지 못하는) 시각 운동 갈등의 치유 고비에서 나타나며, 입술의 실룩거림은 (누군가를 물고 싶지만 그렇게 할 수 없거나, 감히 그렇게 하지 못할 때 발생할 수 있는) 물기 갈등의 치유 고비 단계에서 나타난다.

- **강직-간대 발작(대발작):** 이 증상은 갑작스러운 의식 상실로 시작되며, 15-20초간 근육이 강직된 후 팔과 다리에서 1-2분간 격렬한 근육 경련이 일어난다. 그 후 잠에 빠지게 되며 이후 한동안 혼란스러워할 수 있다. 여기에는 여러 갈등이 관여되어 있으며, 모두 치유 단계에 있어 여러 일이 동시에 일어난다. 즉, 양면 운동 갈등의 두 가지 치유 고비와 분리 갈등의 치유 고비가 동시에 발생하고 있는 상황이다. 운동 갈등은 움직임이나 떠나는 것이 불가하거나, 그렇게 하는 것이 허용되지 않거나, 감히 그럴 수 없다고 느낄 때 발생한다. 양면 운동 갈등은 두 가지 운동 갈등이 동시에 있음을 의미하며, 그중 하나는 '어머니 또는 자녀'와, 또 다른 하나는 '파트너'와 관련이 있다. '어머니 또는 자녀' 쪽과 '파트너' 쪽에 대한 설명은 **부록 3**을 참조하기 바란다.

  동시에, 치유 단계에 있는 분리 갈등도 존재한다. 이는 어떤 대상 또는 사람과 원하지 않는 분리나 접촉(예: 원하지 않는 접근)을 경험하며 겪었던 갈등이 치유되고 있음을 의미한다.

  근육의 실룩거림과 연축은 **B. 뼈, 근육 및 힘줄** 항목에서 이미 다루었다.

뇌전증 발작은 매우 격렬해 보일 수 있지만, 아주 위험한 경우는 드물다. 주류 의학에서는 발작이 뇌 전체의 비정상적인 전기 활동이나 일종의 단락(short circuit)으로 인해 발생한다고 주장한다. 또한 뇌 감염, 심각한 두부 손상, 뇌출혈 또는 혈관 기형, 뇌종양 또는 선천성 뇌 이상으로 인한 대뇌피질(뇌의 바깥부분) 손상으로 인해 발생할 수 있다고도 제의한다. 하지만, 뇌전증 환자의 절반 정도는 뚜렷한 원인이 없다는 것이 주류 의학의 결론이다.

대뇌 피질이 발작을 일으킬 때 영향을 미치는 것은 사실이다. 하머는 운동 갈등과 관련하여, 감정적으로 충격을 받을 때 이에 상응하는 뇌의 운동 피질이 항상 반응한다는 것을 견했다. 이러한 갈등의 치유 단계에서 그가 CT 스캔에서 발견한 뇌출혈이나 뇌종양은 주류 의학에서 발견한 바와 일치한다. 그러나 주류 의학은 이러한 발견을 치료가 필요한 질병 증상으로 진단하는 반면, 하머는 이러한 종양을 감염과 마찬가지로 치유 단계에서 나타나는 자연스러운 반응으로 본다. 따라서, 연구 결과는 비슷하지만 발견한 바에 부여한 의미가 근본적으로 다를 뿐 아니라, 완전히 다른 견해를 보인다. 주류 의학은 뇌종양을 약이나 뇌의 환부를 제거하는 수술로 치료하며, 어린아이들의 경우 때로 뇌 반구 전체를 제거하기도 한다. 하머는 이러한 치료를 권유하지 않았을 것이며, 이러한 증상이 재발되지 않도록 근본 갈등을 파악하고 해결하는 것을 중요하게 여겼다.

하머의 관점에서 근본적인 감정 원인을 살펴보면, 이는 뇌전증의 치유 고비 이전에 일어났을 수 있는, 움직이고 싶지만 꼼짝할 수 없다고 느꼈거나, 움직일 수 없거나, 혹은 움직이는 것이 허용되지 않았던 상황과 관련이 있다. 따라서 이와 관련된 모든 갈등들을 파악하고 해결해야 한다. 영유아에게서 보고되는 뇌전증의 경우, 자궁이나 산도에 갇힌 느낌을 받았을 가능성도 고려하여, EFT를 사용한다. 어린이나 청소년의 경우, 갇힌 것과 관련된 갈등을 물리적으로나(자신이 원하는 것을 하거나 가고 싶은 곳으로 갈 수 없는 경우) 비유적으로 경험할 수 있다. 가정이나 학교에서 힘들거나 억압적인 상황에 갇혔다고 느끼는 경우에 그럴 수 있다. 그것은 아마도 부모나 교사가 여지를 주지 않고 억압하는 경우일 것이다.

EFT 접근법

결신 발작만 있는 경우에는 분리 갈등을 찾고 해결하는 데 집중해야 한다. 근육 경련만 있는 경우에는 운동 갈등을 찾아본다. 결신 발작과 근육 경련이 모두 있는 경우라면 두 가지 유형의 갈등이 삶에서 어떤 영향을 주고 있는지 파악해야 한다. 자녀가 발작을 일으킨다면, 부모로서 당신은 혼자서도 많은 일을 할 수 있을지도 모른다. 그러나 자녀가 겪는 갈등에 부모로서 당신이 한몫을 하고 있다면, 숙련된 EFT 전문가를 만나는 것이 현명한 선택일 것이다. 자신이 그런 경우에 해당됨을 알고 있거나 의심된다면, EFT를 사용하여 자신의 스트레스 패턴과 감정을 다루도록 한다. 자녀와 함께 EFT를 사용하는 방법을 다룬 다음 장을 읽는 것도 유용하다.

1. **탐색 작업:** 위의 정보를 활용하여, 당신(또는 당신의 자녀)이 경험하고 있는 발작 유형에 따라 운동 갈등, 분리 갈등 또는 두 가지 갈등 모두를 찾아야 하는지 여부를 알아본다. 뇌전증 발작이 언제부터 시작되었는가를 스스로에게 묻고, 갇혔다고 느꼈던 상황 및/또는 분리 갈등이 있었던 상황을 찾아본다. 분리 갈등을 찾을 때에는 반려동물이나 사랑하는 사람을 잃는 등의 상실 경험이 있었는지, 혹은 너무 작은 옷에 몸을 욱여넣거나 몸에 닿은 무언가가 불쾌감을 줄 만큼 차가웠던 경험이 있었는지 등을 고려한다. 운동 갈등을 파악할 때는 어떤 상황에서 갇혀 있었다고 느꼈는지도 고려한다. 의학적 진단이나 치료를 받는 동안 꼼짝 못한다고 느끼는 상황이 이에 해당될 수 있다. 또 다른 예로, 자동차 사고와 같이 문자 그대로 꼼짝 못하는 상황이 있다. 스스로에게 물어보라. *'는 어떤 시점에서 이 갈등으로 인해 괴롭지?'* 이 질문에 대한 답을 *'X가 일어나는 순간 나는 Y를 느낀다'*라는 표현을 사용하여 사건 목록을 작성한다. 그리고 찾아낸 모든 사건을 EFT로 중화한다.

2. **하루 중 최악의 순간**(The WMOMD)**:** 하루 중 꼼짝 못한다고 느끼거나, 어떤 상황에서 벗어나고 싶지만 감히 그럴 엄두를 내지 못하거나, 벗어나는 것이 허락되지 않거나, 그저 단순히 벗어날 수 없는 순간이 여러 차례 있을 수 있다. 더 이상 보고 싶지 않은 사람이나 동물과 함께 있거나, 하고 싶지 않은 일을 하고 있는 순간 역시 기록하자. 지금과 같은 감정 반응을 보였던 과거의 사건을 가능하면 자주 되돌아보라. 그 사건들을 떠올리면서 자신에게 *'내가 언제 이런 기분을 느꼈었지?'*라고 묻는다. WMOMD의 감정 강도가 0은 아니지만, 5 미만이 될 때까지 이 작업을 한다. WMOMD 접근 방식을 사용하여 현재와 과거의 특정 사건을 자주 찾아 해결할수록 스트레스 패턴은 더 빨리 사라진다.

3. **내면 대청소:** 탐색 작업과 WMOMD 접근 방식을 사용할 때 미처 찾아내지 못했던 부정적 감정 사건들의 목록을 작성한다. 생애 첫 7년 동안 제한적 핵심 신념 형성에 관련된 사건들도 포함한다. 자신이 부족하거나 관심을 받을 자격이 없다고 느꼈던 사건들과 꼼짝 못한다고 느꼈던 사건들을 발견하게 될 것이다. 진단에 대한 두려움이나 걱정이 있다면, 진단과 관련하여 스트레스를 받았던 모든 특정 순간들, 예를 들어, 진찰 또는 검사, 의사나 치료사로부터 들은 정보, 주변 사람들의 반응, 진단과 관련하여 읽거나 듣거나 본 정보로 인해 깜짝 놀랐던 모든 순간을 중화한다.

4. **증상-중심 EFT:** 감정을 강렬하게 느낄 때 즉시 EFT를 적용한다. 가능하면, 특정 사건으로 만들어서 WMOMD 접근 방식으로 해결한다.

K

아이들

Kids

이 장은 어머니와 아버지, 이모와 삼촌, 조부모, 그 외 어린이들을 돌볼 책임이 있는 모든 이들을 위해 썼다. EFT는 어린이들에게 적용할 때 효과가 좋다. 아이가 많이 어리다면 EFT 두드리기를 적용하는 것이 더 적합하다. 10대는 두드리기만 아니라 명상을 하면서 보이지 않는 치유자와 함께 작업을 할 수 있는 나이이기 때문에 옵티멀 EFT도 사용할 수 있다. 어떤 프로토콜이 가장 유용할지는 본질적으로 아이들에게 달려 있다. 또한, 아이들에게 대리 EFT를 사용할 수도 있다. 대리 EFT의 작동 방식에 대한 설명은 **1부 5장**을 참조하기 바란다.

EFT는 안전하며 모든 연령대의 어린이들에게 효과적으로 사용할 수 있다. 이 책에 있는 모든 정보는 성인뿐 아니라 어린이에게도 적용할 수 있다. 어린이들 역시 모든 종류의 감정 갈등을 경험할 수 있기 때문이다. **1부 5장**에서 설명했듯, 우리의 부정적 핵심 신념은 생애 첫 6-7년 동안 만들어지며, 보통 자궁 내 태아 때부터 형성되기 시작한다. 이것은 자존감에 부정적 영향을 미치는 특정 사건에 의해 형성된다(자기 폄하 갈등). 아이는 거부당했다고 느낄 때마다, 자신에 대해 부정적 결론을 내린다. '*나는 부족하다, 나는 어울리지 않는다, 나는 여기 있으면 안 된다*'가 그 예이다. 7세 이후부터 23-24세에 뇌가 완전히 발달되기 전까지, 부정적인 삶의 경험은 계속해서 부정적 핵심 신념을 견고하게 만들고 이전에 내린 결론인 스스로가 부족한 존재라는 것을 재확인한다. '*거봐, 나는 역시 부족해, 그럼 그렇지, 역시 나는 쓸모없는 사람이야. 봐, 나보다 남들이 더 중요해*' 등이 그 예이다. 머릿속의 이 목소리(내부 비판자 또는 자아)는 많은 고통을 야기하는데, 어떤 아이들은 다른 아이들보다 더 크게 고통받는다.

삶에 부정적 영향과 수많은 문제를 낳는 아동기 경험을 예방할 수 있다면 얼마나 좋을까? 이상적인 양육과 부모가 존재하는 이상적인 어린 시절이라는 것이 존재하기는 할까? 아닐 것이다. 인생은 교실과 같아서, 좋고 나쁘게 인식할 수 있는 모든 종류의 경험들을 할 수 있다. 실수도 하고 상처도 받지만, 우리는 경험을 통해 배우고 성장한다. 부정적 아동기 경험은 심각한 문제와 안전하지 않은 가정환경을 지닌 역기능적 가정에서만 발생하는 것이 아니다. 아이들은 어른들에게는 아무렇지 않은 사건으로도 외상을 경험할 수 있다. 부모와 다른 가족 구성원 간의 말다툼은 아이들에게 엄청난 스트레스가 되기도 한다. 학습 장애나 괴롭힘 문제가 없어도, 학교 또한 아이들에게 주요 스트레스 원인이 될 수 있다. 아이가 지닌 부정적 핵심 신념이 문제를 일으킬 수 있기 때문이다. 아이들은 심각한 사고, 지병 또는 사랑하는 사람의 죽음을 맞닥뜨리기도 한다. 아이들이 이 경험들을 잘 대처하여 감정으로 인해 방해받지 않고, 균형 잡힌 성인으로 계속 성장하도록 도울 수 있다면 얼마나 좋을까?

아이의 문제를 다루기 전에, 항상 자신의 감정을 먼저 다스리는 것이 좋다. 당신이 두려움, 분노, 좌절감, 분노로 가득 차 있거나 무력감을 느낀다면 온전히 아이를 지원할 수 없다. 당신의 감정이 그 상황에서 아무리 납득할 만한 것이라 해도, 자애롭지 않은 마음 상태에서 아이와 EFT를 하면 아이는 힘들어할 수 있다. 이 점을 인식하고 EFT로 우선 자신의 감정을 다루는 것을 우선시하기를 권장한다. 그렇게 하면 아이가 문제 행동을 보이더라도 평온한 상태를 유지할 수 있다.

자신의 감정을 조절하기 위해 EFT를 사용하고 있다는 사실을 자녀에게 알리는 것 또한 권장한다. 부정적 감정을 느끼는 것은 자연스러운 일이며, 우리 모두는 감정들을 경험한다는 것과, 화가 나거나, 슬프거나, 좌절감을 느껴도 괜찮다는 것을 아이에게 설명해 주자. EFT로 이 부정적 감정들을 처리하고 놓아줌으로써 당신이 스스로의 감정 상태를 책임지고자 한다는 것을 아이들에게 보여준다. 좋은 본보기를 보여주는 것은 그 어떤 것과도 바꿀 수 없는 가치가 있다.

종종 아이들은 부모 한쪽 또는 양쪽 모두와 관련된 문제로 갈등을 겪는다. 아이는 부모가 다른 형제자매를 더 좋아한다고 느낄 수도 있고, 집안일이나 숙제를 하는 것에 거부감을 가질 수도 있다. 아이가 느끼는 갈등의 원인 일부가 당신이라고 의심되는 경우라면 자녀와 함께 EFT를 진행하는 것은 아마 효과적이지 않을 것이다. 당신은 아이에게 EFT의 기본 원리를 가르치고 당신과 관련이 없는 작은 문제들을 해결할 수 있도록 도울 수는 있다. 하지만 아이가 겪고 있는 더 큰 문제를 해결하는 데 있어서는 당신이 최고 적임자가 아닐 수 있다. 이러한 경우, 아이를 돕기 위해서는 숙련된 EFT 전문가에게 연락하는 것이 필요할 수 있다.

아이가 특정 문제를 다루고 있을 때, 당신은 종종 (의식적 또는 무의식적이든) 아이가 당신에게서 이 행동이나 습관을 배웠다는 것을 깨닫게 될 것이다. 아이를 탓하기보다는, 스스로에게 솔직해지는 것이 필요하다. 우리 모두는 어린 시절에 부모와 주변 사람들로부터 배운 스트레스 패턴을 지니고 있음을 인식해야 한다. 우리는 아이에게서 자기가 싫어하는 자신의 모습을 발견할 수도 있다. 이런 경우, EFT를 사용하여 자신이나 아이에 대한 죄책감이나 판단을 내려놓고 단순하게 작업을 시작해 보자. 다음의 전략을 따라 자신과 아이의 문제를 EFT로 다루어 나가자. 이를 통해 당신과 아이 모두 이러한 부정적 패턴에서 벗어나 자유로워지는 방향으로 나아갈 수 있다.

마지막으로, 당신에게 EFT가 아무리 유용해도, 아이가 이를 좋아하지 않거나 작업에 참여하는 것을 거부할 수 있다. 그런 경우라면, 아이에게 강요하지 말자. EFT를 억지로 하게 하면 아무런 성과도 얻을 수 없다. 대신, 자신의 문제에 EFT를 적용하는 것과 더불어, 아이를 위해 대리 EFT를 할 수 있다.

경험에 대한 강도를 숫자로 측정하기

성인들과 마찬가지로, 불편함이 0이 되었는지 여부를 측정하기 위해 아이들과 함께 감정 반응 강도를 측정하는 것이 좋다. 학령기의 아동에게는, 0 (없음)에서 10 (많음)까지의 점수를 사용하는 것이 도움이 된다. 어린아이의 경우, 손 사이의 거리를 사용하여 그것으로 인해 얼마나 기분이 나쁜지를 나타내도록 물어볼 수 있다. 이때, 손을 완전히 벌리면 많음을, 손을 모으면 전혀 그렇지 않음을 의미한다. 이 방법은 놀라울 만큼 효과적이다. 대개 아이들은 강도를 매우 정확하게 표현할 수 있다. 아기와 유아의 경우, (대리 EFT를 포함한) EFT가 효과가 있는지를 관찰을 통해 살펴볼 수 있다. 예를 들어, 아이가 더 차분해지는지, 잠이 드는지, 웃기 시작하는지, 또는 울음을 멈추는지, 그 외 기타 다른 반응을 통해 알 수 있다.

아이들과 함께하는 표준 EFT

어린아이들은 속상한 일에 대한 이야기를 할 때, 대개 이미 해당 사건과 감정에 빠져든다. 그래서 어른들에게 특정 사건을 떠올리게 하는 방식을 아이들에게 적용할 필요가 없다. 하지만 아이들이 자신의 감정에 연결되지 못하면, 눈을 감게 하여, 그 순간으로 들어가서 마치 지금 그 일이 일어나고 있는 것처럼 상상해 보게 한다.

수용확언을 만들 때, '*나는 나 자신을 받아들인다*'고 말하기보다는, 그들이 사랑받고 있다는 것을 강조하는 것이 좋다. 이는 안전감을 필요로 하는 아이들에게 도움이 되는 가장 중요한 확언이다. 십대와 청소년들도 이 말을 듣고 싶어 한다. 사실, 그렇지 않은 사람이 있을까? 다음과 같이 수용확언을 변형하여 사용할 수 있다. *"비록 나는 화가 너무 나서 음식을 바닥에 던졌지만, 엄마와 아빠는 여전히 나를 사랑합니다."*

수용확언과 연상어구를 반복하는 동안, 아이들이 스스로 타점을 두드리도록 가르칠 수도 있고, 당신이 두드려줄 수도 있다. 많은 아이들이 두드려주는 것을 좋아한다. 아이들과 정기적으로 EFT를 하는 부모들은 잠시 동안만 두드려줘도 되느냐는 질문을 자주 한다.

참조

때때로 아이들은 두드려주는 것을 좋아하지 않을 수 있다. 자신도 모르게 너무 세게 두드릴 수 있으니, 부드럽게 두드리자. 또 다른 방법은 다음의 터치 앤 브리드(touch and breathe) 기법을 사용하는 것이다. 두드리기 대신, 타점에 손가락을 대고 아이에게 차분하게 숨을 들이쉬고 내쉬게 한 후 다음 타점으로 이동한다. 다음 타점으로 너무 빨리 넘어가지 않도록 아이와 함께 속도를 맞춰 호흡하자. 아이가 아주 어리면, 아이들의 호흡이 자연스럽게 당신의 호흡을 따라가기 때문에, 아주 부드럽게 호흡하는 것만으로 충분하다.

아이들과 함께하는 옵티멀 EFT

우리의 경험상 아이들에게 옵티멀 EFT를 적용할 때 이 프로토콜을 수정할 필요는 없었다. 그러나 보이지 않는 치유자에 대해서는 간단하게 설명해 주자. 만약 아이가 신에 대해 긍정적 이미지를 갖고 있다면, 보이지 않는 치유자라는 표현 대신 성령이나 그 문화나 종교에서 사용하는 다른 명칭을 사용할 수 있다. 천사나 상상 속의 친구 또는 만화 캐릭터를 긍정적이고 지지적으로 인식한다면, 보이지 않는 치유자를 그 대상으로도 묘사할 수 있다. 사랑의 순간은 아이가 기뻐했던 순간이나 반려동물이나 좋아하는 장난감을 안는 것처럼 매우 소박한 것일 수도 있다.

EFT 접근법

아래는 아이와 함께 작업하는 상황을 가정하여 설명한 접근 방식이다.

1. **하루 중 최악의 순간**(The WMOMD): 가능하면 WMOMD에 대한 작업부터 시작하는 것이 좋다. 학교에서 무슨 일이 있었다면, 가능하면 아이들이 집에 와서 그 일에 대해 이야기할 때 바로 EFT를 적용한다. 일반적인 WMOMD 접근 방식을 사용하여, 먼저 그 사건에 대한 부정적 감정을 아직 0은 아니지만 5 미만으로 줄인 다음, 아이에게 그 일을 (마치 지금 여기에서 일어나고 있는 것처럼 상상해서) 떠올리게 한다. 그 다음 과거의 사건을 찾기 위해, 아이에게 이전에 이와 같은 느낌을 받은 일을 기억해 낼 수 있는지를 물어본다. 당신은 머지않아 주의가 필요한 사건, 특히 아이들의 NCB와 관련된 상황이 있다는 것을 알게 될 것이다. 이 방법은 아이들이 겪은 일이 NCB를 강화하지 못하게 막아준다. 또한 VoC 테스트를 사용하여 NCB가 얼마나 진실로 느껴지는지를 측정할 수 있으며, 이 테스트를 반복하여 아이의 상태를 확인할 수 있다. 아이들에게 눈을 감고 NCB를 반복해서 말하게 한 후, 그 말이 얼마나 진실처럼 느껴지는지를 물으면 된다(0%는 전혀 진실이 아닌 것처럼 느껴지는 것을 의미하고, 100%는 완전히 진실처럼 느껴지는 것을 의미한다). 어린아이라면, 백분율을 사

용하지 않는다. 대신, 손을 이용하여 그 생각이 얼마나 진실처럼 느껴지는지를 보여달라고 한다. VoC는 약간 오르내리는 경향이 있으므로, 스트레스가 많은 기간에는 수치가 더 높아질 수 있지만, EFT를 계속 적용하면 다시 감소한다. NCB를 영구적으로 0으로 낮추는 것은 대개 불가능하지만, 10% 미만으로 유지하는 것을 목표로 할 수 있다.

EFT는 자기 전에 하는 훌륭한 의식이 될 수 있다. 아이에게 왜 잠에 못 드는지, 내일 학교가 기대가 되지 않는지, 시험에 합격하지 못할까 봐 두려운지 등에 대해 말해달라고 할 수 있다. 아이들의 대답을 들으면서, 부드럽게 아이의 타점을 두드려준다. 또한 보이지 않는 치유자와 함께 작업을 할 수도 있는데, 아이의 이야기를 들으면서, 또는 아이와 함께 명상을 하면서 그녀에게 도움을 요청할 수도 있다.

2. **탐색 작업:** 아이들은 아직 부정적 사건들을 많이 겪진 않았지만, WMOMD 접근 방식을 사용하여 더 깊은 원인을 찾는 것은 의미가 있다. 문제를 파악한 후, 다음의 질문을 이용하여 해당 스트레스 패턴의 기저에 있는 특정 사건들을 찾는다.

- 우리 아이는 이것을 어떻게 배웠나? 누구로부터 배웠나?
- 이런 일이 일어난 특정 순간들 중 가장 분명하고 좋은 예시는 무엇인가?

3. **내면 대청소:** 아이가 속상하다고 여긴 사건의 목록을 작성하도록 격려한 다음(또는 함께 작성한 다음), 아이가 이 사건들을 하나씩 해결할 수 있도록 돕는다. 여유를 가지고 천천히 하자. 어쩌면 아이와 함께 한 주에 하나만 다룰 수도 있다. 무슨 일이 있어도, 아이들에게 강요하지 않는다. 그렇지 않으면, 아이들은 싫증을 낼 것이다. 인내가 핵심이다.

4. **증상-중심 EFT:** 아이가 강렬한 감정을 느끼고 있다면, 즉시 EFT를 적용하

여 감정의 강도를 충분히 낮춘다. 아이들의 경우 통증이나 다른 신체 문제에 EFT를 적용할 때 특히 효과적이다. 이는 아이들이 통증과 질병에 대한 제한적 신념에 영향을 덜 받기 때문일 수 있다(예상 결과에 대해 더 개방적이기 때문이기도 하다). 또한, 아이에게 직접 EFT를 할 수 없을 때에는 대리 EFT를 적용할 수 있다는 것을 항상 기억하자.

L

폐질환

Lung Diseases

이 장에서는 기관지 천식과 기관지염, 폐렴에 대해 자세히 살펴볼 것이다. 폐는 흉강에 있으며, 왼쪽 폐는 심장을 감싸고 있다. 심장은 복장뼈 뒤의 가슴 중앙에 있다(심장의 2/3는 중앙의 왼쪽, 1/3은 오른쪽에 있다). 왼쪽 폐는 두 개의 엽으로, 오른쪽 폐는 세 개의 엽으로 구성되어 있다. 폐엽에는 기관지(기관과 폐를 연결하는 통로)와 허파꽈리(작은 공기 주머니)가 있다. 우리가 숨을 쉴 때, 공기는 기관지를 따라 허파꽈리로 이동한다. 허파꽈리의 총 표면적은 860-1,075 평방피트(80-100 m^2)이며, 이곳에서 산소의 흡수와 이산화탄소의 배출이 이루어진다. 폐에서 표현되는 감정 갈등의 유형은 아래와 같다.

- 죽음에 대한 두려움 갈등(허파꽈리에 영향을 미치고 폐렴 진단을 초래할 수 있다).
- 영역 공포 갈등 또는 충격-공포 또는 말문 막힘 갈등(기관지 점막에 영향을 미쳐 기관지염 또는 기관지 천식 진단을 야기할 수 있다).

폐렴

폐의 주요 기능은 호흡(또는 숨쉬기)이라는 가스 교환 과정이다. 호흡을 통해 유입되는 공기 속 산소가 혈액으로 들어가고, 신진대사의 폐가스인 이산화탄소를 배출한다. 하머는 이 과정을 다르게 설명한다. 그는 폐의 기능을 공기 덩어리를 '소화'하는 것으로 봤다. 그의 연구에 따르면, 생명을 위협받아 죽음에 대한 두려움 갈등을 겪으면, 허파꽈리가 더 많은 산소를 처리하고 폐의 기능을 향상시킬 수 있도록 더 많은 세포를 만들어 반응하는 것이 분명하다. 이러한 갈등의 치유 단계 동안 겪는 증상을 주류 의학에서는 폐렴으로 진단한다.

죽음에 대한 두려움 갈등을 야기하는 가장 흔한 상황은 사형 선고처럼 느껴지는 암 진단과 같은 진단 또는 예후에 대한 충격으로, *'이 종양은 악성 종양입니다. 6개월 정도 살 날이 남았으니, 집으로 돌아가셔서 정리할 것이 있으면 정리하십시오'*와 같은 말을 들은 경우이다. 또는 종괴를 발견하거나 대변에서 피를 보고 이를 암이나 다른 심각한 질병으로 여겨 충격을 받는 자가 진단 충격과 연관된 상황일 수도 있다. 문자 그대로 (누군가가 칼을 들고 다가오는 경우와 같이) 죽음의 위협을 받거나, 사고와 같이 생명을 위협받는 상황에 직면하는 경우에도 이러한 갈등을 경험할 수 있다. 위협으로 인식되는 비의학적 정보를 받아들이는 것으로도 죽음에 대한 두려움 갈등을 초래할 수 있다. 마지막으로, 사랑하는 사람의 죽음이 두려워서 대리 갈등으로 고통받을 수도 있다.

앞서 설명한 것처럼, 죽음에 대한 두려움 갈등의 갈등-활성 단계 동안, 몸은 허파꽈리의 세포증식을 통해 폐 기능을 증가시켜 대처 능력을 향상시킨다. 이 단계에서는 일반적으로는 아무런 증상도 드러나지 않는다. 하지만, 이때 건강 검진(예로, 흉부X선 또는 MRI)을 받으면, 추가로 생성된 세포(종양)가 폐암으로 진단될 수 있다. 하머의 연구에 따르면, 폐 종양이 하나만 있는 경우에는 누군가가 죽는 것을 두려워하고 있다는 뜻이다. 폐 전체에 많은 개수의, 종종 크기가 작은 종양들이 있다면, 이는 자신이 죽을까 봐 두려워하고 있다는 뜻이다.

자신 또는 다른 사람의 죽음을 더 이상 두려워하지 않게 되어 갈등이 해결되면, 신체는 치유 단계로 나아가고 여분의 세포는 결핵 박테리아(마이코박테리아)와 곰팡이에 의해 쪼개지고 분해된다. 치유 단계 동안에는 폐렴 진단을 받을 수 있다. 이 단계에서는 피가 섞인 (여분의 세포 분해로 인한 분비물을 배출하기 위한) 젖은 기침을 할 수 있다. 다른 증상으로 호흡곤란과 극심한 피로, 식은땀, 발열, 구취, 가슴 답답함이 있다. 치유 고비 동안 상당한 통증과 심한 호흡곤란, 고열을 경험할 수 있다. 치유 고비 후, 치유 2단계 동안에는 증상은 감소하지만 상당 기간 동안 다시 젖은기침을 할 수 있다. 갈등-활성 단계의 강도와 그 지속 기간에 따라, 치유 단계에서 다소 강한 반응들이 나타날 수 있으므로, 휴식을 취하고 자신을 잘 돌보는 것이 필수적이다.

폐렴에 대한 EFT 접근법

폐렴에 걸렸다면, 원칙적으로는 기저에 있는 죽음에 대한 두려움 갈등이 치유 단계에 접어들 만큼 충분히 해결된 셈이다. 이때, 해당 갈등이 다시 유발되어 치유를 방해하지 못하도록 하는 것이 중요하다. 그렇지 않으면, 치유 단계에 갇히거나 해당 갈등이 또 다른 갈등을 야기하여 폐렴이 재발할 수 있다. 해당 갈등을 완전히 해소하려면, EFT로 근본적인 감정 원인을 해결하는 것이 중요하다. 두려움은 증상을 악화시킬 뿐 아니라 치유를 방해하기 때문에, 두려움과 관련된 모든 상황에 항상 많은 주의를 기울이는 것이 마땅하다. 더 큰 두려움을 유발할 수 있는 치유 증상이 있다면 그 또한 해결해야 한다. 마지막으로, 치유 증상이 매우 강한 경우, 기력이 없을 가능성이 높으므로 EFT를 직접 해주거나 대리 EFT를 해줄 수 있는 누군가에게 연락하는 것이 좋다.

1. **증상-중심 EFT:** 각 증상에 대해 EFT를 적용한다. 치유가 일어나려면 시간이 필요하므로, 즉각적인 결과를 얻지 못할 수도 있다. 그러니 시간을 갖고 인내심을 가져라. 두려움과 불안감이 크다면, 이 감정들을 해결하는 것을 최우선으로 한다. 어떤 EFT 프로토콜을 사용하든 이완 반응을 더 많이 활성화시켜 두려움과 불안을 내려놓을수록, 치유 단계를 더 쉽고 빠르게 벗어날 수 있다.

2. **내면 대청소:** 죽음에 대한 두려움 반응을 유발했을 법한 모든 상황을 찾아낸다. 자신이나 사랑하는 사람이 심각한 진단을 받은 순간이나, 다른 사람에게 들었던 무서운 이야기, 두려움을 느끼게 한 무언가를 읽거나 봤던 순간, 자신 또는 누군가가 죽을지도 모르는 두려움을 느꼈던 모든 순간이 여기에 포함될 수 있다.

기관지염

기관지염은 기관지 점막의 염증을 특징으로 한다. 코나 입을 통해 들어온 공기는 기도(기관)를 통해 이동하여 기관지로 들어가며, 이를 통해 공기가 폐를 드나들게 된다. 기관지 내벽은 점막(기관지 점막)이 덮고 있다.

근본적인 감정 갈등으로는 영역 공포 갈등이나 충격-공포 갈등 또는 말문 막힘 갈등이 있다. 영역 공포 갈등은 자신의 영역에 대한 두려움과 관련이 있다. 예를 들면 자신의 영역 일부를 잃거나 자신을 포함한 영역 내 구성원들을 염려하며 두려워하는 것이다. 사랑하는 대상(파트너, 아이, 친구, 반려동물)의 죽음, 재산 손실 또는 직업이나 직위 상실이 그 예이다. 아직 잃지는 않았지만, 잃을 것을 몹시 두려워하는 경우도 포함된다. 영역에는 일정이나 시간도 포함되므로, 누군가가 당신에게 압박감을 느끼게 하거나, 마감일을 강요하거나, 시간을 어떻게 써야 하는지에 대해 말하는 것도 이 갈등에 포함될 수 있다.

충격-공포 또는 말문 막힘 갈등은 갑작스러운 위협이나 (누군가가 갑자기 당신에게 매우 큰 소리로 소리치는 것을 포함하는) 소음으로 인해 깜짝 놀라는 상황에서 발생한다. 또는 충분히 큰 소리로 말할 수 없거나, 비명을 지르지 못하거나, 목소리가 안 나오는 듯한 느낌이거나, 감히 자신을 표현할 수 없는 느낌을 받는 상황일 수도 있다. 어떤 말들이 목(구멍)에 걸리거나, '놀라서 말문이 막힌 듯'한 느낌을 받을 수도 있다. 이는 위협에 대한 수동적 반응이다. 아이들은 꾸지람을 듣거나, 벌을 받거나, 누군가가 자기에게 고함 또는 비명을 지르면, 영역 공포 갈등 또는 충격-공포 갈등을 겪을 수 있다. 무서운 영화를 본 후, 악몽을 꾸거나 혼자 자는 것에 대한 두려움이 생겨 이러한 갈등으로 인해 고생할 수도 있다.

영역 공포 갈등은 자신의 영역을 위협한 것에 대한 적극적 반응이라면, 충격-공포 또는 말문 막힘 갈등은 같은 유형의 상황에 대한 수동적 반응이다. 일반적으로, 적극적 반응은 (위협에 대한 조치를 취하려는) 공격을 포함하며, 수동적 반응은 (조치를 취하지 않고 가만히 있는) 공포를 포함한다.

기관지 근육의 기능은 숨을 쉴 수 있도록 팽창, 수축하는 것이다. 영역 공포 갈등이나 충격-공포 또는 말문 막힘 갈등의 갈등-활성 단계일 때에는, 기관지 점막의 조직 손실이 있지만, 스트레스를 받는 것 외에 별다른 증상은 없다.

하머에 따르면, 조직 손실의 생물학적 목적은 더 많은 공기를 흡입할 수 있도록 기관지를 넓혀, 상황에 더 잘 대처할 수 있도록 하는 것이다.

갈등이 해결되면, 궤양 부위가 새로운 세포로 다시 채워지고 보충된다. 치유는 항상 유동적 환경에서 이루어지기 때문에, 치유 단계 동안 부종이 있을 수 있으며, 이로 인해 호흡 곤란과 통증이 야기될 수 있다. 처음에는 잦은 마른기침으로 시작하여, 며칠 안에는 (끈적하고 누런 점액을 동반한) 젖은기침이 될 수 있다. 발열과 인후염, 두통, 피로, 가슴 답답함, 콧물 또는 코막힘, 근육통 또한 있을 수 있다. 치유 고비에서는 기침 발작이나 경련, 고열이 있을 수 있다.

치유 1단계에서는 치유과정의 자연스러운 부분으로 조직이 증식된다. 건강검진을 받으면, 주류 의학에서는 이를 다르게 해석하여 기관지암으로 진단받을 수 있다. 치유 단계 동안 증상(및 받은 진단)의 결과로 당신은 외롭거나, 버림받았거나, (특히 입원을 해야 하는 경우) 쫓겨났다고 느끼거나, 적절한 보살핌을 받지 못하고 있다고 느낄 수 있으며, 이는 실존 갈등을 유발할 수 있다. 실존 갈등을 겪게 되면 부종이 더 심해져서 가슴이 더욱 답답해지고 기관지에 염증이 더 많이 생길 수 있는데 이로 인해 치유 증상이 더 격렬해질 수 있다.

기관지염에 대한 EFT 접근법

폐렴과 마찬가지로, 기관지염은 치유 단계의 증상으로, 이미 갈등이 상당 부분 해결되었음을 의미한다. 그러나 재발을 피하고 치유 단계에 갇히지 않으려면, EFT를 통해 근본적인 감정 원인을 해결하고 치유 증상 자체에 대한 두려움도 해소해야 한다. 기관지염이 재발하면, 결국 (치유 단계 동안 부종으로 인해) 기관지가 막히게 되어 증상이 심각해질 수 있으므로, 유발 요인을 파악하여 해결하는 것이 중요하다. 두려움이 많다면, 세심한 주의를 기울일 필요가 있다. 두려움은 모든 증상을 악화시키고 치유를 방해한다. 다시 말하지만, 치유 단계 중 가장 격렬한 증상을 겪는 동안에는 EFT를 할 기력이 전혀 없을 수 있다. 이 경우 EFT를 효과적으로 적응할 수 있는 사람 또는 대리 EFT를 해줄 수 있는 사람을 찾는 것이 좋다.

1. **증상-중심 EFT:** 모든 신체, 심리 증상에 대해 EFT를 적용한다. 시간을 갖되, 즉각적인 결과를 기대하지는 말자. 어떤 EFT 프로토콜을 사용하든 이완 반응이 많이 활성화될수록 좋다. 두려움이나 불안이 많다면, 이 감정들에 대해 바로 작업을 한다. 두려움과 불안이 적을수록, 치유 단계에서 더 쉽고 빠르게 벗어날 수 있다.

2. **내면 대청소:** 영역 공포, 충격-공포 또는 말문 막힘 갈등과 관련된 사건을 파악하여 EFT로 중화한다.

증상 자체가 불안을 유발한다면, 의사와의 대화, 건강 검진이나 검사, 다른 사람들의 반응, 진단과 관련하여 읽고, 듣고, 본 것에 대한 두려움을 느꼈던 모든 순간들을 포함하여, 불안을 느끼게 한 모든 특정 순간들을 중화한다.

기관지 천식

천식 발작은 영역 공포 갈등이나 충격-공포 갈등 또는 말문 막힘 갈등 중 하나가 심각한 치유 고비 중에 있을 때 발생할 수 있다. 이 세 갈등 중 두 번째 갈등도 아래의 설명과 같이 영향을 미친다.

천식은 알레르기, 강렬한 냄새, 격렬한 신체 활동, 음식, 웃음 또는 온도 변화 그 자체와는 아무런 관련이 없다. 이러한 요인이 영향을 줄 수는 있지만, (일반적으로 무의식적) 스트레스 유발 요인인 경우에만 해당된다. 이러한 요인들이 천식의 직접 원인이라는 믿음이나 확신은 발작이 일어날 때마다 입증되는 것처럼 보이는데, 이 유발 요인에 노출된 후 천식 발작이 일어나는 경향 때문이다. 그러나 이것은 두 가지 다른 상황, 즉 근본적인 감정 갈등의 해결과 (동시에) 또 다른 갈등이 여전히 진행 중이기 때문에 발생한다.

감정적인 근본 원인을 EFT로 다뤄본 우리의 경험에 따르면, 사람은 만지거나 섭취하는 물질만 아니라 모든 것에 '알레르기'가 있을 수 있다. (교감신경 스트레스 반응을 활성화하는) 감정적 충격을 경험할 때, 감각으로 인지되는 모든 세부 사항은 나중에 사용하거나 보호하려는 목적으로 장기 기억으로 저장된다. 따라서, 그 어떤 세부 사항이라도 유발요인이 되어, 관련된 갈등 유형에 따라 천식 발작이나 피부 발진, 코막힘 등으로 나타나는 알레르기 반응을 유발할 수 있다.

해결되지 않은 유발 요인의 존재를 모르면, 신체가 뚜렷한 이유 없이 무엇인가에 알레르기 반응을 일으켰다고 단순하게 추정하게 된다. 이로 인해 증상의 근본 원인을 파악하고 해결하는 데 시간을 할애하지 못할 수도 있다.

이제 천식 발작의 근본적인 감정 원인을 살펴보고, EFT로 그 감정 원인을 해결할 때 어떤 일이 일어날 수 있는지 탐색해 보자. 천식 발작 동안 최소 두 가지 이상의 갈등이 발생한다. 앞서 언급한 것처럼, 첫 번째 갈등은 영역 공포 갈등이나 충격-공포 갈등 또는 말문 막힘 갈등 중 하나로, 이 갈등은 해결되어 치유 고비에 있다. 동시에, 또 다른 영역 공포 갈등이나 충격-공포 갈등 또는 말문 막힘 갈등 중 하나는 갈등-활성 단계 또는 치유 고비에 있다. 이 갈등들 중 하나는 '어머니 또는 자녀'와, 다른 부분은 '파트너'와 관련이 있다. '어머니 또는 자녀' 쪽 대 '파트너' 쪽에 관한 설명은 **부록 3**을 참조하기 바란다.

기관지 천식에 대한 EFT 접근법

천식 발작이 있을 때는 겪고 있는 급성 증상에 집중해서 EFT를 적용한다. 천식 발작이 안정되고 기분이 나아지면, 시간을 내어 근본적인 감정 문제를 파악하고 그것들을 EFT로 해결한다. 목표는 스트레스 패턴을 제거하여 재발을 방지하는 것이다. 다시 말하지만, 두려움을 크게 느끼고 있다면, EFT로 두려움을 해소하는 데 집중한다. 두려움은 증상을 더 악화시키고 치유를 방해하는 경향이 있다.

1. **천식 발작 중에 사용하는 증상-중심 EFT:** 목(구멍) 안에서 느껴지는 답답함

과 숨이 가쁜 것을 포함하여 불안, 공황 증상에 EFT를 적용한다. 침착할수록 이 상황이 더 빨리 지나간다.

2. **발작에 대한 두려움:** 천식 발작 사이에 또 다른 발작에 대한 두려움을 해소한다. 발작이 일어날까 봐 두려운 구체적 상황과 과거 발작이 있었을 때 심각하고 화가 났었던 실제 경험을 파악한다. 이 경험들의 목록을 작성하여 EFT로 중화한다.

3. **탐색 작업:** 천식 발작이 언제부터 시작되었는지 스스로에게 묻고, 발작 이전 또는 발작 중에 잠깐이라도 영역 공포 갈등이나 충격-공포 갈등 또는 말문 막힘 갈등을 경험했던 특정 순간이 있었는지 찾는다. 마지막으로 천식 발작이 있었던 기억을 시작으로, EFT로 해당 경험을 중화한다. 천식 발작을 처음 경험했던 특정 상황을 찾아낼 때까지 시간을 거슬러 이 작업을 이어 나간다. 특정 상황은 각기 다른 상황과 사람들을 포함할 수 있다. 아주 어린 시절의 기억이라면, 부모나 양육자에게 그 상황에 대해 알려 달라고 부탁한다. 이때, *"어떤 순간에 발작을 일으켰나요? 누가 관련되었나요?"*와 같은 질문을 사용할 수 있다. *'X가 일어난 바로 그 순간, 나는 Y를 느낀다'*라는 표현을 사용하여, 해당 사건 목록을 작성한다. 그런 다음 모든 사건들에 EFT를 적용하여 중화한다.

4. **하루 중 최악의 순간**(The WMOMD)**:** 앞에서 언급한 바와 같이, 천식 발작의 기저에 있는 감정 갈등의 유형과 관련이 있는 한두 가지 상황을 매일 찾는 데 집중한다. 현재 일어나고 있는 사건을 다룰 때, 현재 사건에 대한 강도가 5 미만이 되었지만 0이 아니라면, 과거의 사건을 찾기 위해 더 깊이 파고든다. 부정적 핵심 신념(NCB) 또한 당신이 찾은 특정한 순간에 중요한 영향을 미치고 있음을 알게 될 것이다.

5. **내면 대청소:** 위의 접근 방식들을 사용했지만 아직 찾아내지 못한 다른 부정적 사건들의 목록을 작성한다. 이를 사용하여 천식 발작과 관련한 다른 사건들을 찾아 마무리 청소를 하되, 사건들을 하나씩 하나씩 중화한다.

증상 자체에 대한 걱정이나 불안을 느낀다면, 의사나 치료사와의 불쾌한 대화, 건강 검진이나 검사 및 그 결과, 다른 사람들의 반응으로 걱정을 한 순간을 비롯하여 진단과 관련하여 읽고, 듣고 본 것에 충격을 받았던 모든 순간을 찾아낸다.

M

의학적으로 설명되지 않는 증상

Medically Unexplained Symptoms; MUS or MUPS

일반적으로 알려진 의학적 상태와 일치하지 않는 두통이나 현기증, 통증과 같은 신체 증상이 지속되면 의학적으로 설명되지 않는 (신체)증상(MUS 또는 MUPS)이라는 진단을 받는다. MUS의 유병률은 25% 이상으로 추정되며, 이는 의사와 상담하는 사람 4명 중 1명이 의학적으로 설명되지 않는 신체 증상을 겪고 있음을 의미한다.

이 책을 여기까지 읽었다면, 설명할 수 없는 증상은 없으며, 단지 증상을 설명할 수 없는 의사들만 있다는 하머의 발견에 의거한 우리의 견해가 놀랍지 않을 것이다.

모든 신체, 심리 증상에는 (만성 스트레스를 유발할 수 있는) 감정적 충격을 주는 예상치 못한 사건이나 신체에 직접적 영향을 미치는 외부 힘(낙상, 물체에 부딪히는 것 등)과 같은 근본 원인이 있다.

지금껏 당신이 경험한 모든 스트레스 유발 사건의 모든 세부 사항은 장기 기억에 저장된다. 과거의 스트레스 상황을 (보통 무의식적으로) 상기시키는 것이라면 무엇이든 스트레스 반응을 유발할 수 있으며, 이는 조건화 자동 반응이 된다. 이런 의미에서 모든 신체, 심리 증상은 정신 신체 증상이지만, 이는 일반적으로 의사들이 말하는 의미와는 다르다. 몸에는 아무 이상이 없으니, 마음에 달려 있다는 식의 말은 도움이 되지 않는다. 신체 증상을 느끼고 뭔가 잘못되었다고 여겨 의사를 만나러 간 것이기 때문이다.

만성 스트레스는 많은 문제를 일으킨다. 스트레스가 유발하는 증상은 심리 문제로만 나타나기도 하지만, 일반적으로는 신체 반응으로 나타난다. 주류 의학에서 특정 원인을 찾아내지 못했다는 말이 곧 스트레스 반응이 없(었)다는 증거는 아니다. 마음은 매우 강력하다. 마음은 몸에게 스스로 치유하고 회복하는 법을 알려준다. 스트레스로 인해 나타나는 신체 반응 중 많은 것들이 일시적이며 무언가를 하지 않아도 저절로 낫는다. 물론, 어떤 경우에는 신체에 영구적인 변화를 만들어 지속적인 영향을 줄 수도 있다. 어느 쪽이든, 의사에게 아무 문제가 없다는 말을 듣는 것은 속상하고 실망스러울 수 있다.

이 장에서는 의학적으로 설명되지 않는 몇 가지 증상들을 살펴보고, 신체에서 무슨 일이 일어나고 있는지, EFT로 이 문제들을 해결할 수 있는 이유와 방법에 대해 이해하도록 도울 것이다. 그러니 의학적으로 설명되지 않는 증상에 대해 할 수 있는 조치가 없다고 포기할 필요가 없다. 이 장을 통해 당신이 힘을 얻어 필요한 조치를 취할 수 있기를 바란다!

증상에 대한 소인과 감수성?

인터넷에서 의학적으로 설명되지 않는 증상의 원인을 찾아보면, 어떤 사람들은 단순히 복통과 요통, 두통, 피로 또는 피부 가려움증과 같은 특정 증상에 대한 소인과 감수성으로 인해 그렇다는 내용을 접하게 된다. 누구는 특정 증상에 무작위로 소인이 있거나 취약하고 누구는 그렇지 않다는 의견에 우리는 동의하지 않는다. 이 개념을 다른 관점에서 살펴보자. 이러한 증상은 거의 모든 사람들이 스트레스 사건이 해결된 후인 치유 단계 동안 경험하는 증상이다. 복통은 갈등-활성 단계와 치유 단계 모두에서 발생할 수 있다. 하복부 통증은 일반적으로 치유 증상인 반면, 상복부 통증은 활성화된 갈등 즉, 그 통증을 경험할 때 당신에게 스트레스를 유발하는 무언가와 관련이 있다.

당신이 특정 증상에 대한 소인을 가지고 있을 수도 있다. 하지만 앞서 1부에서 설명한 것처럼, 우리는 과거 경험을 통해 특정 스트레스 패턴을 학습한 경우에만 그렇게 반응한다고 본다. 마찬가지로, 특정 증상에 취약하거나 민감할 수 있지만, 이 또한 신체 또는 심리 증상으로 나타날 수 있는 조건화 스트레스 반응이 생긴 경우에만 그러하다. 그러므로, 이러한 증상은 무작위로 생겼거나 설명할 수 없는 것이 아니다. 이 증상에는 원인(근본적인 감정 갈등)이 있으며, 이는 EFT로 해결할 수 있다.

예를 들면, 복통은 종종 (덩어리 갈등으로 정의되는) 소화하거나 처리할 수 없는 분노 및 문제와 관련이 있고, 요통은 대개 자기 폄하 갈등의 해결과 관련이 있으며, 피로는 모든 갈등이 치유되었을 때 나타나는 흔한 일반 증상이다. 피부 가려움증은 분리 갈등의 해결과 관련이 있다.

스트레스 패턴이 만들어지는 방식(과거 경험으로 인해 생긴 이후 증상으로 발현됨)은 모든 사람에게 동일하며 소인과 감수성과는 무관하다.

당신의 신념이 중요한 역할을 한다

당신의 생각과 신념은 당신이 겪는 증상에 중요한 영향을 미친다. 증상으로 인해 겁을 먹어 무언가 심각하게 잘못되었다고 확신하면, 신체의 스트레스 반응이 격렬해지고, 결과와 관련된 부정적 기대와 믿음이 생길 수 있다. 질병에 대한 경험과 기대는 중요한 역할을 한다. 과거 어떤 증상을 겪었다면, 그때처럼 다시 고통을 경험하거나 또는 재발할까 봐 두려울 수 있다. 가족 구성원 중 한 명이 특정 질환으로 아프면, 자신도 그 질환으로 아프게 될까 봐 두려울 수 있다. 심장병이 유전이라고 믿고, 가족 구성원 중 여러 명이 심장 질환을 앓고 있다면, 당신도 결국 심장 질환이 생길 것이라는 결론을 내릴 수 있다. 이런 경우, 심장 두근거림이나 약간의 가슴통증만 있어도 스트레스를 크게 받는 것은 당연한 일이다.

인터넷에서 건강문제와 질병, 질환 등에 대한 정보를 검색할 때, 많은 신념들이 생긴다. 마찬가지로 의사가 증상을 설명, 치료하는 방식 역시 부정적 제한적 신념을 만들 수 있다. 증상 대부분을 신체의 자연 치유 반응의 일부로 보지 않고, 무엇인가가 잘못되었다는 신호로 여기는 관점에 기반하기 때문이다.

익히 알려진 현상으로는 심장 질환에 대한 두려움이 있다. 이것은 아이러니하게도 검사와 건강 검진으로 인해 발생하기도 한다. 여러 증상이 있는 상황에서, 주치의에게 EEG (심전도) 검사를 권유 받았다고 가정해보자. 결과상으로 아무런 문제가 없는데도 여전히 증상이 있는 경우, 의사는 이를 충분하게 설명할 수 없다. 그러면 의사는 당신을 심장 전문의에게 의뢰할 것이다. 의사는 이를 통해 당신이 안심하기를 바랄지도 모른다. 하지만 사람들은 대개, 자신에게 정말 문제가 있는 거라고 걱정하기 시작하고, 더 많은 두려움을 느끼게 된다. 당신은 의사가 뭔가 발견한 것이 분명하다고 생각할 수도 있다. 그렇지 않다면 뭐 하러 전문의에게 보내겠는가? EEG를 다시 검사해도 잘못된 점을 발견하지 못하면, 심장 전문의는 추가 검사를 지시할 것이다. 그는 당신이 안심하길 바라며 심장 초음파와 트레드밀(treadmill) 또는 자전거 운동부하 검사를 실시할 수도 있다. 불행히도, (의사와 상담한 이후로) 환자가 된 당신은 무엇인가 심각하게 잘못된 것이 틀림없다고, 그렇지 않다면 심장 전문의가 이 모든 추가 검사들을 실시할 리가 없다고 결론을 내리게 된다. 그리하여 당신은 더욱 두려워진다. 이러한 부정적 나선형 사고 패턴은 벗어나기 어려울뿐더러, 더 많은 스트레스를 유발하고 심장 두근거림을 초래(또는 악화)한다. 이 예는 질병과 건강에 대한 우리의 신념이 어떻게 발전하고 또 얼마나 중요한 역할을 하는지를 보여준다. 신념은 당신이 경험하는 증상의 종류와 지속 기간을 결정하는 데에도 중요한 역할을 한다.

통증 역시 중요한 요인이다. 심각하거나 오래된 통증은 그 자체가 유발 요인이 되어 (의식적이든 무의식적이든 생명이 위협받는다고 느끼기 때문에 생기는) 실존 갈등을 일으킨다. 통증으로 인해 낙담하거나 절망감을 느끼는 것은 드문 일이 아니다. 이 스트레스와 관련된 감정은, 특히 오랫동안 통증으로 힘들어한 경우일수록 이 통증은 절대 없어지지 않는다는 신념으로 이어질 수 있다.

몸과 마음(정신)은 하나의 구성 단위를 이룬다

몸과 마음이 하나의 구성 단위를 이룬다는 관점에 동의하는 의학 정보를 제공하는 웹사이트의 수가 늘고 있다. 이 발상에 전적으로 또는 부분적으로 기반을 둔 전체론적 접근과 통합 의학이 점점 더 폭넓게 받아들여지고 있는 반면, 주류 의학은 이 개념을 완전히 통합하는 속도가 다소 느리다. 의료 분야 전체에 있어 이런 시야 확장은 희망적이며 올바른 방향으로 한 걸음 나아가는 것이다. 우리의 의견뿐 아니라 임상 경험을 바탕으로 볼 때, (신체가 직접적으로 물리적 영향을 받은 상황을 제외하고) 언제나 마음이 물질보다 우선하기 때문이다. 몸에서 일어나는 일은 항상 마음에서 시작된다. 마음에서 일어나는 일은 완전히 무의식적일 수도 있어서, 증상이 느닷없이 나타난 것처럼 보일 수 있다. 그러나 모든 증상이 나타나기 전에는 항상 스트레스를 주는 부정적 경험과 그 경험에 대한 (의식적일 수도 있고, 무의식적일 수도 있는) 자신의 주관적 해석이 존재한다.

이제 우리는 가장 흔한 의학적으로 설명되지 않는 증상들과 이 증상들을 EFT로 접근하는 최선의 방법에 대해 논의할 것이다. 앞서 강조했듯, 인내는 결실을 맺는다. 그러니 포기하지 말자. 새로운 방식으로 자신의 증상을 바라보는 것이 익숙해지려면 시간이 걸릴 수 있고, 처음에는 회의적일 수도 있다. 그래도 괜찮다. 우리는 당신이 어쨌든 인내심을 갖고 증상 자체만 아니라(증상 자체에 EFT를 적용하면, 변화가 생기지만 일반적으로 일시적이다), 이면에 있는 감정적인 근본 원인이 되는 특정 사건을 EFT로 많이 다룰 것을 권한다.

흔히 오해받는 증상

가슴 답답함/가슴 통증: 감정 갈등으로 인해 가슴 통증이나 압박감을 느낄 수 있다. 가슴 통증이나 답답함을 겪는 데에는 여러 이유가 있다. 식도와 위, 심장, 폐, 근육, 힘줄 또는 연골의 증상은 다양한 근본 갈등으로 인해 발생할 수 있다. 일반적인 스트레스 또한 가슴의 답답함과 불편감을 유발할 수 있다. 좋은 소식은 이 증상은 거의 항상 치유 단계 동안에 나타난다는 점이다. 즉, 갈등이 대부분 해결되었다는 뜻이므로, 당신은 두려운 생각에 빠지는 대신 휴식과 치유에 집중하면 된다. 다음은 가장 흔한 근본 원인들을 요약한 내용이다.

- **식도 경련:** 이것은 덩어리 갈등(무언가를 얻을 수 없는 것과 관련됨)의 치유 고비 중에 나타날 수 있다. 직업이나 승진, 직위, 구매, 상속, 사과, 제안과 관련이 있기도 하다. 또 모욕이나 비난, 진단과 같이 감당하기 너무 벅찬 일을 문자 그대로나 비유적으로나 삼킬 수 없는 갈등의 치유 단계일 수도 있다.
- **위산과 식도 염증:** 이것은 (문자 그대로나 비유적으로나) 내뱉을 수 없는 부정적인 (또는 혐오스러운) 것을 삼킨 갈등의 갈등-활성 단계 동안 발생하거나 긍정적인

것을 흡수할 수 없는 갈등의 치유 단계 동안 발생한다.

- **심장**: 심장 두근거림은 아래를 참조하기 바란다. 심장 부위 통증: 심장이 문자 그대로나 비유적으로 공격(attack)을 받은 경우, 갈등이 해결되면 가슴 통증을 경험할 수 있다. 예를 들어, 칼로 신체적 안전을 위협받거나, 심장마비로 느껴지는 심장 문제, 특히 의사가 수술을 권한 상황일 수도 있다. 치유 과정 초기에 흉골 뒤쪽에 통증이 있을 수 있다. 영역 상실 갈등(직장, 집, 사업체 등의 상실) 또는 성적 갈등(성적 학대, 성적 파트너와 헤어짐, 포경수술, 강간 등)을 경험한 경우, 갈등-활성 단계에서 가벼운 가슴 통증을 느끼거나 치유 고비에서 심한 가슴 통증을 겪을 수 있다. 상심 증후군(broken heart syndrome)은 주류 의학도 인정한다. 이 질환은 가슴 통증과 얕은 호흡을 동반한 심장 마비처럼 느껴지는 증상을 보인다. 하지만 이는 동맥이 막혀서가 아니라 감정 스트레스를 받은 일로 인해 생긴다. 사랑하는 사람의 죽음과 같이 매우 큰 스트레스를 받는 상황에서 발생할 수 있다.
- **염증성 가슴막염(가슴막염)**: 폐나 흉부가 공격을 받는 상황이 생기면, 해당 갈등의 치유 단계 동안 가슴통증이나 압박감을 수반하는 가슴막염(폐를 둘러싸고 있는 장액막의 염증)을 앓을 수 있다. 공격(attack)은 문자 그대로의 공격일 수 있다. 이는 주먹으로 맞거나 넘어지거나 수술이 필요한 폐 종양과 관련이 있을 수 있다. 유방 절제의 경우 때로 가슴이 공격당하는 것처럼 느껴질 수도 있다. 이것은 또한, (가슴 안의 강렬한 통증과 같이) 내부에서 일어나는 비유적인 공격이나 위협일 수도 있다.
- **근육, 힘줄 또는 연골**: 자기 폄하 갈등의 치유 단계 동안 가슴의 답답함 또는 통증을 느낄 수 있다. 격렬한 운동을 한 후 근육통이 생겼을 때, 당신은 그 통증이 생길 만한 어떤 행동도 하지 않았다고 생각했을지도 모른다. 무슨 일이 일어났는지 자세히 살펴보면, 격렬한 운동이 자기 폄하 갈등의 일부를 해결했을 수도 있다(아마도 무언가를 성취하거나 마친 후, 스스로가 자랑스러웠을 수도 있다). 또는 통증이 나타나기 직전에 당신이 해결한 다른 (운동과 관련이 없는) 자기 폄하 갈등이 있었을 수도 있다.

현기증 및 낙상 경향: 쓰러졌거나, 쓰러질 것 같은 느낌으로 인해 현기증을 느낄 수 있다. 이는 문자 그대로 쓰러지거나, 지위나 평판을 잃는 것 같은 비유적 쓰러짐도 포함한다. 몸을 버린 여자*라는 표현을 생각해 보라. 혹은 어쩌면 당신은 어떤 일을 할 수 없었거나 인내하지 못해서 실망했을지도 모른다. 다른 사람이 문자 그대로나 비유적으로 넘어질까 봐 두려울 수도 있다. 아니면 사람들의 신임을 잃어 위신이 추락했다고 느낄 수도 있다. 상상력을 발휘하고 시야를 넓혀 가능한 근본 원인을 찾아본다. 쓰러지는 경향이 있는 경우 어느 방향인지가 중요하다. 오른손잡이(오른손을 올려 박수치는 사람)가 왼쪽으로 쓰러지는 경향은 근본 원인이 '어머니 또는 자녀'와 관련이 있음을, 오른쪽으로 쓰러지는 경향은 '파트너'와 관련이 있음을 나타낸다. 왼손잡이(왼손을 올려 박수치는 사람)인 경우에는 그 반대이다('왼손을 올려 박수치는 사람'과 '어머니 또는 자녀' 쪽 및 '파트너' 쪽에 관한 설명은 **부록 3**을 참조하기 바란다).

* 역자 주: 몸을 버린 여자의 원문은 'fallen woman'으로, 'fall'은 떨어지다, 넘어지다의 의미다.

심장 두근거림: 이는 스트레스 반응이 활성화될 때마다 발생할 수 있는 지극히 정상적인 반응이다. 심장이 종종 몇 초 혹은 몇 분간 두근대거나, 떨리거나, 불규칙하게 뛰는 것처럼 느껴질 수 있다. 심장 두근거림은 다음과 같은 상황에서도 발생할 수 있다.

- 심장에 대해 스트레스받거나 심장에 문제가 있을까 봐 두려우면(또는 다른 사람의 심장 상태로 인해 스트레스를 받으면), 그러한 갈등의 치유 고비 동안 두근거림을 경험할 수 있다. 우리의 경험에 비추어 보면, 이 유형의 두려움이 심장 두근거림의 가장 흔한 원인이다. 심장에 문제가 있을 수 있다는 생각은 많은 스트레스를 유발한다. 이러한 두려움의 악순화에서 벗어나려면, 두근거림이 치유 증상임을 알아야 한다. 두근거림의 또 다른 감정 원인은 '*내 삶이 더 이상 흘러가지 않는다*'는 생각이다. 당신은 자신의 길을 따르지 않거나, 자신을 잃어가고 있을 수도 있다.

- 다른 사람이나 동물과 관련하여 과중한 부담감을 느끼거나, 과부하가 걸리거나, 압도당하거나, 정신적으로 어떤 상황을 처리할 수 없다고 느낄 때, 치유 고비 동안 두근거림을 경험할 수 있다. 이때, 흔히 빠르고 불규칙적인 심장박동을 동반한다. 종종 당신은 누군가를 돕고 싶다고 느끼지만 어떤 이유로 그렇게 하지 못할 수도 있다. 이는 단순히 일이 너무 많아서가 아니다. 다른 사람들도 엮여 있어서 정말 곤란한 상황이기 때문일 것이다.
- 더 이상 견디기 어려울 정도로 스트레스가 너무 많아 극도로 긴장하면, 갈등-활성 단계 동안 두근거림이 느껴질 수 있다. 무언가를 얻을 수 없거나 내려놓을 수 없는 상황을 생각해 보자. 모든 것이 너무 지나치다고 느껴질 것이다. 무언가를 원하거나 더 이상 원하지 않는 상황도 해당될 수 있는데, 이런 상황은 매우 강렬하게 느껴진다.

두통: 치유 단계에서 흔히 나타나는 증상이다. 우리는 **H. 치유 증상** 항목에서 이 증상을 이미 다루었다. 참조: 한 가지 갈등을 충분히 해결했지만 동시에 다른 감정 갈등으로 인해 스트레스를 받는 중이면 두통이 생길 수 있다. 이런 경우 활성 상태에 있는 다른 갈등으로 인해 원래 있던 갈등이 해결되었는지를 명확하게 알 수가 없게 되어, 항상 두통이 있는 것처럼 느껴질 수 있다. 이렇게 두 가지 갈등이 서로 얽혀 있다. 극심한 두통은 치유 고비 단계에 있다는 것을 의미한다. 두통이 며칠 이상 지속되면, 치유가 완료되지 않은 것이다. 이런 경우 종종 통증 자체가 유발 요인이 되어 악순환에 빠진다.

메스꺼움: 급성 스트레스를 받을 때와 스트레스에서 회복할 때 모두 메스꺼움을 느낄 수 있다. 급성 스트레스 반응이 시작되면, (싸움과 도피 반응으로 인해) 위장관에서 팔과 다리로 혈액이 쏠리면서 메스꺼워질 수 있다. 스트레스 반응이 끝나 쏠렸던 혈액이 돌아올 때에도 메스꺼울 수 있다. 즉 메스꺼움은 스트레스를 받을 때 나타나는 일반적인 증상이다. 그러나 그 외 다양한 이유로 인해 나타날 수도 있다. 메스꺼움은 충분히 (또는 싫증날 정도로) 많이 먹었다고 느끼거나, 무언

가로 인해 역겨운 느낌을 받거나, 토하고 싶을 때도 발생할 수 있다. 다시 말하지만, 문자 그대로나 비유적으로 이런 느낌을 경험할 수 있다. 당신을 거슬리게 하는 것을 생각해 보자. 더 이상 삼키고 싶지 않은 것은 무엇인가? 당신의 의지에 반하여 삼켜야 하는 것은 무엇인가? *'나는 그것을 소화할 수가 없다'*라는 표현은 이러한 갈등을 의미한다. 이런 종류의 짜증을 덩어리 갈등이라고 하며, 이 갈등에 대해서는 **D. 소화관 문제** 항목에서 언급했다. 메스꺼움은 영역 분노 갈등 중에도 생긴다. 이는 대부분 이웃이나 가족, 동료와 말다툼을 할 때와 같은 공격성을 포함한다. 마지막으로, 메스꺼움은 정체성 갈등이 갈등-활성 단계에 있다는 신호일 수도 있다. 이 경우, 자신이 어디에 속해 있는지 또는 어떤 선택을 해야 할지 알지 못한다.

근육 마비: 이는 운동 갈등의 증상으로, 문자 그대로나 비유적으로나 갇혀 있다고 느끼거나 움직이는 것이 허용되지 않거나, 움직일 수 없거나, 감히 움직일 엄두를 낼 수 없거나, 충분히 빠르지 않거나, 무언가 또는 누군가를 잡거나 밀어내는 것이 허용되지 않을 때 발생할 수 있다. 이는 갈등-활성 단계 동안 발생할 수 있으며, 갈등이 격렬한 경우 큰 근육군(large muscle group)에서 갑작스레 마비 증상을 보일 수 있다. 갈등의 강도가 덜 격렬한 경우, (마비와 반대로) 근육이 약화될 수 있다. 증상이 갑자기 악화된다면, 이는 치유 단계에 들어섰다는 신호다.

참조: 운동 갈등의 치유 고비 동안에는 뇌전증 발작이 나타날 수 있다. 이는 근육에 대한 통제력이 정상으로 돌아오고 있음을 의미한다. 그러나, 주류의학에서는 이를 종종 다르게 해석한다. 즉, 진단 및 그 결과에 관련된 스트레스로 인한 새로운 문제로 보는 것이다. 근육 마비나 약화는 종종 치유가 완료되지 못하도록 지속적인 스트레스를 유발하며, MS (다발 경화증) 또는 파킨슨병을 진단받게 될 수도 있다. **B. 뼈, 근육 및 힘줄(근골격계)** 항목에서 관련 추가 정보를 참조하기 바란다.

소화 불량, 위경련 및 장 불편감: 이 증상들은 '소화할 수 없는' 짜증과 분노가 있을 때 발생할 수 있다. **D. 소화관 문제** 항목에서 이에 대해 다루었다.

틱: **O. 강박장애** 항목을 참조하기 바란다.

EFT 접근법

모든 증상이 그렇지만, 특히 의학적으로 설명되지 않는 증상의 경우, 증상 자체에 대한 두려움을 모두 해소하는 것이 중요하다. 증상이 무엇인지 알게 되면, 이를 지침으로 사용하여 근본적인 감정 원인을 찾고 해결할 수 있게 된다. 이를 EFT로 어떻게 해결할 수 있는지를 살펴보자.

1. **탐색 작업:** 증상이 언제 시작되었는지 스스로에게 묻는 것으로 시작한다. 이때 시간선을 사용한다. 앞선 정보를 사용하여 증상에 영향을 미칠 수 있는 갈등을 찾는다. 만약 그 증상이 치유 단계나 치유 고비 증상이라면, 당신은 무엇인가 해결되었다는 것을 알 것이다. 이는 몇 시간 또는 며칠 전에 해결된 것일 수도 있다. 비교적 최근에 있었던 문제라면, 다음의 질문들을 스스로에게 해보자. 최근 결정을 내린 것이 있거나, 이전에는 하지 않았거나 할 엄두를 내지 못했던 무언가를 했는가? 평소에는 하지 않는 말을 했는가? 무언가를 끝내거나 달성했는가? 논란을 해결하거나 누군가를 용서했는가? 해고 협박을 받고서도 직장을 다니고 있는가? 어떤 문제가 해결되었는가? 관련이 있는 부담이 사라졌는가?

   무엇이 더 나은 방향으로 변화했는지를 찾아본다. 그것은 큰 것일 수도 있지만, 아주 미묘한 것일 수도 있다. 갈등과 그 이후에 이어지는 치유 단계를 반복하지 않으려면, 파악한 갈등과 관련한 특정 사건 모두를 목록에 넣는다. 특정 순간이란 갈등이 발생했으나 아직 해결되지 않아 스트레스를 받는 순간을 말한다(관련 증상은 일반적으로 해당 갈등이 해결된 후 나타나기 시작한다). EFT를 활용하여 이것들을 하나씩 중화한다. 각 사건에 대한 강도가 5 미만이지만 0이 되지 않은 경우라면, 그 사건에 어떤 신념이나 결론이 관련되어 있는지를 검토한다. 그다음, 이전에 이와 같이 느끼고 생각했던 때가 언제였는지 자신에게 묻는다. 과거의 특정 사건을 찾아내어 그 역시도 중화한다. 해당 증상이 심각하거나 평생 낫지 않을 것이라는 신념이나 다시는 정상 상태가 될 수 없다는 징후가 있다면, 시간이 지남에 따라 이 신념들이 어디에서 비롯된 것인지 알게 될 것이다. 누가 이 말을 했는지, 어디서 이와 관련된 것을 읽거나 듣거나 보았는지 알아내는 것이 중요하다. 영화나 다큐멘터리, 인터넷에서 읽은 정보, 사적인 이야기가 있는 온라인 포럼에서 해당 신념들을 배웠을 수도 있다. 비슷한 증상을 지닌 지인이 있다면, 그 사람은 누구인가? 또는 부모로부터 신체 건강에 대해 지나치게 조심하라는 가르침을 받았는지도 살펴보자. 과거 경험과의 연관성을 찾았다면, 멈추지 않도록 유의한다. 이와 관련된 모든 특정 순간들에 대한 목록을 만들고, 이를 EFT로 중화한다. 이것이 악순환에서 벗어날 수 있는 유일한 길이다.

2. **하루 중 최악의 순간**(The WMOMD): 하루 중에 증상을 경험하는(혹은 증상이 악화되는) 불쾌한 특정 순간을 다루거나 증상에 대한 부정적 추측이나 신념을 찾을 때 이 접근 방식을 사용할 수 있다. 증상 이면의 감정 갈등 유형을 찾고, 이 특정 갈등이 있는 구체적 시기의 WMOMD에 대해 EFT를 적용할 수 있다.

   하루 중 증상이 나타나는 특정 시간을 찾는 것부터 시작한다. 증상이 나타났을 때(혹은 악화되었을 때)와 증상이 나타나기 직전에 무슨 일이 일어났는지를 모두 살펴본다. 당신이 겪는 증상은 치유 증상인 경우가 많다. 즉, 어떤 갈등을 해결한 후인 치유 단계에서 이 증상이 발생했다는 의미다. 때로 이것은 (갈등-활성 단계에서 발생하는) 스트레스 증상일 수도 있다. 따라서 스트레스를 유발하는 것이 무엇인지, 그리고 어떤 스트레스가 여전히 진행 중인지를 고려해야 한다. (다양한 갈등에 대한 설명을 포함한) 앞선 정보를 활용하면, 무엇을 찾아야 하는지를 더 잘 이해할 수 있다. WMOMD 접근 방식으로 각각의 순간을 다룬다. 현재의 WMOMD에 대한 강도가 5 미만으로 줄었으나 0이 되지 않은 경우라면, 과거의 경험에 대해 다음과 같이 질문해 보자.

- 이런 감정을 언제 느꼈었나? 이 질문은 과거에 갈등이 발생했던 특정 사건

들을 찾는 데 도움을 준다.

- 이 증상이 심각한 증상이라고 생각하는 방식을 어디에서 배웠는가? 이 질문을 통해 이 증상에 대해 위와 같이 생각하는 방식을 배웠던 특정 사건들을 찾는다.
- 내 몸에서 일어나는 반응을 두려워하도록 가르쳐 준 사람은 누구였는가? 이 질문을 활용해, 증상 자체 또는 증상을 오랫동안 지속하게 만드는 데 영향을 주는 특정 사건들을 찾는다.

이 접근 방식은 탐색 작업 접근 방식과 유사하다. 하지만 현재 스트레스가 유발된 순간부터 시작하는 것은 분명히 부가적인 장점이 있는데, 다른 방법으로는 파악하지 못한 특정 사건을 찾을 수 있도록 하기 때문이다.

물론, 증상-중심 EFT로 증상 자체에 대해 작업할 수 있으나, 그 부분까지만 다루는 것이 가능하다. 증상의 정도가 약해지거나, 심지어 일시적으로 사라진다고 해도, 영구적으로 완전히 해결하려면 근본적인 감정 원인에 대해 EFT를 적용하는 것이 가장 좋다.

3. **내면 대청소:** 1, 2단계에서 아직 발견하지 못한 모든 사건에 대한 목록을 작성한다. 현재 증상과는 무관한 다른 사건들이 떠오를 수 있지만 어쨌든 그것들도 EFT로 해결한다. EFT로 더 많은 사건을 다룰수록, 더욱 차분하고 편안해질 것이다. 이 과정은 늘 도움이 된다. 어린 시절에 스트레스를 많이 받았다면(정도의 차이는 있지만, 우리 모두가 그랬던 것처럼), 이는 당신의 안녕과 건강에 지속적으로 부정적인 영향을 끼칠 것이다. 따라서 EFT를 더 많이 적용할수록, 이 영향이 약해져서 기분이 좋아질 것이다.

자신의 상태나 진단에 대해 불안하거나 걱정이 된다면, 의사 및 치료사와 대화할 때, 건강 검진을 받거나 검사 결과를 기다리거나 받을 때, 다른 사람의 반응을 접할 때를 포함하여 불안과 걱정을 느꼈던 모든 특정 순간들을 중화한다. 진단과 관련한 내용을 읽고, 듣고, 보면서 깜짝 놀랐던 모든 순간들도 포함시키자.

4. **증상-중심 EFT:** 격렬한 감정이나 신체적 증상이 나타나면 즉시 EFT를 적용한다. 가능하면 특정 사건으로 만들어, WMOMD 접근 방식을 사용하여 완전히 해결한다. 증상에 대해 느끼는 두려움이나 불안에 대해서는 증상-중심 EFT를 사용할 수 있다. 리프레이밍을 사용하는 것도 도움이 된다. 예: '*오늘은 이 증상이 몇 번째 나타난 날인데, 나는 매번 이 증상을 잘 극복해 냈어.*'

N

부정적 제한적 신념

Negative Liming Beliefs

이번 장에서는 EFT를 사용하여 부정적 제한적 신념을 해결하는 방법을 살펴볼 것이다. 부정적 제한적 신념은 포괄적으로는 다룰 수 없다. 이는 사람들이 가장 자주 저지르는 실수다. 대신 부정적 제한적 신념을 시작점으로 삼아 그 신념의 뿌리, 즉 해당 신념을 받아들이고 진리로 여기게 만들었던 특정 사건을 파악해야 한다.

동일한 부정적 제한적 신념 또는 스트레스를 유발하는 생각을 자주 한다면, 그 생각을 할 때마다 스스로를 프로그래밍하고 있는 것이다. 생각에는 힘이 있다. 생각은 중립적이지 않으며, 영향력이 없는 생각은 없다. 우리는 생각으로 미래에 싹을 틔울 씨앗을 심는다. 주로 하는 생각이 현실이 된다. 그러므로 자신의 생각에 주의를 기울이는 것은 중요하다. 더 중요한 것은, 부정적 생각이나 신념의 패턴에 갇혀 있는 것을 알아차렸을 때, 이를 EFT로 약화시키고 제거하는 것이다. 지금쯤이면, 당신이 직면한 모든 문제나 사건들이 어떤 결론이나 부정적 제한적 신념이 될 수 있다는 것과 이 결론과 신념이 EFT로 해결될 수 있다는 것을 이해했기 바란다.

이 장에서 우리는 1부에서 언급했던 탁자 상판과 다리의 비유를 다시 사용하여 논의할 것이다. 탁자 상판은 당신의 문제, 즉 결론 또는 부정적 제한적 신념이다. 탁자 상판을 지지하는 탁자 다리는 이 결론을 사실로 만드는 각각의 특정 사건들이다. 이 사건 하나하나는 당신이 내린 결론이 사실이라고 입증하는 것 같다. 어떤 신념(결론)과 관련된 문제가 얼마나 오랫동안 지속되었는지에 따라, 탁자 다리는 수십, 수백, 심지어 수천 개가 있을 수 있다. 1부에서 설명한 대로, 탁자 상판을 지탱하는 일련의 구체적 사건들(탁자 다리들)을 EFT로 해결하면, (아직 작업하지 않은) 나머지 탁자 다리들이 약해지고 상판이 불안해져서, 마침내 탁자 상판이 무너져 전체 문제가 완전히 해결된다.

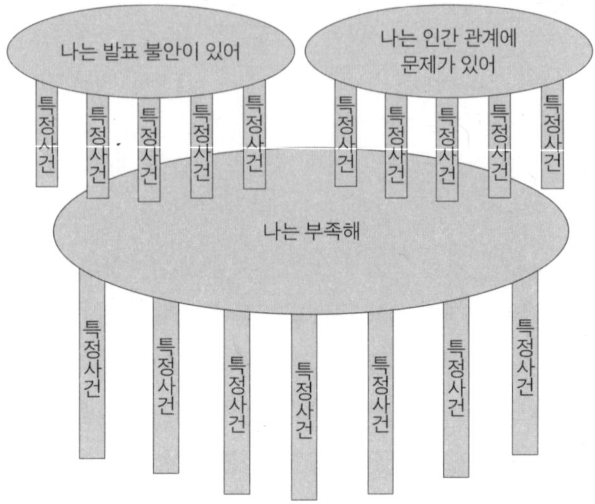

그림 9. 확장된 탁자 상판과 다리의 비유

부정적 제한적 신념은 당신이 무언가를 경험하면서, 그 경험을 해석하고(즉 그것에 의미를 부여하고), 그로부터 결론을 도출하거나 그에 대해 판단을 하기 때문에 만들어진다. 부정적 신념은 당신에게는 진실이며, 머릿속에 이 신념을 반복하면 할수록 더욱더 진실로 여겨진다. 부정적 신념은 반복할수록, 시간이 지남에 따라 더 일반화되어 삶의 더 많은 영역에 영향을 미친다. 예를 들어, '*피트와 제프가 나를 좋아하지 않는다*'는 생각은 '*반 친구들이 나를 좋아하지 않는다*'는 생각으로 확대될 수 있고, 더 반복되면 '*아무도 나를 좋아하지 않는다*'가 되어 마침내 '*나는 사랑스럽지 않다*'는 일반 결론이 될 수 있다. 어떤 결론을 내리게 된 첫 번째 순간은 항상 존재하며, 이렇게 내려진 결론은 결국 신념이 된다. 처음의 특정 사건은 기억나지 않을 수 있지만, 우리는 대부분의 신념이 어떻게 형성되었는지, 그리고 주로 누구로부터 배웠는지를 보통은 알고 있다. 이는 대개 어린 시절 가까운 사람들로부터 비롯된다. 당신은 관련된 특정 상황과 인물도 종종 기억해 낼 수 있다. 정확한 세부 사항을 기억할 수 없는 경우, 기억하는 내용을 바탕으로 상상력을 사용하여 세부 사항을 구성할 수 있다.

부정적 제한적 신념을 해결하는 비결은, 아래에 자세히 설명한 대로 그 신념을 사실로 만드는 일련의 특정 사건들(사건의 실타래)을 EFT로 중화하는 것이다. 사건의 실타래는 그 결론을 내리게 만든 최초의 사건부터 시작한다. 그 후, 동일한 부정적 결론을 내리게 하는 추가 사건들이 이어지면서, 해당 신념은 강화된다. 시간이 지남에 따라, 당신은 특정 상황을 직면할 때마다 해당 부정적 제한적 신념으로 생각하는 법을 배우게 된 것이다.

EFT 접근법

이 접근법은 신념 자체를 시작점으로 삼아 부정적 제한적 신념의 뿌리를 다루는 것이다. WMOMD 접근 방식과 탐색 작업 접근 방식, 내면 대청소 접근 방식을 조합하여 사용하는 것이 좋다.

1. **부정적 제한적 신념**(NCB): 탁자 상판에 있는 부정적 제한적 신념(결론)을 확인한다. 당신은 자신의 부정적 핵심 신념(*나는 부족하다* 또는 이것의 변형된 표현)을 선택할 수도 있고, 또 다른 특정 신념이나 생각을 선택할 수도 있다. '*나는 나쁜 아버지다, 나는 절대 좋은 직업을 얻지 못할 것이다, 나는 이것을 할 수 없다, 결코 잘 풀리지 않을 것이다, 나는 어머니가 부끄럽다, 남자는 무섭다, 나는 늘 좋지 못한 이성과 사랑에 빠진다, 나는 여기서 살아남지 못할 것이다, 나는 노래를 잘 못한다, 나는 결국 휠체어를 타게 될 것이다*' 등이 그 예이다.

2. **인지 타당성**(VoC): VoC는 신념에 대한 믿음의 강도를 확인하고, EFT의 진행 상황을 측정하는 데 유용한 테스트이다. 다음과 같이 자신이 지닌 신념의 VoC를 측정한다. 눈을 감고 그 신념에 집중해서 크게 말한다. 그 신념이 논리적이 아닌, 감정적으로 얼마나 사실처럼 느껴지는지를 확인한다. 0% (전혀 사실이 아닌 것 같음)에서 100% (완전히 사실처럼 느껴짐)까지의 척도를 사용하여 강

도를 확인한다. 이 숫자를 기록하고 2-4주마다 VoC를 다시 테스트하여 강도가 감소하는지 확인한다. **1부 5장**에 VoC 테스트에 대한 자세한 설명이 있으므로, 필요한 경우 이 내용을 참조하기 바란다.

3. **하루 중 최악의 순간**(The WMOMD): 이 신념이 영향을 준 특정 사건들 중 비교적 최근에 일어난 것에서 가장 좋은 예를 선택한다. 핵심은 그 신념을 생각한 순간을 선택하는 것이다. *'X가 일어나는 순간 나는 Y를 느낀다'*라는 문장을 사용한다. 일기장에 기록할 만큼 구체적 순간이어야 한다. 그 일이 일어난 순간을 골라야 함을 명심하자. 그래야 작업하기가 훨씬 수월하다. 어디에 있었는지, 앉아 있었는지, 서 있었는지, 누가 거기에 있었고 무슨 일이 일어났는지 정확하게 시각화해야 한다. 해당 신념을 생각한 명확한 순간을 반복해서 생생하게 떠올릴수록 EFT를 하기에 더 좋다.

4. **탐색 작업**: 그 신념을 생각했던 순간에 몰입하여 최대한 생생하게 재연한다. 그 신념 자체에 대해 생각하거나 왜 그렇게 생각하는지 분석하지 않는다. 그 순간을 떠올리면서, 그 특정 순간에 일어나는 모든 일에 대해 자신이 무엇을 느끼고 있는지, 그 신념에 대한 느낌은 무엇인지(즉, 신념에 대해 생각할 때의 느낌이 아니라, 신념 자체를 생각할 때 느끼는 것)를 파악한다. 이 특정 순간에 경험한 모든 감정과 신체 감각에 EFT를 적용하여 반응 강도를 낮춘다. 모든 감정에 대한 강도가 5보다 낮지만 0이 아니라면 그 순간을 다시 떠올리고 자신에게 다음과 같이 묻는다.

   - 나는 언제 이런 방식으로 느끼고 생각했는가?
   - 나는 이렇게 생각하는 것을 어떻게, 누구로부터 배웠는가?

과거의 특정 사건을 찾은 경우, EFT 프로토콜 중 하나를 사용하여 과거의 해당 사건과 최근에 이를 처음 알아차린 순간 모두를 다룬다. 이상적으로는 이 과정을 매일 또는 일주일에 몇 번씩 한다. 이를 통해, 해당 신념 형성의 원인이 되는 특정 상황들을 목록으로 만들 수 있다. 순조롭게 진행된다면, 당신은 해당 결론을 형성하기 시작했던 시기를 곧 찾아내게 될 것이며, 심지어 그 생각을 처음 했던 순간도 확인할 수 있을 것이다. 모든 것을 기억하지 못하더라도 걱정하지 말고, 무엇이 떠오르든 EFT를 해보자. 때로는 시간이 걸릴 수 있다. 이 신념을 형성하게 된 일련의 사건들이 명확해지기 전에, 수많은 특정 사건을 중화하는 데 시간을 좀 더 들여야 할 수도 있다. 당신이 지닌 신념의 VoC를 정기적으로 테스트하여 진전 상황을 측정한다. VoC가 10% 미만이 되면 부정적 제한적 신념이 더 이상 영향을 주지 않기 때문에, 이상적으로는 VoC를 10% 미만으로 낮추는 것을 목표로 삼는다.

추가적인 도움말

1. **습관에서 벗어나기:** 매일 똑같은 상황에서 똑같은 부정적 신념을 반복하고 있다면, 그 순간 자체가 부정적 신념과 연결된 상태로 고정된다. 예를 들어, 밤에 소파에 앉을 때나 아침에 침대에서 눈을 뜰 때, 당신은 부정적 생각을 하고 그에 상응하는 동일한 감정을 느끼고 있음을 알아차릴지도 모른다. 습관이 하나 만들어져, 이제 당신은 그곳에서 거의 무의식적으로 이런 종류의 생각을 한다. 하지만, 사실 부정적 신념을 생각하는 것과 그 장소 자체는 그다지 관련이 없다. 그 순간을 제대로 재연했다면, 부정적 제한적 신념과 그로 인한 감정들보다 먼저 일어나는 다른 생각이 있다는 것을 알게 될 것이다. 바로 그 전에 무슨 생각을 하고 있었는가? 알아차려 보자. 그것이 기억이라면, 그 특정 기억에 일반적인 방법으로 EFT를 적용한다. 어쩌면 '*나는 파트너가 없어서 외로움을 느낀다, 일하러 가고 싶지 않다, 나는 소파에 앉아서 아무것도 할 수 없다*'와 같이 더 일반적인 생각일 수도 있다. 그런 경우라면, 어떤 특정 상황이 그런 생각을 불러일으켰는지 알아내야 한다.

- **혼자라고 느낀다는 생각에 대하여:** 과거에 외로움을 느꼈던 특정 상황을

떠올려 본다. 혼자라고 느끼지 않으려면 배우자가 필요하다는 생각은 어떻게 배웠는지도 생각해 본다. 이 '혼자인 느낌'은 어떤 특정 상황을 떠올리게 하는가? 그 밖에 외로움과 관련된 모든 것을 기록한다.

- **일에 대한 생각에 대하여:** 출근하고 싶지 않은 기분이 드는 특정 상황을 찾아본다. 직장에서 스트레스를 유발하는 상황이 있는가? 사생활과 관련이 있는가?
- **아무것도 하지 않고 여기 앉아 있다는 생각에 대해 말하자면:** 항상 무언가를 하고 있어야 한다고 배웠던 특정 상황을 찾아보고, 누가 이렇게 생각하도록 가르쳤는지 생각해 본다. 떠오른 특정 사건에 EFT를 적용하여 중화한다.

2. **감정에 압도당할 때:** 부정적 신념에 대해 생각하자마자 강렬한 감정(예: 슬픔, 두려움 또는 다시 생각한 것에 대해 스스로에게 내는 짜증)이 일어난다면, 즉시 그 감정에 증상-중심 EFT를 적용하는 것이 도움이 된다. 이러한 감정을 완전히 중화하기보단, 강도가 0은 아니지만 5 미만으로 떨어질 때까지 EFT를 적용한 다음, (감정을 느끼면서) 과거 언제 그와 같이 생각하고 느꼈었는지를 스스로에게 묻는 것이 좋다. 어떤 순간이 떠오르든, 그 순간에 EFT를 적용한다. 하나 이상의 순간이 떠오르면, 시간을 내어 나머지 순간들도 EFT로 중화한다.

3. **그 일은 아직 일어나지 않았다:** 신념은 미래에 일어날 수도 있는 일과 관련이 있을 수 있다. 어떤 일이 다시 특정 방식으로 일어날 것이라고 예상하거나 또 다시 고통을 겪게 될 것이라고 생각하기 때문에 두려움을 경험할 수도 있다. 이런 경우에도, 이 신념을 어떻게 배우게 되었는지 되돌아보는 것을 권한다. 당신은 어떤 경험을 통해, 미래에 이런 일이 일어날 것이라고 예상했는가? 관련된 과거의 경험들을 제대로 중화하면, 그 예상도 사라질 것이다. 결국, EFT를 제대로 한다면, 전체 스트레스 패턴을 깨끗하게 정리할 수 있으며, 이는 유발요인과 스트레스 반응 사이의 연결이 더 이상 작용하지 않게 됨을 의미한

다. 두 가지 종류의 특정 경험 즉, 스트레스 상황이 발생하여 다시 그 순간을 경험하는 것이 두려운 순간과 이런 식으로 반응하도록 배웠던 순간을 모두 다뤄야 하기 때문에 인내심이 필요하다.

O

강박장애

Obsessive-Compulsive Disorder, OCD

강박장애는 원치 않는 반복적인 생각이나 두려움(집착)이 생겨 반복적인 행동(강박)을 하게 되는 상태이다. 강박사고는 괴로움과 불안감을 조성하여 스트레스를 해소하기 위해 강박 행위를 하게 만든다. 불안과 두려움은 일시적으로 가라앉을지 모르지만, 괴로운 생각이나 충동은 계속해서 되풀이된다. OCD는 보통 일상 활동을 수행하는 능력을 방해하고 삶의 질에 영향을 미친다.

주류 의학에 따르면, OCD의 원인은 알려지지 않았고 치료법도 없다. 일부 이론과 그 위험 요인으로 다음의 내용이 추정되고 있다. 유전적 요소(특정 유전자는 밝혀지지 않았음)나 다른 사람에게 OCD를 학습하거나, 외상 경험으로 OCD의 발병 위험을 높이거나, 혹은 불안 장애와 같은 다른 정신 건강 장애와의 관련성이 그것이다. 그러나 OCD가 어떻게 발생하는지에 대한 설명은 없으며, 유발 원인을 해결하기 위한 권장 치료법도 없다. 오히려 OCD가 있는 사람들은 증상을 관리하고 OCD가 악화되지 않게 치료를 받도록 의학적 조언을 받는다.

우리가 경험한 바로는, OCD가 부정적 감정을 느끼게 한 특정 사건에서 생긴 근본적인 감정 갈등으로 인해 발생한다는 데에는 의심의 여지가 없다. OCD의 증상은 흔히 (아래에서 설명할) 손발톱 물기와 같은 근본 갈등에 대한 '해결책'인 경우가 많다. OCD의 근본적인 감정 원인을 이해하면, 이를 해결하여 증상을 없앨 수 있다.

OCD는 보통 두 가지 감정 갈등이 동시에 일어나는 경우가 많다. 하나는 '어머니 또는 자녀'와 관련된 갈등이고, 다른 하나는 '파트너'와 관련된 갈등이다. '어머니 또는 자녀' 쪽과 '파트너' 쪽에 대한 설명은 부록 3을 참조하기 바란다. 두 가지 갈등은 일반적으로 증상이 시작되기 전, 인생의 서로 다른 시점에 시작된다. 일반적으로 하나의 갈등이 수년 동안 진행된 다음, 두 번째 갈등이 발생하면 그 시점에서 OCD 증상이 나타난다. 갈등-활성 단계에서는 두 가지 갈등이 동시에 지속되는 반면, 눈에 띄는 신체 증상은 거의 없는 대신 대개 심리 증상 나타난다. 그러나 근본 갈등 중 하나 혹은 둘 모두가 해결되면 치유 단계가 시작되고, 이때 눈에 띄는 신체 증상이 나타난다.

이 장에서는 사람들이 OCD를 경험하는 다양한 방식과 그 원인이 되는 다양한 감정 갈등에 대해 논의한다. 이 논의를 통해 증상의 기저에 있는 갈등과 사건을 파악하여 EFT로 해결할 수 있기를 바란다.

강박 사고

누구나 이따금 강박 사고를 하지만, 대개는 극도로 스트레스를 받는 상황에 직면한 경우처럼 일시적이다. 스트레스를 받으면, 문제를 해결하려고 애쓰느라 끊임없이 문제에 대해 생각할 수도 있고, 밤중에 잠을 이루지 못하거나 자다가 깨서 특정 문제에 대해 계속 생각하기도 한다. 이는 지극히 정상적인 현상이다. 이후, 스트레스가 가장 심했던 상황이 지나고 문제가 풀렸거나, 더 이상 걱정하지 않을 정도로 충분한 시간이 지나면 이러한 강박 사고는 사라지기도 한다.

하지만 이런 강박 사고가 계속되고 일상생활에서 제 기능을 할 수 없을 정도로 불안감을 느끼면, 이는 OCD에 해당할 수 있음을 의미한다.

강박 사고에는 오염이나 더러움에 대한 두려움, 물건을 정돈해야 한다는 생각, 물건을 훔치거나 버리고 싶은 충동, 고의 또는 실수로 자신이나 타인을 해치는 것에 대한 두려움, 음란한 소리를 내거나 부적절하게 행동하는 것에 대한 두려움, 폭력적이거나 공격적인 성적 행동에 대한 강박 사고 등이 포함된다.

근본적인 감정 원인을 찾아야 한다. OCD는 두 가지 갈등을 동시에 경험할 때 발생한다. 두 가지 갈등 중 하나는 '어머니 또는 자녀' 문제, 다른 하나는 '파트너' 문제와 관련이 있는 부정적 사건을 찾아본다.

다음과 같은 다양한 유형의 갈등이 영향을 줄 수 있다.

- **공포-혐오 갈등:** 비위생적이거나, 용납할 수 없거나, 먹을 수 없거나, 기타 불쾌한 것으로 인식되는 사물이나 사람에 대해 두려움과 혐오감을 느끼는 경우(싫어하는 것, 역겨움, 혐오가 포함될 수 있다).
- **분리 갈등:** 접촉을 원하거나 원하지 않는 경우, 종종 피부 접촉에 해당한다.
- **영역 갈등:** 자신의 영역(소유물, 지위, 시간, 신체 포함)과 관련된 두려움, 상실감 또는 거슬림.
- **충격-공포 또는 말문 막힘 갈등:** 두려움으로 놀라게 만들고 종종 말문이 막히게 만드는 상황.
- **성적 갈등:** 성관계나 연인관계를 원하거나 원하지 않는 상황.
- **정체성 갈등:** 나는 누구이고, 어디에 속하는가?
- **영역 표시 갈등:** 경계를 설정할 수 없는 경우(혹은 설정할 엄두를 내지 못하는 경우).
- **실존 갈등:** 외롭다고, 버림받았다고, 고립되었다고 느끼는 것. 내가 여기 있어도 되는가?

강박 행동

운동 갈등과 사회적 갈등은 강박 행동이 문제가 될 때 자주 발생하며, 다양한 방식으로 드러난다. 강박 사고보다 강박 행동이 두드러지는 OCD 행동의 몇 가지 예시를 아래에 제시하고자 한다. 이유를 의식하지 못한 채 특정 방식으로 행동하는 경우가 많으므로, 근본적인 감정 갈등을 파악하려면 어느 정도 인내가 필요하다.

손발톱 물기: 두 개 이상의 물기 갈등이 동시에 작용하는 것이 원인이다. 당신이 약하고 종속적인 위치에 있는데 직급이 높은 누군가가 당신의 경계를 계속 무시하거나 침범하는 경우가 있을지도 모른다. 당신은 이 상관 혹은 상대를 '물어서' 자신의 위치를 보여주고 싶지만 그럴 수는 없기 때문에 대신 손발톱을 물기 시작한다. 손발톱 물기는 어린이와 청소년들 사이에서 매우 흔하며, 주로 부모, 형, 선생님, 친구 또는 급우와 관련하여 종종 자신이 더 약하거나 더 낮은 위치에 있

다고 생각하는 경우에 하게 된다.

턱 틱(Jaw tics): 이 역시 둘 이상의 물기 갈등에 뿌리를 두고 있으며, 상대방을 깨물 수 없거나 깨무는 것이 허용되지 않는 경우이다.

과다활동: 비유적으로나 실질적으로나, 당신이 움직일 수 없거나 무엇인가에 갇혀 있다고 느낄 때 일어나는 운동 갈등이 원인이다. 과다활동은 두 개의 운동 갈등이 동시에 일어날 때 시작된다. 이는 아이들에게서 많이 볼 수 있다. 정신 의학에서는 이것을 과잉행동 장애, 때로는 ADHD로 진단한다. 과다활동은 (흔히 원인이라고 지목되는) 설탕과는 아무 관련이 없으며 갇힌 상태와 관련이 있다. 예를 들어, 가정(학대나 폭력)이나 학교(괴롭힘), 가고 싶지 않는 보육시설에 있어야 하거나, 장시간 동안 TV를 보거나 심지어 컴퓨터 게임을 하는 것처럼 틀어박혀 있어야 하는 상황일 수도 있다. 과다활동은 임신 초기 자궁 내에서 발생할 수 있는데, 이때 자궁 내 태아가 갇혀 있다고 느낄 때, 특히 바로 근처에서 견딜 수 없는 소음(비명이나 긁는 소리, 착암기나 전기 톱 소리, 교통 정체 등)이 있는 경우 그럴 수 있다. 그 결과 아기는 과다활동을 보이는 상태로 태어날 수 있다. 예방 접종으로 인해 스트레스를 많이 받거나 (붙들리거나 벗어날 수 없는) 기타 의료 절차 또한 초기 아동기에 과다활동을 초래할 수 있다.

운동 틱: 갑작스럽게 일어나는 짧고 반복적인 움직임으로, 쉽게 제어할 수가 없다. 예를 들면, 머리를 홱 움직이는 것, 목을 당기는 것, 어깨를 으쓱하는 것, 손짓과 팔짓, 강박 접촉 또는 다리 움직이기 등이 있다. 이 증상은 운동 갈등이 있음을 보여주는데, 이는 어떤 상황에서 벗어날 수 없어서/없었거나 갇혔다고 느끼는 갈등의 뿌리이다. 싸움이나 강간 또는 성폭행 상황에서 가해자를 밀어내고 싶었을 수도 있고, 가해자가 자신을 해치는 것을 막거나 도망칠 수 없어서 공포를 느꼈던 것과 관련이 있을 수도 있다. 어린이의 경우 학대나 가정 폭력 등 어려운 가정 환경에 처해 있거나 학교에 적응하지 못하면 운동 틱이 발생할 수 있다.

대부분의 어린이가 성인이 되면 틱 증상이 사라지는 이유이다.

안면 틱: 과도한 눈 깜박임과 콧구멍 벌름거리기, 눈썹 치켜올리기, 입 벌리기, 얼굴 찡그리기 등을 포함한다. 체면이나 품위를 잃었을 때, 수치나 조롱을 당하는 상황에서 꼼짝 못하고 벗어날 수 없다고 느끼는 경우에 생기는 운동 갈등 때문에 발생하기도 한다.

강박적 피부 뜯기: 피부를 뜯는 것을 멈출 수 없는 상태이다. 영역 분노 갈등(집, 학교 또는 직장에서 다른 사람에 대한 분노)과 정체성 갈등(자신이 어디에 속해 있는지 모르거나 어울리지 못하는 것)과 관련이 있다.

말더듬: 영역 갈등이나 (또 다른 종류의) 충격-공포 갈등, 성적 갈등, 정체성 갈등과 결합하여, 무엇인가를 말하려고 하는 순간 (격렬하게) 깜짝 놀라 [그 결과 목소리가 문자 그대로 목(구멍)에 걸리게 하는] 충격-공포 갈등 또는 말문 막힘 갈등의 결과로 발생한다. 말더듬은 후두 근육의 경련으로 생긴다. 말더듬이 경미한 경우에는 후두가 주기적으로 수축하지만, 심해지면 경련이 심해 한동안 소리를 낼 수 없다.

뚜렛 증후군: 여러 개의 운동 틱과 음성 틱이 있을 때 진단받는다. 근본적인 감정 원인을 파악하려면 개별 증상(본 항목에서 설명)을 검사해야 한다.

음성 틱(또는 소리 틱): 특정한 소리를 반복해서 낸다면 근본 갈등이 무엇인지 가리키는 신호이다. 예를 들면, 끙끙대기, 끽끽거리기, 짖기, 목을 가다듬는 소리 내기, 단어나 어구 또는 온전한 문장을 반복하여 말하는 것과 같이 복잡한 소리 내기 등이 있다. 근본 갈등은 영역 분노 갈등과 결합된 충격-공포 또는 말문 막힘 갈등이다.

혼합형 강박 사고와 강박 행동

오염 OCD: 먼지에 대한 지나친 두려움을 의미하며, 흔히 청소에 대한 집착을 가리킨다. 자신의 두려움이 근거 없는 것임을 아주 잘 알지만 이를 멈출 수가 없다. 그 행위를 하는 동안에는 잠시라도 안도할 수 있기 때문이다. 무엇에 대한 강박인가? 그 행동이 당신을 어떻게 안전하게 지켜주는가? 이를 통해 먼지에 대한 두려움에 영향을 미치는 감정 상황에 대한 단서를 얻을 수 있다.

수집광: 실존 갈등으로 인해 발생한다. 무엇을 어떻게 수집하는지를 알면 수집광 증세가 언제 시작되었고 그 강박의 대상이 무엇인지에 대한 단서를 얻을 수 있다.

확인 OCD: 통제 불안에 관한 것이다. 자신이 어떤 것을 제대로 했는지 의심하고 확인하기 시작한다. 그런 다음 또 의심하고 또 확인하기 시작하면서 악순환이 반복된다. 무엇에 대한 강박인가? 강박 확인은 당신을 어떻게 안전하게 지켜주는가? 생각과 행동의 내용은 어떤 종류의 감정 상황을 찾아야 하는지에 대한 단서가 된다.

강박 행동과 강박 사고는 스트레스를 받을 때 악화되고, 차분해지거나 주의가 분산되면 감소한다. 틱이나 강박이 간헐적으로 반복되거나 무증상 기간이 있다면 갈등 중 하나 또는 두 가지가 일시적으로 해결된 것을 의미한다.

EFT 접근법

OCD에 EFT를 적용할 때에는 동시에 작용하고 있는 두 가지 갈등을 찾는다. 갈등 중 하나는 '어머니 또는 자녀' 문제, 다른 하나는 '파트너' 문제와 관련이 있다는 점을 염두에 두고, 관련된 특정 사건들을 파악해야 한다.

1. **탐색 작업:** 임신한 시점(뱃속)부터 현재까지의 시간선을 작성한다. 강박 증상이 언제부터 시작되었는가? 증상이 확실히 악화된 시기(스트레스와 불안이 더

심해진 때)를 기록한다. 위의 정보를 사용하여 일어남 직한 갈등을 파악한 다음 그 당시의 근본적인 특정 사건을 찾아본다. 스스로에게 다음과 같이 질문하는 것도 도움이 될 수 있다.

- 나는 어느 시점에서 이 문제를 경험하는가? 이 문제가 발생하는 순간을 가장 명확하게 보여주는 가장 좋은 예는 무엇인가?
- 그것은 언제 시작되었는가? 그 기간 동안 나에게 스트레스를 준 일은 무엇인가?

가능한 한 특정 사건을 많이 파악하여 EFT로 그것들을 중화한다.

2. **하루 중 최악의 순간**(The WMOMD): (최근 24-48시간 이내) 강박 사고 혹은 강박 행동을 했던 순간 하나를 찾는다. 그 순간을 생생하게 떠올리면서, 바로 그때 (생각이 아니라) 어떤 감정을 느끼는지를 알아차린다. 감정의 강도가 5보다 큰 경우, 강도가 0은 아니지만 5 미만이 될 때까지 EFT를 적용하고, 이전에 이렇게 느꼈던 적이 있었는지 스스로에게 물어본다. 가장 먼저 떠오르는 기억이 관련 있다. 그 기억을 EFT로 중화한다. 그런 다음 제일 처음 떠올렸던 최근 순간으로 돌아가 해당 장면을 중화한다. EFT는 강박 사고나 강박 행동 자체를 다루지는 않는다. 우리가 생각을 하거나 행동할 때 경험하는 감정과 느낌을 다룬다. 그럴 때마다, 우리는 과거로 거슬러 올라가 해당 스트레스 패턴을 처음 발생시킨 원래의 특정 사건을 확인하게 된다. WMOMD 접근 방식은 (과거 사건에 대한 작업을 통해) OCD 스트레스 패턴의 원인을 중화하고, (현재 사건에 대한 작업을 통해) 일상적인 OCD 습관을 해결(및 약화)하므로 OCD 해결에 효과적이다.

3. **증상-중심 EFT**: 강박 사고 혹은 강박 행동에 대한 충동이 올라올 때 느끼는 절망감, 수치심, 슬픔과 같은 강렬한 감정에 즉시 EFT를 적용한다. 이러한 유

형의 감정을 철저히 다루고 중화하는 시간을 많이 가질수록, 지속적인 효과를 더 빨리 얻을 수 있다.

4. **내면 대청소:** EFT에서는 철저히 다루는 것이 가장 좋으므로 이 방법을 적용하는 것을 권한다. 삶에서 감정적으로 불편함을 느꼈던 모든 사건의 목록을 작성하고 EFT로 다뤄주면 OCD의 근원이 되는 특정 사건 또한 해결될 것이다.
   진단받은 것에 대해 불안하거나 염려가 된다면, 의사 및 치료사와 대화하는 순간과 다른 사람의 반응을 접하는 순간, 진단받은 것과 관련하여 읽거나 보거나 들은 것에 깜짝 놀랐던 순간을 포함하여 불안이나 걱정을 느꼈던 모든 특정 순간을 중화한다.

P

외상후 스트레스장애

Post-Traumatic Stress Disorder, PTSD

외상후 스트레스장애는 흔하지만 진단을 받는 경우는 드물다. 많은 사람이 특정 상황에서 PTSD 또는 PTSD와 유사한 증상을 경험하지만 그렇게 진단을 받지 못한다. 엄밀히 말하면, PTSD 증상은 자신이 경험한 상황에 따라 논리적 설명이 가능하기 때문에 장애(disorder)가 아니다. 장애는 유전적 요인, 질병 또는 외상으로 인해 발생하는 정신 또는 신체의 정상적인 기능 이상으로 정의된다. 하머의 통찰은 정신과 신체가 해야 할 일을 정확히 하고 있음을 보여준다. 우리의 시스템은 온전하며, PTSD 증상은 충격적인 경험에 대한 조건 반응으로서 학습된 행동이다. 그러나 그 증상은 매우 강렬하여 심신을 쇠약하게 하므로, 자신의 삶만 아니라 주변 사람들에게도 영향을 미칠 수 있다. 이러한 증상도 EFT로 해결할 수 있다. PTSD 증상을 해결하려면 EFT를 제대로 익힌, 숙련된 EFT 전문가의 도움을 받을 것을 항상 권장한다. EFT로 성공적인 결과를 얻으려면 EFT 전문가와 협력하고, 세션 사이에 정기적으로 집에서 스스로 EFT를 적용할 의지가 있어야 한다.

당신은 PTSD 증상으로 한동안 어려움을 겪어 왔고 모든 방법을 다 써봤지만 별다른 개선이 없었다고 느낄지도 모른다. EFT는 다른 치료법에 비해 몇 가지 탁월한 장점이 있기 때문에 EFT를 시도해 볼 것을 추천한다. EFT는 강렬한 기억에 불필요하게 노출되어 압도당하거나 외상을 다시 겪지 않도록 점진적으로 적용할 수 있다. 게다가 혼자서 EFT를 적용하는 방법을 배우면 스스로 감정을 더욱 잘 조절할 수 있게 되고, 치료사에게 의존하지 않아도 된다. EFT를 올바르게 적용하면, 결국에는 약물 치료가 필요 없게 될 것이다.

PTSD 증상을 다루려면 EFT를 제대로 익힌 숙련된 EFT 전문가의 도움을 받을 것을 항상 권장하지만 본 장에서는 증상이 덜 심한 경우, 아래에서 설명할 몇 가지 기본 규칙을 준수한다는 전제하에, 혼자서도 PTSD에 EFT를 적용할 수 있는 방법을 설명한다.

때때로 PTSD는 사고나 합병 분만 또는 수술과 같은 단일 사건으로도 발생한다. 그러나 종종 아동 학대, 성 학대, 학교에서의 괴롭힘, 연인관계에서 벌어지는 폭력과 같은 연이은 유사 외상 사건으로 인해 발생하기도 한다. 군인 및 최초 대응자(구급대원, 경찰관, 소방관, 구조대원 등)와 같이 생명을 위협하는 상황이나 기타 외상에 자주 노출되는 특정 직업의 경우 PTSD 발병 위험이 더 클 수 있다.

EFT 전문가 없이 혼자서 EFT로 외상 사건을 다루려는 경우, 부디 다음 규칙을 준수하길 바란다.

규칙 1: 먼저, 아래 1단계와 2단계에서 설명한 대로, WMOMD 접근 방식과 증상-중심 EFT 접근 방식을 일상 속 작은 유발 요인에 적용하는 방법을 배운다. 이것을 최소 4-6주 동안 성공적으로 수행할 수 있다면, 3단계로 넘어갈 준비가 된 것이다.

규칙 2: 사건에 몰입하여 마치 지금 당장 그 일이 일어나고 있는 것처럼 기억을 재연하는 것이 안전하지 않다고 느껴진다면, 하지 않는다. EFT 자체에는 부작용이 없지만, 외상 사건을 다룰 때는 외상을 다시 겪거나 이에 압도당하는 일 없이 그 상황을 재연할 수 있을 때까지, EFT를 사용하여 감정을 점진적으로 누그러뜨리고 분리상태를 유지하는 것이 필수적이다. 외상 사건을 혼자서 떠올리는 것이 조금이라도 부담스럽게 느껴진다면, 숙련된 EFT 전문가와 상담하여 외상 사건 처리에 도움을 받을 것을 추천하는 이유다.

PTSD 증상에 대한 EFT 접근법

PTSD 증상은 다양하여 악몽이나 플래시백, 과각성, 과민, 기분 변화 등이 나타날 수 있다. 위에서 언급한 바와 같이, 외상 경험에는 EFT를 바로 적용하지 않을 것을 강력히 권고한다. 대신, 아래의 설명처럼 EFT를 사용하여 일상적인 스트레스 유발 요인과 더 경미한 상황을 먼저 해결하자. 두 가지 형식의 EFT를 모두 사용할 수 있으며 선호하는 형식을 사용하거나 두 가지를 번갈아 사용할 수 있다.

처음 두 단계(WMOMD 접근법과 증상-중심 EFT)를 혼자서 하기가 너무 버겁게 느껴진다면, 숙련된 EFT 전문가에게 도움을 구하는 것이 좋다.

1. **하루 중 최악의 순간**(The WMOMD): 매일, 하루 중 가장 부정적인 기분이 드는 순간에 대해 EFT를 적용한다. 하루가 끝나거나 며칠 후까지 기다리기보단, 가능한 한 빨리 해당 순간에 EFT를 하는 것이 좋다. 그냥 그 자리에서 일어나 조용한 방(이나 불가피한 경우 화장실)으로 간다. 1부 2장에서 설명한 대로 해당 순간을 회상하고 EFT로 모든 부정적 반응을 중화한다. 우선은, (같은 감정을 느꼈던 과거의 사건을 파악하는 전체 WMOMD 접근 방식보다) 해당 순간 자체만을 다룬다. 자신의 반응 방식에 대해 화가 나거나, 슬프거나, 불안하거나, 짜증난다면, 그 감정에 직접 EFT를 적용하여 강도를 낮춘다. 시간을 들여 천천히 작업하자. 당신의 반응은 당신의 경험으로 유발된 결과이며, 이 시점에서는 그것을 통제할 수 없다는 점을 기억하자. 이것은 바뀔 것이며 당신은 곧 감정 반응들을 더욱 잘 조절하게 될 것이다.

   참조: EFT를 적용할 때, 에너지 방출을 경험할 수도 있다. 예를 들면, 다리, 심지어는 몸 전체가 떨릴 수도 있다. 또, 감정이 풀려나오며 울게 되거나, 에너지가 너무 세차게 솟구치는 나머지 걷거나 심지어는 달리고 싶을 수도 있다. 기분 좋게 느껴지는 것은 무엇이든 하면 된다. 이런 반응은 완전히 정상적이고 자연스러운 것이다. 그런 일이 일어나도록 놔두자. 감정 또는 신체 반응을 두려워하지 말고 반응이 가라앉을 때까지 EFT를 계속한다. 충분히 작업해서, 에너지와 감정 방출을 멈추고 싶어 지면, 그때 잠시 쉰다. 그냥 자리에서 일어나 주변을 걸으며 주의를 환기하고, 스스로에게 나중에 이 작업을 이어서 하겠다고 말한다. 이렇게 하면 스트레스 반응이 방출되는 것을 멈출 수 있다. 다시 시간을 들여 천천히 작업한다. 몸이 더 이상 떨리지 않거나 에너지를 방출하고 싶은 충동이 가라앉으면 작

업이 끝났음을 알게 될 것이다.

2. **증상-중심 EFT:** 낮 또는 밤에 불안감이나 스트레스, 분노의 감정을 느끼면, 감정의 강도가 충분히 가라앉을 때까지 즉시 EFT를 적용한다. 한 번에 최대 30분 동안 EFT를 계속한다. 강도를 1-2만 줄여도 진전이 있다. 자주 할수록, 그 효과는 더 커진다.

EFT를 자신감 있게 순조롭게 진행할 수 있을 때까지, 매일 1단계와 2단계를 계속 적용한다. 마음이 차분해지고 PTSD 증상과 반응이 줄어 들었다면 (아주 조금만 변화가 있다고 하더라도), (1단계와 2단계를 계속 하는 것에 더하여) 아래 3단계에서 설명한 것처럼 부정적 핵심 신념을 다루는 것을 시작할 수 있다.

3. **부정적 핵심 신념(NCB):** 자신의 부정적 핵심 신념이 무엇인지 (아직 모르는 경우) 파악한다. 자신이 비난을 받았고/거나 거절당했던 순간을 고르되, 외상이 아닌 순간이어야 한다. 그 순간을 생생히 떠올린 후 내부 비판자가 하는 말을 들어본다. '*나는 부족하다, 나는 어디에도 속하지 못한다, 나는 여기 있으면 안 된다*'와 같은 말을 하고 있지는 않은가? 필요하다면, **1부 5장**의 NCB와 인지타당성(VoC) 테스트에 대한 자세한 설명을 참조하자. VoC는 EFT의 진행 상황을 측정하고 NCB의 영향력이 약해지는지 여부를 판단하는 데 유용하다. NCB의 VoC는 다음과 같이 측정한다. 눈을 감고 해당 NCB에 주의를 집중하며 큰 소리로 말한다. 그런 다음, 그 말이 논리적이 아닌 감정적으로 얼마나 진실로 느껴지는지를 확인한다. 척도는 0% (전혀 사실이 아님)부터 100% (완전히 사실임)까지이다. 이 숫자를 기록하고 정기적으로 VoC를 다시 점검한다. NCB가 영향을 주는 일상의 상황에 EFT를 적용하는 습관을 갖자. 전체 WMOMD 접근 방식을 사용하여 현재 순간의 감정 강도가 아직 0은 아니지만 5 미만이 되도록 낮춘 후, 이전에 같은 느낌을 가졌던 때를 스스로에게 물어보고, EFT를 통해 해당 경험을 중화한다. 하지만, 위에서 언급했듯이, 혼자서 그 순간을 떠올려 다루는 것이 너무 부담스럽게 느껴진다면, 하지 않는다.

블랙박스 기법을 사용하여 그 순간을 잠시 안전하게 보관하고, 도움을 줄 수 있는 숙련된 EFT 전문가에게 문의하라. 필요하다면, **1부 5장**의 블랙박스 기법에 대한 자세한 설명을 참조하자.

4. **NCB에 대한 내면 대청소:** 과거 사건들 중 부정적 감정을 불러일으켰던 사건의 목록을 만든다. NCB와 관련이 있지만 PTSD와는 관련이 없는 사건이어야 한다. EFT로 하나씩 각 사건을 중화한다. 서두르지 말고 천천히 하자. 매일 또는 일주일에 몇 차례에 걸쳐 사건을 하나씩 해결해 나가자.

   3단계와 4단계에서 설명하는 대로 최소 몇 주 동안 계속해서 EFT를 NCB에 적용한다. 또한, 1단계와 2단계에 설명한 대로 EFT를 계속 사용한다. NCB가 활성화되는 모든 불쾌한 사건에 EFT를 정기적으로 적용하면 PTSD 증상이 줄어드는 것을 느낄 수 있다. 그렇게 되면 이제 5단계로 넘어가서 PTSD의 근본 원인에 대한 작업을 시작할 수 있다:

5. **특정 외상에 대한 내면 대청소:** PTSD의 원인이 될 수 있는 특정 외상 사건에 대한 목록을 작성한다. 목록을 작성하는 동안, 가능한 한 사건들과 분리 상태를 유지한다. 아직은 그 어떤 사건도 다시 떠올리면 안 된다. 제목을 적는 것만으로도 이미 반응이 올라온다면, 목록을 더 작성하기 전에 증상-중심 EFT를 사용하여 해당 감정의 강도를 낮춘다. 규칙 2는 여전히 유효하다. 안전하다고 느끼지 않으면 하지 말자. 외상 사건을 다룰 준비가 되었다고 여겨지면, 아래의 구체적 지침을 따른다. 한 번에 하나의 사건을 완전히 다룬 후 다음 사건으로 넘어간다. 사건을 한 번에 다루지 못할 수도 있다. 사건 하나를 중화하는 데 며칠 또는 몇 주가 걸릴 수도 있다. 최대 1시간 정도 작업한 후에는 블랙박스 기법을 사용하여 안전하게 보관하고, 할 수 있을 때 다시 작업을 이어간다. 서두르지 않고 천천히 하도록 한다. 작업을 하다가 압도감이 몰려오면 블랙박스 기법을 이용하여 사건을 안전하게 보관하고, 더 진행하기 전에 숙련된 EFT 전문가에게 문의하자.

외상 사건에 대한 EFT 접근법

① 위의 1단계에서부터 4단계를 거쳤고 ② PTSD 증상의 심각도가 점차 감소하기 시작했고 ③ 자신감이 생겨 작업을 시작할 준비가 되기 전까지는 외상 사건에 EFT를 적용하면 안 된다. 준비가 완료되면 다음과 같이 해당 사건에 EFT를 적용한다:

1. 사건을 전체적으로 다룰 수 있는지 아니면 부분 부분으로 나눠서 다뤄야 할지를 결정한다. 자동차 사고를 예로 들어보자. 자동차 사고를 실제 충돌하는 장면, 차에 갇힌 장면, 구조되는 장면과 같이 더 작은 순간으로 나눌 수 있다. 각 장면은 그 장면만의 감정 크레센도를 포함한 작은 영화와 같다.

2. (**1부 2장**과 **5장**에서 설명한 대로) 전체 사건에 대한 감정을 누그러뜨리는 것으로부터 시작한다. 해당 사건을 떠올리기 전 어떤 기분이 드는지 단계별로 알아차린다. 스트레스 반응이 활성화된 것이 느껴지면 감정 및/또는 신체 반응을 확인하고, 3 이하의 강도가 되어 계속 이어갈 준비가 되었다고 느껴질 때까지 EFT를 적용한다. 불편함이 느껴질 때마다, 그 일은 지금 이 순간 일어나고 있는 일이 아니고, 과거의 기억일 뿐이며, 지금 나는 안전하다는 사실을 스스로에게 일깨운다.

3. 눈을 뜨고 큰 소리로(또는 머릿속으로) 사건을 이야기한다. 그 사건의 장면을 떠올리지는 않는다. 아직 아무 일도 일어나지 않은 지점에서, 그저 이야기를 시작한다. 아무리 사소하더라도 감정의 강도나 불안이 느껴지면 이야기하는 것을 즉시 중단한다. 강조하지만, 사건의 그 지점에서 느껴지는 감정을 누그러뜨려야 한다. 감정 반응이 누그러질 때까지 눈을 뜨고 EFT를 하자. 만약 옵티멀 EFT를 적용하고 있다면 (눈을 감기보다는) 시선을 부드럽게 하여 어느 한 지점을 바라볼 수도 있다. 옵티멀 EFT가 너무 어려우면 EFT 두드리기를 계속하면 된다. 마무리될 때까지 이런 방식으로 전체 사건을 다루어 나간다. 서두르

지 말고 천천히 작업한다.

4. 3단계를 반복한 후, 처음부터 이야기를 다시 시작한다. 감정의 강도가 3 이상이면, 눈을 뜨고 EFT를 적용한다. 강도가 3 미만이라면, 눈을 감고 마치 영화 속 자신을 보는 것처럼 이야기의 작은 부분을 감상해도 좋다. 이렇게 하면 분리된 상태로 머물 수 있다. 자신이 마치 영화 안에 있는 것처럼 사건 속으로 들어가 그 순간을 재연하면 안 된다. 스크린 속의 자신을 보듯, 거리를 두고 자신을 바라본다. 해당 순간의 모든 감정의 강도가 0이 될 때까지 EFT를 적용한 다음 이야기를 이어간다. 필요한 경우, 분리 상태(영화 속 자신을 바라보는 상태)를 유지하면서, 눈을 감은 채 이 단계를 여러 번 반복하여 전체 사건과 관련된 모든 순간을 중화한다.

5. 4단계를 반복하되, 이번에는 사건의 각 순간 안으로 들어가 재연한다. 자신이 마치 영화 속에 있는 것처럼 그 안에 깊이 들어가 각각의 관련된 세부 사항에 몰입해서 이야기를 단계별로 진행한다. 그 일이 바로 지금 일어나고 있는 것처럼 한다. 다음 장면으로 넘어가기 전, 해당 장면의 모든 감정과 신체 감각의 강도가 0이 될 때까지 EFT를 적용한다. 사건의 모든 장면이 0이 될 때까지, 이 과정을 반복하면서 각 순간을 몰입하여 떠올린다.

6. 남아 있는 감정을 최대한 끌어올려서 결과를 테스트한다. 사건의 모든 순간을 생생하게 떠올리면서 부정적 감정 반응이 올라오는지 알아보고, 감정 강도가 전혀 느껴지지 않는지 스스로에게 묻는다. 아무 감정도 느껴지지 않는다면, 작업이 완료된 것이다. 여전히 무엇인가가 느껴진다면, 모든 감정이 완전히 중화되어 0이 될 때까지 5단계를 반복한다. 그 다음 다시 테스트한다. 매 순간을 중화하는 데는 꽤 오랜 시간(며칠, 몇 주)이 걸릴 수 있다는 점을 기억하자. 서두르지 말고 충분히 시간을 들여 작업하자.

R

중독으로부터 회복하기

Recovery From Addictions

이 장에서 우리는 물질만 아니라 습관이나 행동에 관한 중독에 대해서도 논의한다. 어떤 물질이나 행동에 정신적 및/또는 신체적으로 의존하고, 그것이 심리적 및/또는 신체적으로 해를 끼치고 있음에도 불구하고 그것의 사용이나 관여를 그만둘 수 없을 때 중독이라고 한다. 따라서 중독자는 다른 활동들을 희생하면서 해당 물질을 얻거나 관련 행동에 집중한다. 중독에서 벗어날 때에는 거의 항상 심각한 신체적 또는 심리적 금단 증상을 동반한다. 물질 중독의 예로는 마약성 약물, 알코올, 음식, 흡연 및 약물에 대한 중독 등이 있다. 행동 중독의 예로는 도박, 게임, 휴대폰, 인터넷, 성, 연애 및 일에 대한 중독 등이 있다.

물질 중독은 일반적으로 물질 내 흥분성, 마약성, 항정신성 효과가 있는 성분으로 인해 사용자의 뇌에 영향을 준다. (니코틴, 아편, 헤로인 등) 여러 중독성 물질은 일반적 효과를 지닌다. 즉, 장기간 사용하면 대부분 언제나 중독으로 이어진다. 이는 부분적으로 그 물질이 뇌의 보상 체계인 도파민계에 변화를 일으키기 때문이다. 따라서, 물질 복용을 갑자기 중단하면 금단 증상이 나타날 수 있다. 그 외의 경우, 실제로는 신체적 의존성이 없는데도 어떤 물질이나 습관이 필요하다고 생각하는 심리적 중독일 수도 있다.

설탕도 중독성이 있다. 거의 모든 사람들이 단 것을 먹을 때 행복감과 위로감을 느끼는 슈거 하이(sugar-high; 역자 주: 당을 과다하게 섭취하면 찾아오는 일시적 과잉흥분)를 경험한 적이 있을 것이다. 활성 물질인 설탕은 동일한 신경 통로를 따라 이동하며 도파민 과다 분비를 촉진한다는 점에서 알코올이나 암페타민과 다를 바가 없다. 그러나 설탕은 갑자기 중단해도 신체적 금단 증상을 일으키지 않는다는 차이가 있다. 어쨌든 설탕과 음식 중독이 개인 및 사회 전반에 영향을 미치는 중대한 건강 문제를 일으킬 수 있다는 것에는 의심의 여지가 없다.

근본 원인

모든 중독의 근본 원인은 부정적 핵심 신념(NCB)과 그 신념에서 비롯되는 부정적인 감정 경험 및 감정에 있다. 그 기저에는 외상이나 충족되지 않은 욕구가 있을 수 있다. 외상이 있는 경우, 중독은 종종 외상으로 인한 감정적 고통과 스트레스를 무감각하게 하거나 은폐하기 위한 용도로 쓰인다. 이 경우, NCB는 중독성 물질이나 행동 없이는 삶을 대처할 수 없다는 믿음과 관련이 있을 수 있는데, 이를 해결하려면 근본적인 외상을 다뤄야 한다. 충족되지 않은 욕구로 인한 경우, NCB가 주도적인 역할을 한다. 즉, 자신이 부족하고, 충분히 사랑스럽지 않으며, 관심을 받을 만한 가치가 없고, 인생에서 관계나 성취감을 느끼기에 부족하다고 믿는 것이다. 다시 말하지만, 중독은 감정 스트레스를 무감각하게 만드는 역할을 하며, 이 경우 중독은 NCB에서 직접 비롯된다. NCB가 중독의 근본 원인인 경우, 회복을 위해 자기 폄하 갈등을 파악하고 해결해야 한다. 근본적인 외상 및 여타의 스트레스를 겪게 했던 사건들(생애 첫 6-7년 동안), 특히 NCB를 발생시킨 것들을 다뤄야 될 수도 있다.

특정 물질이나 습관이 스트레스를 완화시키는 것을 알게 되면, 이에 중독될 수도 있다. 다른 사람이 어떤 물질을 사용하거나 특정 행위를 하는 것을 보고 중독에 빠지는 경우도 꽤 많다. 아니면 무엇인가에 중독된 사람들이 기분을 좋게 하는 아주 훌륭한 방법이라며 한번 시도해 보라고 적극적으로 당신을 설득할 수도 있다. 중독은 눈에 띄지 않게 시작될 수 있다. 처음에는 스트레스를 줄이거나 해소하기 위해 손을 댔다가, 점점 더 자주, 더 오랜 시간 동안 사용하게 되고, 결국에는 멈출 수 없음을 깨닫게 된다. 때로는, 습관(중독)을 반복하고 싶은 충동을 느끼는 강박장애와 관련된 중독이 발생할 수도 있다. 강박장애에 대한 자세한 내용은 **O. 강박장애** 항목 또는 **E. 식사 장애** 항목을 참조하기 바란다.

해당 물질을 사용하거나 해당 행동을 하는 동안 기분이 나아졌다 하더라도, 근본적인 감정 갈등은 사라지지 않는다. 갈등은 의식의 표면 아래에서 곪아가고 있어 의식적으로 경험하지 않더라도 계속해서 격렬한 감정을 만들어낸다. 이는 시간이 지나면서 신체에 '질병' 증상으로 나타날 수도 있다. 아드레날린이 과다 분비되거나 물질 또는 행동에 대한 도취감으로 인해 기분이 일시적으로 좋아지면 중독을 일으키는 물질이나 행위를 더 많이 원하게 될 수도 있다. 안타깝게도, 이러한 물질의 사용이나 행동 자체가 부정적 핵심 신념을 활성화한다. 중독에 빠지면 한편으로는 기분이 좋아지지만, 다른 한편으로는 자신에 대한 부정적 감정이 생겨 중독에 더욱 빠져들게 되는 악순환이 반복된다.

때로는 부정적 핵심 신념과 그 영향이 명확해지는 데는 시간이 걸릴 수 있다. '*나는 나약하다, 나는 패배자다, 나는 겁쟁이다*' 등과 같이 자신에 대해 내린 결론과 '*나는 절대 중독에서 벗어날 수 없다*'나 '*금연은 항상 실패한다*'와 같은 중독 자체에 대한 부정적 제한적 신념에 가려져 보이지 않을 수 있기 때문이다. 또는 중독을 중단하면 깊은 블랙홀에 빠져 부정적 감정에 압도될 것이라는 무의식적인 공포 때문에 두려움이 더 깊어질 수도 있다. 어떤 경우이든, 충분히 깊이 파고들면 결국 부정적 핵심 신념의 토대에 도달할 수 있다. **1부 5장**에서 설명한 것처럼 부정적 핵심 신념은 누구나 하나씩은 가지고 있지만, 중독의 경우 이 신념은 사용자가 의지하고 있는 해결책(중독)과 마찬가지로 사용자의 삶에서 중요한 역할을 담당하고 있다. 따라서, 중독을 극복하고 자유를 되찾으려면 다음의 접근법을 사용할 것을 권장한다.

EFT 접근법

여기에서 제시하는 모든 접근 방식을 많이 사용할수록, 중독에 휘둘리지 않고 더 빨리 벗어날 수 있을 것이다.

1. **수용하기:** 좋은 결과를 얻으려면, 자신의 중독을 인정하고 그런 자신을 받아들이는 것으로 시작한다. 이는 중독에 빠지도록 스스로를 허락하는 것이 아니라, 중독이 단순히 과거의 부정적인 감정 경험의 결과로 생겨난 학습된 행동임을 인정하는 것을 의미한다. 특정 방식으로 행동하는 것을 스스로 익혔

다면, 그 행동을 배우기 이전의 상태로 돌아갈 수도 있다. 자기 자신과 중독을 받아들이는 것에 저항감을 느낀다면, 그 저항이 무엇인지 정확히 파악하자. 어떤 감정이 떠오르는가? 감정이 떠오를 때 바로 EFT를 적용한다. 수용을 막는 생각이나 신념은 무엇인가? 부정적 핵심 신념(NCB)이 중요한 역할을 하는 경우가 꽤 많다. **N. 부정적 제한적 신념** 항목에 설명된 전략을 사용하여 자기 자신이나 중독을 받아들이는 것을 방해하는 신념들을 약화시키되, 특히 NCB에 주의를 기울이자.

부정적 핵심 신념(NCB): 자신의 NCB가 무엇인지 아직 모른다면 그것을 파악하자. 완전히 거부당했거나 비난을 받았던 순간, 또는 뭔가 잘못해서 누군가가 당신에게 화를 내는 순간을 선택한다. 그 순간을 몰입해서 떠올리되 내부 비판자가 하는 말에 귀를 기울인다. 예를 들어, *나는 부족해, 나는 이곳에 어울리지 않아, 나는 여기 있으면 안 돼*라고 스스로에게 말하고 있지는 않은가? 필요하다면 **1부 5장**에서 다룬 NCB와 인지 타당성(VoC) 테스트에 대한 자세한 설명을 참조하기 바란다. 이제 NCB의 VoC를 측정한다. VoC는 진행 상황을 측정하는 데 유용하다. VoC는 다음과 같이 측정한다. 눈을 감고 NCB에 주의를 집중하고 크게 소리 내어 반복한다. 해당 진술이 논리적으로가 아닌 감정적으로 얼마나 사실로 느껴지는지 알아본다. 0% (전혀 사실이 아님)에서 100% (완전히 사실)까지의 척도를 사용하여 얼마나 진실하게 느끼는지 평가한다. 이 숫자를 적어두고 **N. 부정적 제한적 신념** 항목에 나와 있는 실행 계획을 활용하여 EFT로 NCB 작업을 시작한다. 정기적으로 NCB의 VoC를 재평가한다.

2. **중독에 대한 VoC 테스트**: 자신의 중독 상태를 평가하기 위해 VoC를 테스트한다. 눈을 감고 '나는 …에 중독되어 있다'는 생각에 주의를 기울이며 큰 소리로 반복하면서, 지금 그 진술이 이성적이 아닌 감정적으로 얼마나 사실인지 알아차린다. 척도는 위에서 설명한 대로 0% (전혀 사실이 아님)에서 100% (완전

히 사실)까지이다. 이 숫자를 적어두고 정기적으로 NCB의 VoC를 재평가한다.

3. **EFT로 당면한 갈망 다루기:** 중독에 관련된 물질을 이용하고 싶거나, 뭔가를 먹고 싶거나, 담배를 피우고 싶거나, 특정 행위를 하고 싶은 갈망이 생기면, 그 즉시 EFT를 실시한다. 약간의 의지력이 필요하지만 필수 작업이다! 이 작업을 자주 할수록 더 효과를 보게 될 것이다. 다음과 같이 진행하면 된다.

- **표준 EFT:** 중독성 물질이나 행동에 대한 갈망에 0-10점 사이의 점수를 매긴다. 두드리기를 1회 실시한다. 다음과 같은 수용확언으로 시작한다: *'나는 …에 대한 갈망/충동이 있지만, 여전히 나 자신을 받아들입니다.'* 경혈을 두드리면서 다음과 같이 반복한다: *이 갈망/이 충동*. 갈망의 정도에 대한 점수를 다시 매긴다. 수용확언을 반복하며 갈망이 0이 되거나 적어도 중독에 굴복하는 것을 한동안 미룰 수 있을 정도로 낮아질 때까지 계속 두드린다.
- **옵티멀 EFT:** 중독성 물질이나 행동에 대한 갈망에 0-10점 사이의 점수를 매긴다. 명상을 하면서 보이지 않는 치유자에게 이 갈망이나 충동을 해소해 달라고 요청한다. 은유를 사용하여 요청할 수도 있다. 예를 들어, 갈망이 빛이나 사랑으로 녹아드는 것을 떠올리는 것이다. 명상이 끝나면 다시 갈망의 점수를 매겨, 점수가 0이 되거나 적어도 중독에 굴복하는 것을 한동안 미룰 수 있을 정도로 낮아질 때까지 이 과정을 반복한다.

당면한 갈망을 다룰 때, 위의 프로토콜 중 하나 또는 두 가지 모두를 더 자주 적용할수록, 관련 충동이 약해지고 빈도가 줄어들어 중독의 악순환을 더 잘 제어할 수 있게 된다.

4. **절제를 잃었을 때 EFT 적용하기:** 중독의 악순환을 끊으려면 (중독에 빠져) 절제를 잃을 때마다 즉시 EFT를 사용하고 그 결과 발생하는 모든 부정적 느낌

과 감정을 중화해야 한다. 이는 매우 중요한 부분이므로 좀 더 설명하겠다. 또 다시 갈망에 굴복한 스스로에게 화를 내거나 자신을 실패한 사람처럼 느끼면 악순환에 갇히게 되어 원하는 것과는 정반대의 결과를 얻게 된다. 스스로를 책망하면 상황이 나아지기는커녕 더 나빠진다. 감정(분노, 슬픔, 무력감 등)을 처리하고 풀어낸다고 해서 스스로 져야 할 책임이 없어지는 것이 아니다. 부정적 감정을 중화하는 것뿐이며, 그렇게 하면 기분이 나아지게 된다. 죄책감, 수치심 및 기타 부정적 감정을 붙잡고 있으면 기분이 더 나빠질 뿐인데, 이는 기분을 좋게 하려고 다시 중독에 빠질 가능성이 더 높아진다는 것을 뜻한다.

5. **하루 중 최악의 순간**(The WMOMD): 하루 중 갈망을 느끼는 순간이 언제인지를 파악한다. 당신이 가지고 있는 NCB의 역할과 사회적 유발 요인에 주목하자. 해당 순간에 EFT를 적용하고 강도가 5 이하로 떨어졌지만 아직 0이 아닌 경우, 이전에 언제 이런 감정을 느꼈는지 스스로에게 물어본 다음 이전의 그 특정 순간에 EFT를 적용한다. 그 순간을 중화한 후, WMOMD로 돌아가 그것도 마찬가지로 완전히 중화한다.

6. **중단에 대한 무의식적인 저항:** 중독을 중단하려고 할 때 나타나는 저항에 주의를 기울인다. 이 저항은 무의식적일 수 있다. 결국, 중독은 핵심 신념을 활성화하는 유발 요인으로 인해 야기된 극심한 긴장감을 완화하는 데 도움을 준다는 점에서 문제를 해결한다. 다음 질문들은 저항의 성격을 파악하는 데 도움이 될 수 있다. 중독을 그만두면 어떤 불이익이 있는가?

- 이 중독이 없어지면, 나는 무엇을 잃게 되는가?
- 나는 무엇이 두려운가?
- 나는 무엇을 놓치게 될 것인가?

특정 상황이 떠오르면, EFT 프로토콜 중 하나를 사용하여 그 상황과 관련된 부정적 감정을 해소한다.

7. **증상-중심 EFT:** 모든 금단 증상에 EFT를 적용한다. 금단 증상은 심리적 및/또는 신체적으로 중독된 행위를 중단하거나 중독된 물질 복용을 멈추면 나타날 수 있는 증상이다. 도박이나 인터넷 사용과 같이 통제할 수 없는 습관 역시 때때로 금단 증상을 유발할 수 있다. 금단 증상 자체가 없더라도 중독에 굴복하고 싶은 거의 통제할 수 없는 충동이 있을 수 있다. 위의 3번 항목에서 설명한 대로 EFT를 사용하여 이러한 충동을 해결한다.

8. **탐색 작업:** 시간선을 작성한다. 그 중독은 언제 시작되었는가? 당시 당신의 삶에 어떤 일이 일어나고 있었는가? 이런 질문들을 통해 중독의 원인을 찾는다. 각 답변을 통해 특정 사건의 목록을 작성한다. 삶의 특정 시기에 많은 사건이 있었다면 상위 10개 또는 20개의 사건을 뽑아 목록을 작성한다. 다음과 같이 스스로에게 질문해 보자:
    - 나는 이 습관을 어쩌다가 배웠나? 누구에게서 배웠나?
    - 이 중독성 물질/행동에 처음 빠져든 것은 언제인가?
    - 언제 중독이 시작되었나? 그 시기에 나의 삶에 어떤 일이 벌어지고 있었나?
    - 친밀감, 유대감 또는 치유 등에 대한 욕구 등 충족되지 않은 욕구를 대체하기 위해 이 중독을 키워 왔는가? 과거에 친밀한 관계가 깨져서 생긴 외상으로 인해, 기분을 나아지게 하기 위해 음식이나 알코올 또는 다른 물질에 의존하게 되었는가? 그렇다면 그 사건은 어떤 것이었나?
    - 어떤 신념이 작용하는가? 언제, 누구로부터 그러한 신념을 배웠나?
    - 중독 중단을 시도했지만 실패한 적이 있나? 그렇다면 그 이유는 무엇인가?
    - 나의 중독에 부정적 영향을 준 사람은 누구인가?

9. **내면 대청소:** 이것은 중요하다. 참빗으로 훑듯 과거를 들여다보고 모든 부정적 경험을 찾아내어 EFT로 중화한다. 목록에 같은 유형의 경험이 많다면, 상위

10개 또는 20개의 사건을 골라 목록을 작성한다. 이 목록 안에 NCB가 큰 영향을 끼친 상황이 많이 포함된다는 것은 의심할 여지가 없다. 과거 경험의 부정적 감정을 해소하기 위해 내면 대청소 접근 방식을 더 많이 사용할수록 기분은 더 좋아질 것이고, 중독에 빠지고 싶은 충동 역시 덜 느끼게 될 것이다.

마지막으로, 중독을 극복하는 것은 (단순히 끊으려고 시도하는 것이 아니라) 자유로워지겠다는 결심에서 시작된다. 그러므로 마음과 행동을 통제함으로써 자신이 누릴 수 있는 해방감과 힘에 집중하자.

S

수면장애

Sleep Disorder

이 장에서 우리는 불면증의 감정 원인에 EFT를 적용하는 방법을 설명할 것이다. 말할 필요도 없이, 불면증을 포함한 모든 수면장애의 근본 원인은 스트레스이다. 신경계가 균형을 이루면, 낮 동안에는 신체적 및/또는 정신적으로 활동하므로, 교감신경계의 스트레스 반응이 조금 더 활성화된다. 밤에 쉬고 자는 동안에는 부교감 신경(또는 이완) 반응이 더욱 활성화되어 하루의 스트레스를 회복할 수 있다. 따라서 수면은 신경계의 균형을 유지하는 데 필수적이다. 그러나 흔히 생각하는 것과는 다르게, 밤에 여러 번 깬 깼다가 다시 잠드는 것은 정상이다. 밤새 계속해서 잠자는 사람은 아무도 없지만, 자다가 잠깐씩 깼던 것을 기억하지 못하면 그렇다고 생각할 수 있다. 사람마다 필요한 수면의 양은 다르며 따로 정해진 최적의 수면 시간은 없다. 중요한 것은 하루 동안 자신의 상태가 어떠한 지 단순히 알아차리는 것이다. 졸리거나 피곤하다면 더 많은 수면이 필요하다. EFT를 사용하여 일상 속 스트레스 유발 요인을 해결하고 잠을 자는 것(또는 잠을 자지 않는 것)에 대한 스트레스를 해소하면 균형 잡힌 수면 패턴이 자연스럽게 나타날 것이다.

심각한 갈등 상황에 처하면 잠을 제대로 자지 못할 수 있다. 이 책에서 언급하는 모든 유형의 감정 갈등은, 갈등을 해결하려고 노력하는 동안 갈등-활성 단계에서 스트레스를 유발할 수 있다. 이런 의미에서 수면 부족은 스트레스 단계의 일반적인 증상이다. 스트레스가 극도로 심한 상황에 처하면 끊임없이 그 문제에 대해 생각하면서 해결하려고 애를 쓰게 될 수도 있다. 밤낮으로 그 생각을 도저히 멈출 수 없는 것처럼 느낄지도 모른다. 그 결과, 잠들기가 어렵고, 수면이 얕아지며, 한밤중에 문제를 생각하느라 잠에서 깨거나 평소보다 일찍 깰 지도 모른다. 이것은 갈등을 다루려는 자연스러운 생물학적 반응으로, 해당 갈등을 해결할 수 있도록 깨어 있는 상태를 유지하게끔 고안된 것이다. 달리 말하면, 이러한 증상을 경험하는 데에는 그럴 만한 이유가 있다. 깨어 있는 시간이 늘어나 문제에 온전히 집중하면 갈등에 대한 해결책을 더 빨리 찾을 가능성이 높아지기 때문이다. 문제가 해결되거나 시간이 충분히 지나면 규칙적인 수면 패턴을 되찾게 된다.

또한, 오랫동안 지속된 심한 스트레스 상황으로 인해 다시는 잠을 푹 잘 수 없을 것이라는 믿음이 생겨 잠을 제대로 자지 못할 수도 있다. 스트레스와 수면 부족 기간이 길어질수록 이러한 믿음은 더욱 강해진다. 밤에는 잠만 잘 수 있으면 좋겠다고 생각하고, 아침이 오면 오늘 하루를 잘 보낼 수 있으면 좋겠다고 생각하면서 숙면을 취할 수 있을지를 걱정하는 것은 당연하다. 따라서, 일련의 경험이 스트레스 패턴을 유발하는 것처럼, 수면 부족 경험은 부정적 사고 패턴을 만들어 수면 부족 패턴을 끊임없이 지속시킨다. 게다가, 수면제를 장기간 복용하면 수면제 없이는 잠을 잘 수 없다는 믿음이 생길 수 있다. 결국, 수면제 사용을 중단하면 수면 패턴을 나빠지게 만든 근본 원인을 아직 해결하지 못했기 때문에 수면 문제가 재발한다.

현재 딱히 스트레스를 받는 문제가 없더라도 신경계가 각성 상태에 있으면 수면에 문제가 생길 수 있다. 이는 최근 상황이 무의식적으로 과거 스트레스 사건을 떠올리게 하여, 이로 인해 스트레스 반응이 필요해져 결국 잠을 제대로 잘 수 없는 경우에 발생한다. 최근 상황이 과거와 아무런 관련이 없는 것처럼 보이는 경우에도 이런 일이 생길 수 있다. 예를 들면, 현재 상황이 무의식적으로 어렸을 때 부모님이 싸우던 모습(침대에 누웠는데 화가 나서 잠을 잘 수 없었던 상황)을 떠올리게 해서 잠을 제대로 못 잘 수 있다. 또한 삶에서 스트레스를 많이 받았던 시기, 즉 지속적으로 각성 상태를 유지해야 했던 시기를 겪은 이후에도 잠을 제대로 자지 못할 수 있다. 과거의 스트레스를 연상시키는 새롭고 유사한 상황이 계속 발생하여, 깨어 있으려는 무의식적 본능이 사라지지 않는 것이다. 예를 들어, 아이가 태어난 이후나(밤에 깨어 있어야 아이를 돌볼 수 있다고 느꼈기 때문), 잠에 대한 두려움을 불러일으키는 질병을 앓고 난 후(잠에 빠지는 것이 의식을 잃는 것이나 전신 마취를 받는 것을 연상시키거나 죽어가는 것에 대한 공포를 일으킬 수 있으므로) 잠을 제대로 자지 못할 수 있다.

잠을 제대로 자지 못하는 또 다른 이유는 격렬한 치유 단계를 겪는 중이기 때문이다. 낮에는 피곤해서 간절히 잠을 자고 싶지만, 막상 잠자리에 들면 이른 아침까지 잠들지 못해 다음날 다시 피곤함을 느낀다. 이는 신체의 자연스러운 반응이며, 밤에 (휴식 및 회복의) 부교감신경 상태에 너무 깊이 들어가지 않도록 하여 치유 증상이 지나치게 강렬하지 않도록 설계된 것이다. 이런 문제가 발생했을 때 가장 좋은 방법은 낮에 잠깐 낮잠을 자거나 얼핏 역설적으로 보이는 접근 방식을 시도하는 것이다. 즉, 잠자리에 들기 약 한 시간 전에 커피를 작은 잔으로 한 잔 마시는 것이다(!). 카페인은 잠시 동안 교감 신경계(스트레스 반응)를 활성화하여 아직 낮인 것처럼 느끼게 함으로써 시스템을 속인다. 이렇게 하면 수면 장애가 없어진다.

EFT 접근법

다음은 불면증 해결을 위해 권장하는 주요 접근 방식이다:

1. **하루 중 최악의 순간**(The WMOMD): 하루 중 최악의 순간(스트레스를 받는 순간)을 파악하여, 잠자리에 들기 훨씬 전인 낮에 EFT로 그 순간을 다룬다. 사건의 강도를 아직 0은 아니지만 5 미만으로 낮추었다면, 이전에 비슷한 감정을 느꼈던 경험을 찾는다. 스트레스를 해소하고 낮 동안 적당한 이완 상태를 유지할 수 있다면 밤에 더 숙면을 취할 수 있을 것이다. 종종 자신이 스트레스를 받고 있다는 사실을 인지하지 못할 수도 있는데, 이 경우 하루 동안 자신의 기분에 대해 좀 더 주의를 기울이고 가벼운 것이라도 이전에 느끼지 못했던 스트레스가 있는지 확인할 것을 권장한다. 하루 자체는 비교적 평화롭게 느껴질 수 있지만, 아무리 경미하더라도 WMOMD의 순간을 주의 깊게 살펴보면, 그 배경에 있는 오래된 스트레스 패턴이 생각보다 불면증에 훨씬 중

요한 영향을 주고 있다는 사실을 발견할 수 있다. 이런 스트레스 패턴을 더 잘 인식해서 EFT로 해결하면, 스트레스 패턴이 약해지고 수면이 개선되는 것을 경험할 수 있다.

2. **증상-중심 EFT:** 수면 문제에 대해 어떤 감정을 느낀다면 그 순간에 세심하게 주의를 기울인다. 초조하거나 불안하면 EFT로 즉시 그 감정을 다룬다. 밤에 잠에서 깨면 가장 먼저 떠오르는 생각을 즉시 기록한다. 그 생각은 무엇에 관한 것인가? 어떤 문제와 관련된 것이라면 다뤄야 할 특정 순간을 찾아낸다. 직장에서의 문제인가, 아니면 다른 사람과의 문제인가? 악몽을 꿨는가? 아니면 잠자는 것 자체에 대해 생각하는 것인가? 다시 잠들지 못할까 봐, 너무 일찍 일어나거나 밤새 잠을 이루지 못할까 봐, 다음날 몹시 피곤해서 해야 할 일을 하지 못할까 봐 두렵다면 EFT로 다뤄준다. 수면 문제를 해결할 수 없어서 무력감을 느끼거나, 수면 문제가 사라지지 않을까 봐 걱정이 되거나, 잠을 너무 적게 자면 건강에 해롭다는 생각이 들 수도 있다. 혹은 주말인데 수면 문제가 다시 생겨서 화가 날 수도 있다. 해당 생각을 떠올리고 올라오는 감정을 느낀 다음, 그 감정을 EFT로 해결한다. 이전 기억이 떠오르면 그것도 다루도록 한다. 밤에는 단순하게 다시 졸릴 때까지 EFT를 사용하여 부드럽게 감정을 다루는 것이 좋다. 더 많은 집중이 필요한 기억이 떠오르면 잘 기억해 두거나 적어두고 다음날 시간을 내어 작업한다.

   도움말: 밤에 잠자리에 든 동안에는 자신의 문제(및 과거의 특정 사건)에 EFT를 적용하지 않는 것이 좋다. 침대는 안전한 잠자리로 남겨 두자. 밤에 문제를 해결해야 하는 경우에는 침대에서 일어나 다른 곳에서 해결하는 것이 가장 좋다.

3. **탐색 작업:** 수면 문제의 원인만 아니라 수면에 대한 믿음과 기대의 원인을 파악하는 것도 중요하다. 다음과 같이 질문해 보자:
   - 이 수면 문제는 언제 시작되었는가? 당시 내 삶에 무슨 일이 일어나고 있었나?
   - 밤에 깨어 있어야 한다는 것을 누구로부터, 어떤 경험을 통해 배웠는가?

- 어째서 그토록 얕은 잠을 자게 되었는가?
- 이전에 수면 패턴이 방해를 받아 스트레스를 크게 받은 적이 있는가? 당시 무슨 일이 일어나고 있었는가? 그 기간 동안 내가 붙들고 있던 신념은 무엇인가? 현재 생활에서 (무의식적으로) 그 시절을 떠올리게 하는 것이 있는가?
- (단순히 불안을 가중시킴으로써) 나에게 도움이 되지 않는, 수면에 대해 내가 갖고 있는 믿음은 무엇인가?

관련된 특정 사건의 목록을 작성하고 EFT로 다룬다.

4. **내면 대청소:** 떠오르는 과거의 감정 사건에 EFT를 적용한다. 과거 사건에 대한 해결되지 않은 감정은 생각보다 일상적인 스트레스 상태에 큰 영향을 미친다. 낮에 마음이 평온할수록 밤에 더 잘 잠들 수 있다!

T

이명

Tinnitus

이명은 듣고 싶지 않은 소리를 들었을 때 생기는 청각적 갈등 증상이다. 해당 갈등은 거슬리거나 화나게 하는 말로 인해 촉발될 수 있으며, *'내가 듣고 있는 것을 믿을 수 없다, 내가 듣고 있는 것이 사실일 리 없다, 그것은 틀림없이 거짓말일 것이다'* 등과 같은 생각들을 불러일으킨다. 아니면 비명을 지르는 아이, 짖어대는 개, 공사장 소음, 교통 소음, 시끄러운 이웃, 바가지 긁는 목소리, 시끄럽거나 거슬리는 음악 등과 같이 짜증 나게 하는 소음에 의해 촉발될 수도 있다. 또한, 이러한 갈등은 전화 통화 중에도 발생할 수 있다는 점을 염두에 두자.

이명은 내이의 기능 상실이 특징이며, 이로 인해 귀가 멀고/거나 울리는 소리, 휘파람 소리, 웅성거리는 소리, 쉿쉿 하는 소리, 윙윙거리는 소리 등의 소음을 느끼게 된다. 이명의 생물학적 목적은 주의를 분산시켜 원하지 않는 소리나 소음을 차단하여 듣지 못하게 하는 것이다. 이명은 갈등-활성 단계에서 발생한다. 즉, 스트레스를 받고 있으며 그 원인이 여전히 남아 있다는 뜻이다. 갈등이 해결되면, 귀가 갑자기 닫혔다가 다시 열리는 것처럼, 갑작스러운 단기 난청이 발생할 수 있다. 치유가 지연되거나 여러 번 재발하면 청력이 나빠질 수 있다. 머릿속에서 맴도는 문구나 노래는 이명과 같은 목적을 가지고 있어, 우리가 무언가를 듣지 못하도록 주의를 분산시킨다.

이명은 그 증상이 같은 유형의 갈등을 유발하는 단적인 예이다. 이명은 원래 듣고 싶지 않은 소리를 외부에서 들었을 때 발생한다. 그러면 머릿속에서도 듣고 싶지 않은 소리가 발생하여 스트레스를 많이 받게 된다. 내부 소리는 이명 자체에 대한 또 다른 청각적 갈등을 일으키고, 따라서 이명을 더욱 악화시키는 악순환을 만든다.

좌우 귀 중 어느 귀가 영향을 받는지가 중요하다. 오른손을 올려 박수를 치는 사람의 경우, 이명이 왼쪽 귀에 있다면 '어머니 또는 자녀'와의 갈등을, 오른쪽 귀에 있다면 여타의 사회적 '파트너'와의 갈등을 의미한다. 왼손이 우세 손인 경우에는 그 반대이다. '어머니 또는 자녀' 대 '파트너'와 관련된 갈등에 대한 설명 및 생물학적으로 왼손잡이인지 오른손잡이인지 확인하는 방법(일반적으로 박수 테스트를 통해 확인할 수 있음)은 **부록 3**을 참조하기 바란다. 양쪽 귀에 이명이 있는 경우, '파트너' 뿐만 아니라 '어머니 또는 자녀'와도 관련된 여러 가지 갈등이 작용하는 것이다. 항상 그런 것은 아니지만 양쪽 귀의 이명 강도는 종종 차이가 있다.

참조: 매우 조용한 장소에 있을 때 머릿속에서 신체 내부의 소리가 들릴 수도 있다. 심장 박동, 혈액의 움직임 및 기타 소리와 같은 등이 들리는 것은 정상이다. 따라서, 모든 소리가 이명의 징후는 아니다.

EFT 접근법

무엇보다도 가장 중요하게 고려해야 할 사항은 이명에 대한 신념이다. 이명이 사라지지 않거나 낫는 데 시간이 오래 걸릴 것이라고 믿는다면, EFT로 이러한 신념을 약화(이상적으로는 제거)시켜야 한다. 그렇지 않으면 그 신념이 이명 해결을 방해할 것이다. 경험에 따르면 증상(즉, 내부 소음)에만 집중하는 것은 이명을 해결하는 최선의 방법이 아니다. 증상에 EFT를 적용하는 것을 권한다. 하지만 아무것도 할 수 없다는 신념에서 벗어나는 것이 더 중요하다. 다시 말하지만, 인터넷과 의사, 타인들로부터 얻은 정보는 예후에 대한 자기 제한적 신념을 심어주기 때문에 부정적 역할을 한다. 이는 EFT로 해결해야 할 추가적인 장애물이 된다.

이명을 해결하려면 이명을 처음 유발한 원래 소리에 대한 감정 반응은 물론, 머릿속에서 자극적인 소리가 들릴 때 생기는 부정적 감정들을 중화해야 한다.

1. **탐색 작업:** 이명은 언제부터 시작되었는가? 내부 소리를 알아차리기 직전에 무엇을 들었는가? 위에서 언급한 것처럼 발생 가능한 청각적 갈등을 찾아보고, 거슬리거나 스트레스를 주는 소리를 들었던 특정 순간을 찾아낸다. 문장

이나 단어, 노래가 반복되는 것처럼 같은 소리가 다시 들리는 상황도 기록해 둔다. (예를 들어 콘서트에서 스피커에 너무 가까이 서는 바람에) 청력이 손상되었을까 봐 겁이 난다면, 무의식적으로 그 사건을 떠올릴 때마다 걱정을 하게 되어, 이러한 두려움이 이명을 지속시킬 수 있다. 그러면 그 사건에 대한 생각과 기억이 유발 요인이 되어 갈등-활성 단계에 계속 머물게 될 수 있다. 또한, 이명에 관련된 정보를 듣거나 보거나 읽을 때와 같이 스트레스를 받는 그 어떤 순간이라도 EFT로 중화하고 또한 치유에 도움이 되지 않는 신념들도 다루어야 한다. 이명에 대한 두려운 생각이나 신념을 유발하는 모든 특정 순간들에 대해서도 작업해야 한다.

2. **증상-중심 EFT**: 이명 소음 자체에 대한 모든 감정 반응에 대해 EFT를 실시한다. 두려움과 공황, 짜증, 좌절, 절망 또는 불안을 알아차린다. 이명은 일시적 증상이라는 것을 스스로 상기하자. 그러나 악순환의 고리를 끊으려면, 내부에서 들리는 소리에 대한 감정 반응을 해결해야 한다. 그러므로 이명에 대한 감정들을 알아차리는 즉시 가능한 한 자주 그것을 다룬다. 또한, 하루에 여러 번 조용한 곳에 앉아 머릿속의 소음을 듣고 그와 관련하여 떠오르는 감정들을 해소한다. 옵티멀 EFT를 적용한다면, 보이지 않는 치유자와 함께 명상하면서 이 악순환에서 벗어날 수 있게 해달라고 요청한다. 머릿속에서 들리는 소리에 신경 쓰지 않으며, 완전히 중립적이라고 말할 수 있을 때가 바로 이명이 사라지는 순간일 것이다.

3. **하루 중 최악의 순간**(The WMOMD): 하루 중 이명이 점점 더 커지는 특정 순간을 파악하고, 가능하면 그 순간에 즉시 EFT를 적용한다. 그 순간에 느껴지는 감정들에 EFT를 적용한다. 앞에서 언급한 바와 같이 있음 직한 청각적 갈등을 찾아본다. 가능하다면 이명이 작아지거나 사라지는 특정 순간을 파악하고 해당 청각적 갈등이 막 해결된 것인지 스스로에게 물어보자. 만일 그렇다면, 그 갈등을 기록하고 그와 관련된 특정 사건을 파악한 후 갈등이 완전히

해결되도록 EFT로 작업한다. 가능한 한 자주, WMOMD의 강도를 0은 아니지만 5 미만으로 만든 후, 관련이 있는 이전의 특정 순간을 찾아본다. 그 순간을 중화한 다음 WMOMD로 돌아와 마찬가지로 중화한다.

4. **내면 대청소:** 이 접근 방식을 사용하여 마무리 청소를 하듯, 또 다른 부정적 감정을 느끼게 한 기억들 모두를 중화한다.

이명에 대한 두려움이나 걱정이 있는 경우 의사나 치료사와 대화했던 것, 청력 검사 및 청력에 대한 논의, 증상에 대한 다른 사람들의 반응, 이명 진단과 관련하여 읽거나 듣거나 본 내용에 놀라거나 놀랐던 순간 등과 같은 특정 순간들을 중화한다.

V

심한 건망증(알츠하이머와 치매)

Very Forgetful (Alzheimer's and Dementia)

이 장에서는 치매와 알츠하이머병의 감정 원인과 가벼운 형태의 건망증에 대해 살펴보고자 한다. 여러 가지 갈등이 이 유형의 증상과 관련이 있다.

분리 갈등

(치매나 알츠하이머병 진단으로 이어질 수 있는) 극심한 건망증은 만성적이면서 활성화된 여러 가지 분리 갈등으로 인해 발생한다.

분리 갈등은 일반적으로 피부 접촉과 관련이 있으며, 접촉(종종 피부 접촉)을 원하지만 얻지 못하거나, 원하지 않지만 접촉된다고 느끼는 경우가 이에 해당한다. 이는 사람과 동물, 사물에 의한 모든 형태의 접촉과 연락, 손길에 관련된다.

우리 사회의 많은 노인들이 여러 가지 분리 갈등에 직면해 있다. 평생을 함께한 배우자, 가족 및/또는 친구를 잃거나 직계 가족(자녀 또는 손자녀)과 연락이 거의, 혹은 전혀 없거나 노인 요양기관 혹은 전문 요양시설로 입소할 수밖에 없는 상황에 처했을 수 있다.

분리 갈등은 갈등-활성 단계에서 단기 기억 상실을 초래한다. 단기 기억 상실의 생물학적 목적은 분리 갈등으로 인한 감정 고통을 차단하여, 분리 상황에 더 잘 대처할 수 있게 하는 것이다. 이러한 건망증은 치유 고비(**그림 7, 파트 1의 5장 그래프**에 표시된 치유 단계의 정점)까지 계속된다. 인간의 경우, 분리 갈등이 한 번만 발생한 경우라면 단기 기억 상실은 거의 감지할 수 없다. 그러나 동물의 경우 기억력이 급격히 저하되어 해당 갈등을 금방 잊어버릴 수 있다. 그리하여 며칠 동안, 어떤 경우에는 단지 몇 시간만 떨어져 있어도 자기 새끼를 더 이상 알아보지 못하게 되기도 한다.

분리 갈등은 피부에도 증상을 유발할 수 있다. 다시 말하지만, 갈등-활성 단계에서는 증상이 종종 눈에 띄지 않을 수 있다. 영향을 받은 부위의 피부는 혈액 공급 부족으로 차갑거나 거칠거나 창백하게 느껴질 수 있으며, 민감도가 감소할 수 있다(주류 의학에서는 신경 피부염이라고 부른다). 치유 단계에서는 발진이 생길 수 있으며 민감도 감소는 치유 1단계 동안 계속될 수 있다. 치유 단계에서는 피부가 만져 달라고 '울부짖기' 때문에 가려움증이 생기는 경우가 종종 있다. **Z. 여드름 및 기타 피부 문제** 항목을 참조하기 바란다.

'어머니 또는 자녀'와 여타의 '파트너'와 관련된 격렬한 분리 갈등이 수차례 동반되는 경우, 단기 기억 상실은 더욱 두드러져 심각한 기억 상실(주류 의학에서는 치매로 진단)을 초래할 수 있다. '어머니 또는 자녀' 쪽과 '파트너' 쪽에 대한 설명은 **부록 3**을 참조하기 바란다.

실존 갈등

치매나 알츠하이머병에서는 여러 가지 실존 갈등과 분리 갈등이 동시에 작용한다. 실존 갈등은 정신 착란과 시간과 공간, 장소, 사람에 대해 지남력 상실의 원인이며, 분리 갈등은 위에서 언급했듯이 건망증의 원인이다. 또한 배뇨 감소와 부은 눈, 손과 발 및/또는 정강이 부분의 부종과 같은 신체 증상 중 한 가지 이상이 나타날 수 있다.

실존 갈등은 육신이 위협받아 생존하지 못할 수도 있다는 두려움을 느낄 때 발생할 수 있다. 또한 (난민처럼) 집에서 쫓겨났을 때나 소속감을 느끼지 못할 때처럼 불편한 상황에서도 발생할 수 있다. 무리에서 분리되었기 때문에 버림받았거나 고립되어 외롭다고 느끼거나, 물 밖으로 나온 물고기처럼 느낄 수도 있다. 예를 들어, 어떤 병을 진단받았는데 그 병으로부터 살아남을 수 없겠다고 느끼는 충격으로 인해 실존 갈등을 경험할 수도 있다. 또는 입원 중일 때에도 이런 갈등이 생길 수 있는데, 삶에 대한 두려움이나 혼자라고 느끼거나 사랑하는 이들과 떨어졌다고 느끼기 때문이다. 집이나 직장, 자신을 돌봐 준 사랑하는 이를 잃으면 자신의 육신이 위협받는다고 느낄 수 있다. 난민처럼 고향이나 조국을 떠나야 하는 경우에도 이런 갈등을 겪을 수 있다.

다시 말하지만, 이러한 유형의 갈등은 서구 사회에서는 물론 최근에는 동양의 노인들도 흔히 겪는 문제이다. 익히 알려진 현상으로는 입원 중 갑작스레 일어나는 정신 착란이 있는데, 이는 대개 퇴원하면 사라진다.

가벼운 형태의 분리 및 실존 갈등

보다 가벼운 형태로 분리 및 실존 갈등을 경험할 수도 있다. 이러한 증상은 일시적인 경향이 있으며, 근본적인 스트레스가 상대적으로 심하지 않기 때문에 갈등이 영구히 지속되지는 않는다. 가벼운 형태의 갈등을 경험할 때는 (분리 갈등으로 인한) 경도의 기억력 장애와, 시간과 장소, 사람에 대한 지남력 상실(실존 갈등의 징후)을 구별하기가 더 어렵다. 가벼운 증상의 예로는 자신이 원하는 것이 무엇인지에 대한 명확한 감각 부족, 삶의 방향이나 목적 부재, 의사 결정 곤란, 자기 의견 없음, 무언가를 생각할 수 없음(막힌 느낌, 어떤 생각의 흐름을 따라야 할지 모름), (신도시와 같은) 낯선 환경에서 길을 찾지 못함, 왼쪽과 오른쪽을 혼동함, C와 S 또는 다른 글자를 혼동함, 특정 숫자(예: 67과 76)를 혼동함, 올바른 단어를 찾는 데 어려움을 겪는 것 등이 있다.

EFT 접근법

(치매 또는 알츠하이머병으로 이어지는) 단기 기억 상실과 지남력 상실의 정도가 심한 경우, 그러한 증상을 겪고 있는 사람이 스스로 EFT를 하는 것은 불가능할 수 있다. 또한, 회복에 도움이 되는 실질적 방식으로, 분리 갈등과 실존 갈등을 해결하는 것이 항상 현실적으로 가능하진 않다.

하지만 가까운 사람이 이 유형의 증상의 초기 단계를 겪고 있어서 이 글을 읽고 있다면, 그 사람을 위해 대리 EFT를 할 수 있다. 그 방법은 **1부 5장**을 참조하기 바란다. EFT를 하는 것 외에도, 뭔가 실질적인 일을 하는 것은 외로움과 버림받은 느낌을 완화하는 데에 큰 도움이 될 수 있다. 그들이 외로움과 버림받았다는 느낌을 받지 않도록 할 수 있는 모든 조치를 취할 것을 적극 권한다.

초기 증상의 경우, EFT로 근본적인 감정 갈등을 다루고, 외로움을 완화할 구체적 조치를 취해 건망증이 지속되는 것을 멈추고 증상을 해소하도록 한다. 스스로가 가벼운 건망증을 경험하는 경우에도 아래에 설명된 것과 동일한 접근 방식을 따를 수 있다.

1. **탐색 작업**: 위에서 설명한 대로 분리 갈등 또는 실존 갈등과 관련된 상황을 찾아본다. 특정 사건의 목록을 작성하고 EFT를 사용하여 각 사건을 중화한다.

2. **하루 중 최악의 순간**(The WMOMD): 건망증이나 착란이 심해지고 있음을 알아차리게 되는 모든 상황을 파악한 후, 분리 또는 실존 갈등이 영향을 미치고 있는지 확인한다. 관련된 특정 순간을 EFT로 다룬다. 가능한 한 자주, 특정 순간의 강도가 아직 0은 아니지만 5 미만으로 낮아지면, 이전에도 그런 느낌을 느낀 적이 있었는지 스스로에게 물어보자. 이전에 발생한 특정 사건에도 EFT를 적용한다. 이 과정은 스트레스 패턴에 영향을 미칠 수 있는 특정 사건(어린 시절 경험 포함)을 찾아내는 데 유용하다.

3. **내면 대청소**: 마무리 청소로, 위의 두 가지 접근 방식으로도 아직 확인하지 못한 모든 사건을 중화하는 데 이 방식을 사용한다. 특정 사람이나 사물에 대한 유사 경험이 많다면, 상위 10개 또는 20개의 특정 순간을 골라 목록을 작성하고 그 순간들을 먼저 EFT로 다룬다. 그런 다음 유사한 특정 사건에 대해 부정적 감정이 여전히 남아 있는지 확인하고 마찬가지로 중화한다.

4. **증상-중심 EFT**: 급성 불안이나 슬픔, 분노가 느껴지면, 두 가지 EFT 프로토콜 중 하나를 사용하여 이를 다룬다. 이렇게 EFT를 적용하면, 스트레스 부하를 줄일 수 있으므로, 전체 스트레스 패턴을 해결하지 못하더라도 기분이 나아지는 데 도움이 된다. 다른 사람을 대신하여 대리 EFT로 이 작업을 수행할 수도 있다.

W

편타 손상

Whiplash

이 장에서는 편타 손상에 EFT를 적용하는 방법을 설명한다. 편타 손상은 목을 갑자기 앞뒤로 강하게 움직일 때 발생하는 부상으로, 뼈와 근육, 인대, 신경에 잠재적 손상을 일으킬 수 있다. 목이 뻣뻣하고 아픈 증상과 두통이 나타날 수 있다. 어지럼증과 기억력 및 집중력 문제, 균형, 협응 장애 등을 포함한 일시적인 뇌진탕 증상 또한 나타날 수도 있다. 편타 손상은 보통 자동차 사고로 인해 생기지만, 목이 심하게 뒤로 꺾이는 낙상이나 몸이 맞닿는 스포츠(축구나 권투 등), 승마 사고, 오토바이 충돌, 신체적 학대 등으로도 발생할 수 있다. 증상은 대개 단기간 나타나며 며칠 또는 몇 주 동안만 지속된다. 하지만 어떤 사람들은 초기 부상을 일으킨 사건 이후 수개월 또는 수년 동안 지속되는 만성 목 통증 및/또는 두통을 경험한다. 만성 통증으로 고통받는 사람들은 수면 부족과 정서적 불안정, 빛과 소리에 대한 과민 반응, 집중력 저하, 기억력 문제, 어지럼증 역시 경험할 수 있는데, 이 또한 편타 손상에 기인한다. 놀라운 점은 증상의 심각도가 초기 사고의 영향에 비례하지 않는 경우가 많다는 점이다.

일반적으로 기존 의학은 편타 손상 이후에 겪는 만성 증상에 대해 그 어떤 설명도 하지 못한다. 많은 논문에서는 (영구적) 뇌 손상이 발견되지 않는다고 보고한다. 우리의 경험에 따르면, 제한적 신념이 편타 손상 증상이 만성화되는 데 큰 역할을 한다.

다음은 EFT를 편타 손상에 적용할 수 있도록 구조화한 접근 방식이다. 이것으로 초기 사고의 모든 양상과 진단 충격이나 예후 충격, 사고 후의 결과, 부정적 핵심 신념, 근본적인 스트레스 패턴 등을 다룰 수 있다. EFT로 이것들을 해결하면, 편타 손상이 사라질 가능성이 매우 크다.

EFT 접근법

1. **외상 사건 자체 다루기:** 초기 부상을 일으킨 전체 사건을 단계별로 살펴보고 EFT로 각 순간을 중화한다. 매우 극심한 외상 사건인 경우 **P. 외상후 스트레스장애** 항목에 나와 있는 지침을 따르기 바란다. 사건 자체의 감정적 충격 외에도 자신의 역할에 대해 느끼는 모든 감정(예: 분노나 죄책감)과 사건의 원인 제공자로 여겨지는 사람, 도로 이용자들, 응급 구조대원 또는 기타 관련자를 포함하여 타인에 대해 느끼는 모든 감정을 다루는 것이 중요하다. 감정이 격해지는 특정 순간을 EFT로 중화한다.

2. **결과 다루기:** 초기 부상의 원인이 된 사고의 결과와 관련된 특정 사건을 중화한다. 의사와 치료사, 기타 의료진과의 대화, 병원 방문, 보험회사 및 변호사 상대하기 등 감정적으로 불편함을 느끼는 모든 순간을 목록으로 작성한다. 의사와 대화하거나 인터넷 등을 통해 정보를 검색하는 동안 겪었을 수도 있는 진단 충격 및 예후 충격에 특히 주의를 기울이도록 한다. 또한, 비슷한 불만을 가진 다른 사람들로부터 들었던 이야기 중 충격적이거나 걱정스러웠던 이야기가 미친 감정영향도 고려한다. 모든 순간의 부정적 감정을 EFT로 중화한다.

3. **하루 중 최악의 순간**(The WMOMD): 증상과 관련된 순간을 비롯한 그 외의 모든 순간을 포함하여 하루 중 가장 스트레스를 많이 받는 순간을 파악한다. 각 순간을 EFT로 다루고, 가능한 한 자주 시간을 내어 이전의 경험을 찾아본다. WMOMD의 강도를 5 미만 0 초과일 때까지 낮춘 후, 다시 그 순간을 떠올리며 이전에 같은 감정을 느낀 적이 있었는지 스스로에게 물어본다. 이렇게 하면 할수록, 사건이나 증상 자체에 의해 다른 스트레스 패턴이 유발되었는지 여부를 더 쉽게 파악할 수 있다. 과거에 발생한 모든 사건에 EFT를 적용하고, 스트레스 패턴이 확인되면 시간을 들여 특정 순간으로 세분화하여 하나씩 EFT로 다룬다. 그런 다음, WMOMD로 돌아와 부정적 감정이 완전히

중화될 때까지 EFT 작업을 이어간다.

4. **부정적 핵심 신념**(NCB) **다루기: B. 뼈, 근육 및 힘줄** 항목에서 설명한 것처럼, 편타 손상은 자기 폄하 갈등과 관련이 있을 수 있다. 목 문제가 편타 손상 이후에 발생했더라도 증상이 4-6주 이상 지속되면 기저에 자기 폄하 갈등이 있을 수 있다. 이러한 근본 갈등으로 인해 목이 약해졌을 수 있으며, 잔류 증상은 사건 자체로 인한 것보다 더 심할 수도 있다. 목 부위에 나타나는 자기 폄하 갈등의 유형은 도덕적-지적 자기 폄하 갈등이다. 이러한 갈등에는 자신이 인식한 불공정이나 불만족, 부족한 자유, 부정직, 배은망덕, 외설, 편협함 또는 불충실함 등이 포함될 수 있다. 그런 갈등은 자신이 어리석거나 충분히 똑똑하지 않다고 느낄 때, 자신이 성취한 것에 결코 만족하지 못하거나 지나치게 야망이 커서 기준을 너무 높게 설정할 때에도 생길 수 있다. 자기 폄하 갈등은 사고 자체와 관련이 있을 수 있는데, 특히 자기 때문에 사고가 발생했다고 여겨 스스로를 비난하는 경우가 그렇다. 실제로 편타 손상 자체의 충격보다 자책이 부상에 더 큰 영향을 미칠 수 있다. 이 사건은 스트레스 패턴 또한 유발할 수 있다. 이러한 유형의 갈등과 관련된 특정 순간을 최대한 많이 파악하고 EFT로 이를 중화할 수 있도록 최선을 다하자.

5. **기타 고려 사항:** 편타 손상으로 인한 증상이 장기간 지속되는 경우, 현재 삶에서 어떤 일이 일어나고 있는지 살펴보는 것이 좋다. 개인 생활이나 업무, 학업 또는 기타 영역에서 어떤 스트레스를 받고 있는가? 치유를 방해하는 요인이 있는가? 증상이 사라지게 되면 어떤 일이 벌어질까? 관련 증상이 어떤 일(예: 직장 복귀)을 하지 않거나 문제를 직면하지 않는 것에 대한 핑계가 되어 주거나, 다른 방식으로는 받을 수 없는 타인의 관심과 보살핌을 받을 수 있게 함으로써 어떤 식으로 든 도움이 되는가? 치유에 대한 저항은 무의식적인 경우가 많으므로 자신의 상태에 대해 어떻게 든 책임이 있다는 자책감 혹은 죄책감을 떨쳐내기 위해 최선을 다하자. 지속되는 증상의 원인이 될 수 있는 다른

감정 원인(이전에 고려하지 않았거나 인지하지 못했던)이 드러날 수 있으므로, 철저하고 솔직하게 목록을 작성한다. 떠오르는 특정 사건을 EFT로 중화한다.

X

안구건조증 및 기타 눈 문제

Xerophthalmia and Other Eye Problems

본 장에서는 눈이 건조한 증상을 설명하는 의학 용어인 안구건조증부터 시작하여 눈에 영향을 미칠 수 있는 다양한 증상과 EFT로 이를 해결하는 방법에 대해 설명한다. 안구건조증은 일반적인 스트레스 반응 증상이다. 우리는 또한 결막염과 원뿔각막, 회색 백내장, 녹내장, 황반 변성에 대해서도 설명할 것이다.

안구건조증[건성각(막)결막염이라고도 함]: 안구건조증의 가장 흔한 원인은 만성 스트레스이다. 생명을 위협하는 상황에서 교감신경 스트레스 반응이 활성화되면, 생존에 눈물이나 침이 바로 필요하지 않기 때문에 눈물과 침 분비가 줄어든다. 부교감신경 회복단계에 접어들면 눈물 생성은 정상으로 돌아오는데, 이 단계의 초기에 눈물이 과다 분비되기도 한다. 교감신경과 부교감신경 활동의 정상적인 낮-밤의 리듬을 의미하는 균형 잡힌 상태가 되면, 눈물샘은 눈을 촉촉하게 유지하고 결막(눈을 보호하는 얇은 막)을 청소하며 영양을 공급하기 위해 적절한 양의 눈물을 생성한다.

안구건조증은 (모든 갈등이 영향을 미칠 수 있는) 스트레스 반응의 일반적인 증상이다. 하지만, 이를 유발하는 특정 근본 갈등으로 덩어리 갈등이 있다. 보고 싶은 것이 보이지 않거나(오른쪽 눈에 나타날 수 있음) 보고 싶지 않은 불쾌한 것이 보일 때(왼쪽 눈에 나타날 수 있음) 시각 덩어리 갈등(즉, 눈과 시력과 관련된 덩어리 갈등)을 겪을 수 있다. 이러한 유형의 갈등은 쇼그렌 증후군(안구 건조와 구강 건조가 특징) 또는 눈물샘 낭성 섬유증 진단을 받은 사람들이 경험하는 안구건조증의 근본 원인이기도 하다. 안구건조증이 2주에서 4주 이상 지속된다면, 시각 덩어리 갈등이 반복되고 있거나 치유 지연 단계에 있다는 뜻이다. 이런 상태가 계속되면, 눈물샘에 점점 더 많은 흉터 조직이 생겨서 시간이 지남에 따라 눈물 생성량이 줄어들게 된다. 이것은 영구적인 영향을 끼칠 수 있으므로, 해당 갈등을 가능한 한 빨리 해결하는 것이 중요하다.

결막염: 눈의 흰자위가 붉고 염증이 있다면 시각 분리 갈등이 치유 단계에 있다는 뜻이다. 사랑하는 사람이나 반려동물을 볼 수 없거나 눈맞춤을 하지 못할 때 이러한 갈등을 겪을 수 있다. 이 증상은 시각 분리 갈등이 치유 단계에 있음을 나타내지만, 갈등을 완전히 해결하여 재발을 방지하려면 (갈등을 유발하는 특정 사건의 부정적 감정을 중화함으로써) 해당 갈등에 EFT를 적용해야 한다. 다른 갈등과 마찬가지로, 갈등-활성 단계에서는 눈에 띄는 증상이 일반적으로 나타나지 않는다.

원뿔각막(각막이 원뿔 모양으로 부풀어 오름): 원뿔각막은 장기간 또는 격렬하고/거나 자주 반복되는 시각 분리 갈등의 결과로 발생한다. 이러한 갈등은 갈등-활성 단계 동안 각막을 얇아지게 한다. 원뿔각막은 치유 단계 동안 발생한다. 갈등이 반복되면, 치유 단계가 지속적으로 방해를 받게 되어 각막이 완전히 회복되지 못한다.

회색 백내장: 회색 백내장은 (많은 시각적 유발요인과 재발을 포함하는) 강렬한 시각 분리 갈등의 치유 단계가 반복되어 생긴다. 이는 사랑하는 사람이 세상을 떠나는 숫자가 점점 더 많아지고 대가족을 자주 보지 못하는 노년층에서 흔히 발생한다. 이러한 상황 중 하나(또는 둘 다)가 지속적인 분리 갈등을 일으킬 수 있다.

녹내장: 이는 (위에서 설명한) 시각 덩어리 갈등의 경우에는 갈등-활성 단계에서, 후방 공격 공포 갈등(누군가 또는 무언가가 뒤에서 공격할까 봐 겁이 나거나, 피할 수 없고 보이지 않는 위험에 대해 공포를 느끼는 경우)의 경우에는 치유 단계에서 발생할 수 있다. 어떤 갈등이 작용하고 있는지 파악한 다음 그 갈등을 유발하는 특정 사건을

찾아 EFT로 다루어, 덩어리 갈등을 해결하거나 후방 공격 공포 갈등의 재발을 방지하도록 한다.

황반변성: 황반변성은 위에서 설명한 후방 공격 공포 갈등의 갈등-활성 단계에도 발생할 수 있지만, 일반적으로는 미래에 대한 부정적 기대와 관련이 있으며, 자기 폄하나 죄책감, 수치심 또는 망신감과도 관련이 있을 수 있다. 근본적인 감정 원인을 가능한 한 빨리 파악하고 EFT로 해결하여, 증상이 더 이상 악화되지 않도록 한다.

EFT 접근법

치유 단계 동안 발생하는 증상과 관련하여, 몸이 치유될 수 있도록 최선을 다해 이 단계를 지나가는 것 외에는 당장 특별한 조치를 취할 필요는 없다. 그러나, 충분히 회복한 후에는 (재발 방지를 위해) 근본 갈등이 완전히 해결되었는지 확인하고, 발생한 시력 문제에 대한 감정 반응도 해결해야 한다. 근본 갈등과 관련해서는, 최근의 갈등만 해결했을 가능성이 높으며, 같은 사람이나 자극으로 인해 스트레스가 다시 촉발되어 또 다른 갈등이 발생할 수도 있다는 점도 기억해야 한다. 시력이 손상되거나 시야가 흐려진 경우, 이 자체로 시각 덩어리 갈등이 발생할 수 있으며, 치유 지연 단계에 갇히거나 갈등-활성 단계로 다시 되돌아갈 수도 있다. 따라서 손상된 시력 및 여타의 통증이나 불편함에 대해 생길 수 있는 두려움이나 불안을 해결하는 것이 중요하다. 그것 자체가 원인이 될 수 있기 때문이다.

1. **진단과 관련한 내면 대청소:** 진단에 대한 모든 두려움과 걱정을 EFT로 다루도록 한다. 진단과 관련된 모든 구체적 사건들과 모든 건강 검진 또는 치료, 진단 충격 및 예후 충격의 목록을 작성한다. 다른 사람들의 이야기나 인터넷에서 찾은 정보에 대한 자신의 감정 반응에도 주의를 기울인다. 떠오르는 부정적 감정 반응 모두를 중화한다.

2. **하루 중 최악의 순간**(The WMOMD): 이 접근 방식을 사용하여 하루 중 모든 스트레스 순간을 EFT로 다뤄, 가능한 한 평온한 상태로 돌아갈 수 있도록 한다. 눈의 증상이 많이 좋아질 때까지 기다린 후, 과거의 특정 사건에 대한 작업을 시작한다.

   - 증상에 대해 걱정하게 되는 특정 순간을 파악한다. 일반적으로는 시력 장애를 알아차린 순간이 여기에 해당한다. 다른 순간은 의사나 다른 사람들로부터 받은 정보로 인해 걱정할 때일 수도 있다. 인터넷에서 찾은 정보가 스트레스를 유발할 수 있다는 점에 특히 유의하자. EFT로 그런 순간들을 중화한다.
   - 치유 단계가 끝나고 증상이 사라진 후에는 WMOMD 접근 방식으로 다양한 일상의 스트레스 순간을 계속 해결한다. 시각 갈등과 유발 요인에 특히 주의를 기울이도록 한다. 관련된 과거 사건을 찾을 때(사건의 강도가 아직 0은 아니지만, 5 미만으로 낮춘 후)에는 부정적 핵심 신념이 작용하는지도 고려하는데, 만약 부정적 핵심 신념이 작용하고 있다면 충분히 시간을 들여 EFT로 핵심 스트레스 패턴을 약화시킨다.

3. **탐색 작업**: 시간선을 작성한다. 증상이 언제부터 시작되었는가? (앞의 설명을 참고하여) 관련된 근본 갈등을 파악한 후, 다음 질문을 통해 EFT로 해결해야 하는 특정 스트레스 사건을 파악한다.

   - 언제 이런 갈등을 경험하는가? 이 갈등이 작용하는 순간을 가장 명확하게 보여주는 가장 좋은 예는 무엇인가? 언제 처음 경험했는가?
   - 이것은 나에게 어떤 생각을 떠올리게 하는가? 비슷한 감정과 상황을 어린 시절에 경험한 적이 있는가?

4. **내면 대청소**: 과거의 부정적 기억과 사건의 목록을 작성한다. 내면 대청소 접

근 방식은 과거를 내려놓게 하여 내면의 평화를 느끼도록 도와준다. 시각 갈등과 관련된 사건만 아니라, 가능한 한 많은 사건을 지우는 것을 목표로 하자.

Z

여드름 및 기타 피부 문제

Zits and Other Skin Problems

이 장에서는 피부 문제의 근본 원인 및 EFT로 문제를 해결하는 방법을 살펴본다. 피부는 우리 몸에서 가장 큰 기관이다. 피부는 우리 자신과 환경 사이의 물리적 경계이며 이를 통해 우리는 외부 세계와 접촉한다. 성인의 경우 피부의 총 표면적은 16-22 평방피트(1.5-2 m^2)이다. 피부는 표피, 진피, 피하 결합 조직 또는 피하지방층의 세 층으로 구성된다. 피부 문제는 피부층에 존재하는 머리카락, 피지선, 땀샘뿐만 아니라 손톱과 발톱에도 영향을 미칠 수 있다.

오른쪽인가, 왼쪽인가?

피부 문제가 몸의 좌우 어느 쪽에 나타나는지가 중요하다. 오른손잡이는 왼쪽 몸이 '어머니 또는 자녀' 쪽이고 오른쪽 몸이 '파트너' 쪽이다. 왼손잡이는 그 반대이다. **부록 3**을 참조하거나 '어머니 또는 자녀' 쪽 대 '파트너' 쪽의 중요성에 대한 설명 및 자신이 오른손잡이인지 왼손잡이인지 확인할 수 있는 박수 테스트를 참조하기 바란다.

갈등의 유형

피부 문제와 관련된 근본 갈등은 다음과 같다.

- 분리 갈등
- 공격 또는 손상 갈등
- 자기 폄하 갈등

위치에 따른 의미

피부 문제가 어디에 생겼는지는 중요한 의미를 가지며, 근본 갈등의 본질을 파악하는 데 도움이 된다. 즉, 해당 부위와 그 부위에서 어떤 일이 있었는지의 관련성을 고려하는 것은 중요하다. 예를 들면, 불쾌한 일(따라서 원하지 않는 일), 마음에 드는 일(그리워하는 일) 또는 그 부위가 (신체적 또는 언어적으로) 공격받은 적이 있었는지 여부 등을 고려한다. 어쩌면 당신은 몸의 그 부위를 지나치게 의식하고 있을 지도 모른다. 예를 들면, 몸에서 매력적이지 않다고 여기는 부분이 있어 자존감이 떨어졌는데 바로 그 부위에 셀룰라이트가 생기는 것이다. 분리 갈등이 활성화된 경우, 표 5의 내용과 같이 피부 질환의 위치에 따라 접촉을 원하고 그리워하는 갈등인지 원하지 않는 갈등인지가 결정된다. 또한, 근본 갈등이 무엇인지 이해하는 데에 은유와 일반적인 표현이 도움될 수도 있다. 예를 들면, 피부 질환이 있는 경우, '내 피부를 건드는' 누군가로 인해 짜증을 느끼는 것과 해당 갈등이 관련이 있는지 생각해 본다. 팔 바깥쪽에 발진이 생겼다면, 상대방이 가까이 오지 않기를 바라는지, '팔을 뻗으면 닿는 거리'를 유지하기를 바라는지를 생각해 본다. 누군가가 이사를 가버리거나 더 이상 나를 필요로 하지 않아, '손 내밀기'*를 못하게 되면, 손바닥에 피부 질환이 생길 수 있다.

역자 주: 누군가의 피부를 건드는 'getting under one's skin'의 의미는 '짜증 나게 하거나 성가시게 하다'이다. '손을 내밀다(giving someone a hand)'의 의미는 '도와준다'는 뜻이다.

표 5. 접촉을 원하거나 원치 않는 것과 관련된 해당 위치[1]

접촉을 원함 피부 접촉 결핍 사랑하는 사람이나 동물과의 접촉 결핍	복부, 가슴, 팔과 다리 안쪽, 손바닥
접촉을 원하지 않음 누군가가 너무 가까이 붙거나, 개인 공간이 불충분함	등, 엉덩이, 손등, 발바닥, 팔과 다리 바깥쪽, 팔꿈치, 손목, 무릎
손길을 그리워함(머리를 쓰다듬는 것과 같은 전형적인 부모 자식 간의 접촉); '보여지는 것'이나 평판, 어떤 문제를 마주함과 관련한 스트레스와 연결된 갈등	머리나 얼굴

표피 - 분리 갈등

피부의 가장 바깥층인 표피의 문제는 분리 갈등이 갈등-활성 단계나 치유 단계에 있음을 뜻한다. 누군가 혹은 무언가와 접촉하고 싶지만 이사나 이직, 사랑하는 사람의 사망, 예상치 못한 이혼 등으로 인해 연락이 끊겼을 수도 있고, 그 반대로 접촉이나 손길을 원하지 않을 수도 있다. 사랑하는 사람을 잃을지도 모른다는 두려움이 있는 경우에는 갈등은 이별에 대한 공포 또한 포함할 수 있다. 이 갈등은 일반적으로 피부 접촉과 관련이 있는데, 사람이나 동물, 사물과의 접촉도 해당될 수 있다. 갈등-활성 단계에서는 피부가 약간 얇아지거나, 차가워지거나, 거칠어지거나, 덜 민감해지거나, 창백해지거나 혈액 공급이 원활하지 않을 수 있다. 이런 종류의 증상은 눈에 띄지 않는 경우가 많다. 치유 단계에서는 일반적으로 피부가 붉고 따뜻하며 염증이 생기고 부어오른다. 가려움과 (타는 듯한) 통증이 있을 수도 있다. 이 시점에서는 피부가 아픈 것처럼 보일 수 있지만 실제로는 회복 중이다. '아팠던' 때(갈등-활성 단계)는 이미 지나간 것이다.

분리 갈등이 해결된 후 치유 단계에서 나타나는 피부 증상의 예: (접촉성 피부염, 장미증, 열발진, 피진을 포함하는) 모든 종류의 발진, 표피의 염증(신경피부염), 습진, 붉은 피부(홍반), 두드러기, 결절(편평태선), 물집증 혹은 물집을 동반하는 기타 피

1 The Psychic Roots of Disease. Eybl, B., Thirty-Three and 1 Publishing ISBN -13: 9781948909-00-6.

부 질환, 피부 자가면역질환(홍반 루푸스), 홍역, 풍진, 수두, 알레르기성 접촉 습진, 성홍열 등.

참조: 뚜렷한 치유 고비가 있는 경우, 추위를 느끼거나 오한, 통증 및 소발작(**J. 청소년 근간대 뇌전증** 항목 참조)을 겪을 수 있다.

EFT 접근법: 위의 모든 증상은 현재 치유 단계임을 나타낸다. EFT로 모든 갈등 유발 요인을 중화하여 해당 갈등이 재발하는 것을 방지한다. 증상의 위치를 고려하도록 한다. 이는 갈등의 정확한 본질을 파악하여 그와 관련한 불편한 감정이 있는 특정 사건을 찾는 것에 도움이 될 수 있다. 그 사건들을 모두 EFT로 중화한다. 가려움이나 통증이 있는 경우, 증상-중심 EFT를 바로 적용한다. 증상 자체와 관련된 감정이 있다면 EFT로 그 감정도 함께 다룬다. 아울러, 다른 사람들이 어떻게 반응할지에 대해 느끼는 감정은 물론, 거울을 통해 피부 이상을 볼 때와 진단을 받았을 때의 감정 반응을 잘 살핀다.

분리 갈등이 해결된 후, 피부에 드러나는 치유 지연 증상의 예: 사마귀, 발바닥 사마귀, 생식기 사마귀, 노인성 사마귀(기름흐름 각화증), 단독, 기저세포암종(기저세포종), 편평세포암종.

EFT 접근법: 현재 증상을 영향을 주는 분리 갈등과 모든 유발 요인들을 파악한다. 일반적으로, 내면 대청소가 가장 효과적이다. 분리 갈등과 관련된 모든 특정 사건의 목록을 작성하고 EFT로 하나씩 해결한다. 주의를 끄는 모든 증상에 증상-중심 EFT를 실시한다. 사마귀나 기타 피부 문제를 보거나 마주했을 때, 혹은 다른 사람들의 반응이나 말을 접했을 때 발생하는 모든 감정에 EFT를 적용한다. 진단이나 치료 시 받았을지도 모르는 충격에 대해서도 주의를 기울이자.

두 갈등이 서로 다른 단계에 있을 때 나타나는 증상의 예: 건선은 두 가지 분리 갈등이 동일한 피부 부위에 영향을 미칠 때 발생한다. 갈등 하나는 치유 단계(홍반을 일으킴)에 있고 다른 하나는 갈등 활성 단계(건조하고 비늘 같은 피부로 드러남)에 있을 때 그렇다.

EFT 접근법: 접촉을 원하든 원하지 않든, 분리 갈등과 관련 있는 모든 특정 순간들을 파악하여 EFT로 다룬다. 증상의 위치는 근본 갈등에 대한 단서가 된다. 내면 대청소와 증상-중심 EFT를 함께 사용한다.

분리 갈등의 갈등-활성 단계에서 나타나는 피부 증상의 예: 색소 장애(백반증), 대머리 또는 탈모(온머리탈모 및 원형탈모), 비듬, 흰머리.

EFT 접근법: 이러한 증상들은 쓰라린 이혼과 같이, 격렬하거나 잔인하고, 매우 고통스러우며, 힘들고, 압도적이거나 억울하게 느껴지는 분리 갈등이 갈등-활성 단계에 있음을 보여준다. 증상의 위치를 확인하여 분리 갈등을 파악한 다음, 해당 갈등과 관련된 모든 특정 사건의 목록을 작성하는 내면 대청소 접근 방식을 활용한다. 증상 자체 및 다른 사람들의 반응에 관련된 감정에도 EFT를 적용해야 함을 명심하자.

진피-공격 또는 손상 갈등

피부의 중간층인 진피에 영향을 미치는 피부 문제는 공격 또는 손상 갈등이 작용하고 있음을 나타낸다. 이러한 갈등은 (문자 그대로나 비유적으로나) 공격을 받거나 침해를 당하거나 더럽혀졌다고 느끼는 경우 발생할 수 있다. 빰을 맞거나 욕설을 듣는 것과 같은 신체적 또는 언어적 공격일 수도 있다. 수술이나 생검은 무의식적으로 신체에 대한 공격으로 인식될 수 있으며, 심지어 수술이 필요하다는 의학적 진단이나 소식도 이런 갈등을 유발할 수 있다. 우리는 (토사물이나 소변, 대변과 같이) 역겹다고 인식되는 물질과 접촉하거나 혐오스러운 사람 또는 전염병에 걸렸다고 여겨지는 사람이 자신을 만지거나 안아주면 더럽다고 느낄 수 있다. 갈등-활성 단계에서는, 진피를 강화하여 추가 공격에 대한 방어를 강화하기 위해 세포가 증식된다. 이러한 세포 증식은 주로 공격을 받은 부위에서 일어난다. 예를 들면, 언어적 공격을 받으면 얼굴에 흑색종이 생기고, 유방암과 관련된 생검이나 수술을 받은 후에는 유방에 흑색종이 생길 수 있다. 피부 문제가 신체 한쪽에만 나타나는 경우, 자신이 왼손잡이인지 오른손잡이인지를 확인해야 공격 또는 손상 갈등이 '어머니 또는 자녀'와 관련된 것인지 '파트너'와 관련된 것인지 알 수 있다.

공격 또는 손상 갈등이 해결된 후 치유 단계에서 나타나는 피부 증상의 예: 대상포진, 여드름(얼굴 여드름), 손발톱주위염, 무좀(발 곰팡이)과 손발톱진균증(손발톱 곰팡이)을 포함하는 모든 종류의 피부 진균(효모) 감염.

EFT 접근법: 치유 단계가 자연스럽게 진행되도록 두자. 증상이 재발하는 경우, 시간을 내어 현재 스트레스 패턴을 이루는 이전의 공격 또는 손상 갈등을 파악하고 잠재적인 유발 요인을 찾는다. 증상의 위치는 근본 갈등의 성격에 대한 단서가 될 수 있으므로 기록해 둔다. 특정 사건의 목록을 작성하고 EFT로 이를 중화한다. 가려움이나 통증이 있는 경우, 증상-중심 EFT로 해당 증상을 직접 다룬다. 증상 자체에 대한 (짜증이나 두려움과 같은) 감정이 있다면 EFT로 그 감정을 다룬다. 또한, 거울을 통해 피부 문제를 볼 때, 진단을 받았을 때, 다른 사람들의 반응을 접하거나 떠올릴 때 느끼는 감정들도 EFT로 다룬다. 여드름이나 손톱무좀처럼 지저분하거나 보기 싫은 증상 자체가 유발 요인이 되는 경우가 많다. 질환과 관련된 *'이것은 절대 사라지지 않을 것이다'*와 같은 부정적 신념 역시 이러한 증상이 만성화되는 데 영향을 미칠 수 있다. 따라서 이러한 신념을 파악하고 EFT로 다뤄주는 것이 중요하다.

공격 또는 손상 갈등의 갈등-활성 단계에서 나타나는 피부 증상의 예: 피부암(흑색종).

EFT 접근법: 현재 갈등이 활발하게 진행 중이므로 기저의 공격 또는 손상 갈등을 파악하여 해결하는 것이 중요하다. 내면 대청소를 통해 해당 갈등과 관련이 있을 수 있는 모든 특정 사건은 물론, 진단으로 인한 충격이나 피부 문제 및 다른 사람들의 반응과 관련하여 느끼는 기타 감정들의 목록을 작성한다.

피하 결합 조직/피하지방층-자기 폄하 갈등

피부의 가장 깊은 층인 피하 결합 조직이나 피하지방층과 관련된 피부 문제는 기저에 자기 폄하 갈등이 있음을 나타낸다. 여기에는 부정적 핵심 신념이 중요한 역할을 한다. 특히 증상이 있는 신체 부위와 관련하여 자신이 부족하다고 느껴 자존감이 낮을 수 있다. 반복해서 말하지만, 피부 문제가 몸의 좌우 한쪽에만 나타나는 경우, 자신이 왼손잡이인지 오른손잡이인지 확인해야만 한다. 그래야 자기 폄하 갈등이 '어머니 또는 자녀'와 관련된 것인지 '파트너'와 관련된 것인지 알 수 있기 때문이다.

자기 폄하 갈등이 해결된 후 치유 단계에서 나타나는 피부 증상의 예: 켈로이드(두껍게 융기된 흉터 조직)

EFT 접근법: 켈로이드 흉터는 일반적으로 다치거나 수술한 피부 부위에 대해 지나치게 의식하거나 열등감을 느낄 때 생긴다. (영구적인) 흉터는 갈등이 해결된 후에 형성된다. 켈로이드가 많이 생기거나 재발하는 것을 방지하려면 부정적 핵심 신념이 자기 폄하 갈등에 있어 어떤 역할을 하는지 파악하라. 내면 대청소를 통해 구체적 사건들을 최대한 많이 파악하고 해결한다. 또 시간을 들여 EFT로 부정적 신념들을 다루자.

자기 폄하 갈등이 해결된 후, 피부에 드러나는 치유 지연 증상의 예: 지방종양(지방종), 셀룰라이트, 지방부종

EFT 접근법: 근본 갈등과 유발 요인을 파악하고 이를 EFT로 해결한다. 문제는 자기 폄하 갈등으로, 해당 신체 부위가 매력이 없거나 열등하다고 느끼는 것이다. 셀룰라이트나 지방부종이 있다면, 이는 실존 갈등(편안하지 않다, 내가 있을 만한 곳이 아니다, 어색하다)이 활성화되어 있다는 뜻이다. 일반적으로, 이 경우 내면 대청소 접근 방식이 가장 효과적이다. 관련된 모든 자기 폄하 갈등과 실존 갈등의 목록을 작성한다. 갈등들을 EFT로 하나씩 해결한다. 겪고 있는 모든 증상에 대해서는 증상-중심 EFT를 실시한다. 증상을 보거나 직면했을 때(거울을 볼 때와 같이) 느끼는 감정은 물론 다른 사람들의 반응이나 말에 대해 올라오는 감정에도 주의를 기울이자.

반복사건이나 활성화된 자기 폄하 갈등의 경우 나타나는 피부 증상의 예: 피부경화증(피부조직이 쌓이고 피부가 딱딱해지는 증상)

EFT 접근법: 근본 갈등과 유발 요인을 파악하고 해결하여 피부 상태가 악화되지 않도록 한다. 모든 신체 증상은 물론 모든 감정에 대해 증상-중심 EFT를 실시한다. 몸의 좌우 어느 쪽 피부에 문제가 있는지 고려한다. 해당 갈등이 '어머니 또는 자녀'나 '파트너' 중 어느 것에 관련이 있는지 알려주기 때문이다. 주류 의학에서는 피부경화증을 자가 면역 질환(신체의 방어 기능이 이유 없이 결합 조직을 공격하는 것으로 추정되는 질환)으로 분류한다. 그러나, 이 질환에는 원인이 있는데, 매우 극심한 자기 폄하 갈등의 활성화가 그것이다. 이러한 근본 갈등을 빨리 해결할수록, 증상의 진행은 더 빨리 멈출 것이다.

EFT로 진단에 대한 불안감 해소하기

불안하거나 걱정되는 진단을 받았다면, 의사나 치료사와의 모든 대화, 건강 검진 및 검사 결과를 받은 순간, 주변 사람들의 반응, 진단과 관련된 내용을 읽거나 듣거나 보고 깜짝 놀랐던 때 등 스트레스를 경험했던 모든 특정 순간을 시간을 들여 중화한다.

부록 1

EFT의 배경

EFT (감정 자유 기법)는 스탠포드 대학교 엔지니어이자 목사, 능력 향상 코치, NLP (Neuro-Linguistic Programming, 신경 언어 프로그래밍) 마스터 프랙티셔너인 게리 크레이그가 1990년대 초에 개발한 기법이다. 임상 심리학자 로저 캘러핸의 사고장 치료(Thought Field Therapy, TFT)를 연구한 후, 게리는 EFT (두드리기)의 기본 프로토콜을 개발하여 NLP의 여러 요소를 통합했다.

TFT의 탄생에 대해 좀 더 알아보면 EFT의 기원을 맥락에 맞게 이해할 수 있다. TFT 개발의 열쇠는 1979년, 불안 장애를 전문으로 치료하던 로저 캘러핸이 임상 심리 치료 중일 때 일어난 사건이다. 그의 환자였던 메리는 심각한 물 공포증을 앓고 있었다. 캘러핸은 전통적 심리 치료 기법을 모두 사용했지만 일 년이 지나도록 메리는 별다른 호전을 보이지 않았다. 캘러핸은 크게 좌절했다. 어느 날 상담 중, 메리는 물만 생각하면 명치에 끔찍한 느낌이 든다고 했다. 전통 중국 의술을 공부해서 경락에 대해 어느 정도 알고 있던 캘러핸은 메리에게 눈 밑(위경락)을 두드리라고 했다. 놀랍게도, 단 몇 분 만에 메리는 복부의 끔찍한 느낌과 물 공포증이 모두 사라졌다고 했다. 메리의 물 공포증이 영구적으로 치료된 것이다.

캘러핸은 자신이 불안을 치료할 수 있는 새로운 전략을 발견했을지도 모른다는 것을 깨닫고 실험을 시작했다. 그는 응용 근신경학(운동 치료)에 대한 지식을 활용하여 일련의 복잡한 두드리기 알고리즘을 포함하는 TFT를 개발했다. 게리는 캘러핸에게 TFT를 배운 후 이 접근법의 잠재력을 깨달아서, 기법을 개선하고 단순화하고자 노력했다. 결국 일정한 양식의 두드리기 프로토콜을 사용하여 간단하면서도 심오한 기법을 개발했으며, 이를 EFT라고 불렀다. 1995년, 게리는 EFT 매뉴얼을 발표하고 이를 웹사이트에서 무료로 다운로드할 수 있도록 했다. 그 결과 EFT는 전 세계에 알려지게 되었다.

TFT와 EFT는 모두 서양에서 훨씬 이전에 개발된 통찰과 기법을 바탕으로 한다는 점에 주목해야 한다. 이제 이에 대해 설명하겠다.

근육 테스트는 1860-1880년경 스웨덴의 물리치료사들이 처음 개발했다. 1910년, 정형외과 의사인 로버트 러빗은 척추의 신경 손상을 진단할 때 근육 테스트라는 개념을 도입했다. 물리치료사인 헨리와 플로렌스 켄달은 러빗의 접근법을 수정하고 체계화하여 1949년 발간된 '*근육: 테스트와 기능(Muscle: Testing and Function)*'에 이를 상세히 기록했다.

정골의사인 프랭크 채프먼은 '채프먼 반사점'이라는 개념을 개발했다. 그는 이 반사점을 마사지하면 특정 통증이 감소한다는 사실을 발견했다. 비슷한 시기에 카이로프랙터인 테렌스 J. 베넷 박사(Dr. Terrence J. Bennett)는 자신만의 반사점 세트를 개발했는데, 그는 이를 신경혈관 반사점이라고 불렀다. 채프먼은 림프의 흐름이 개선되어 증상이 감소한다고 생각한 반면, 베넷은 혈액의 흐름이 개선되어 증상이 감소한다고 생각했다.

1960년 카이로프랙터인 조지 J. 굿하트(George J. Goodheart)는 특정 질병에 걸리면 근육이 약해진다는 사실을 발견하고 이 결과를 채프먼의 연구와 연결시켰다. 그리하여 그는 증상과 근육 테스트 및 반사점 사이의 연관성을 발견했다. 즉, 관련 반사점을 마사지하면 근육이 강해지는 것이다. 그는 이러한 접근법을 '응용 근신경학'이라고 칭했다.

1966년, 굿하트는 혈자리를 누르면 약한 근육이 다시 강해진다는 강장 혈위(tonification point)의 개념을 정의했다. 그는 사고 과정에 따라 근력이 달라진다는 사실도 발견했다. 굿하트의 제자인 존 티(John Thie) 박사는 이 발견을 바탕으로 살림 손길(Touch For Health, TFH)을 개발했다. TFH의 기법 중 가장 유명한 것은 감정적 스트레스 해소(Emotional Stress Release)이다.

굿하트를 따르던 몇몇 사람들은 응용 근신경학의 개념을 계속 발전시켰다. 많이 알려진 이들 중에는 폴 데니슨(Paul Dennison)이 있는데, 그는 학습 및 행동 문제가 있는 아동들을 위해 특별히 교육운동학(Edu-K)과 브레인 짐(Brain Gym)을 개발했다.

정신과 의사인 존 다이아몬드는 굿하트의 연구를 바탕으로, 응용 근신경학의 초점을 신체적 문제에서 심리·정서적 문제로 옮겼다. 그는 근육 테스트를 통해 심리적 문제를 파악하고 치료하는 수많은 치유 도구의 아버지로 여겨진다. 그는 다양한 문제의 치료를 위해, 각 경락에 대한 검사점과 감정 중심의 확언들을 규정했다. 그리고 감정적 문제 및 경험의 결과로 경락의 에너지가 불균형해지는 경향을 관찰했다. 돌이켜 보면, 존 다이아몬드의 연구가 TFT의 직접적인 선도 역할을 했음이 분명하다.

이후 로저 캘러핸의 여러 제자들은 그의 연구를 바탕으로 자신만의 기법과 접근법을 개발했다. 유명한 제자로는 패트리샤 캐링턴(Patricia Carrington, 게리 크레이그에게 EFT를 배운 후, 자신의 기법을 버리고 EFT 선택 확언 기법을 개발함), 레리 님스[Lary Nims, be set free fast (BSFF) 개발], 임상 심리학자 프레드 갤로(Fred Gallo, NAEM, EDxTM 개발) 등이 있다. 갤로는 이러한 다양한 접근법을 포괄하는 에너지 심리학이라는 용어를 도입한 것으로 인정받고 있다.

1995년 이후로, 게리는 지속적으로 EFT를 개선해 왔다. 2014년, 그는 최근에 개발한 옵티멀 EFT를 가르치기 시작했다. 옵티멀 EFT는 문제를 파악하기 위해 EFT 두드리기의 전문적인 접근 방식을 사용하지만, 조건 없는 영적 사랑의 무한한 치유력으로 두드리기를 대체한다. 그것은 비종교적인 영성 텍스트인 기적수업(*A Course In Miracles*)의 원리를 기반으로 한다. 그러나 EFT 두드리기를 사용하기 위해 한의학이나 NLP, 그 외 여러 기법을 공부할 필요가 없는 것과 마찬가지로, 옵티멀 EFT를 사용하기 위해 기적수업을 공부할 필요는 없다. 두 기법 모두 이러한 기초 자료 없이도 효과적으로 익히고 사용할 수 있다.

부록 2

갈등의 정의

공격 또는 손상 갈등(Attack or Disfigurement Conflict): 공격, 손상, 명예 훼손을 당했든 (문자 그대로나 비유적으로나) 자신의 무결성이 침해당했다고 느끼든, 어떤 식이든 '더럽혀졌다' 또는 '지저분해졌다'고 느끼는 경우. 얼굴을 때리거나 욕설을 하는 등의 신체적 또는 언어적 공격일 수 있다. 수술이나 생검은 무의식적으로 신체에 대한 공격이나 훼손으로 인식될 수 있으며, 수술이 필요하다는 의학적 진단이나 말을 듣는 것만으로도 이러한 갈등이 생길 수 있다. 구토물, 소변, 혈액 또는 대변과 같이 역겹다고 인식되는 물질과 접촉하거나, 혐오스럽거나 전염병에 걸렸다고 여겨지는 사람이 자신을 만지거나 안아주면 더럽거나 지저분하다고 느낄 수 있다.

물기 갈등(Biting Conflict): 자신을 방어하거나 다른 사람을 (물거나 때리거나 말대꾸를 함으로써) 공격하고 싶다고 느끼지만 신체적, 사회적, 지적, 문화적으로 그들보다 약한 위치에 있다고 느끼기 때문에 그렇게 하지 않는 것이다. 예를 들어, 자녀 대 부모, 자녀 대 큰 자녀, 동료 대 상사, 여자 대 남자, 소수자 대 지배자 등이다. 이는 신체적으로 무언가를 물 수 없거나 물 수 없게 하는 것과 관련된 갈등 역시 포함한다.

덩어리 갈등(Chunk Conflict): 원하는 무언가('덩어리')를 얻을 수 없거나 원하지 않는 무언가를 제거할 수 없다는 느낌. 문자 그대로 음식을 잡거나 붙들 수 없고, 삼키거나 소화하거나 제거할 수 없는 상황일 수 있다. 혹은, 이 갈등을 비유적으로 경험하는 경우가 더 많은데, 당신은 원하는 것을 얻지 못하거나, 원하지 않는 것을 놓지 못하거나, 어려운 일을 감정적으로 소화하고 처리하지 못할 수 있다. 예를 들어, 파트너, 직업, 승진, 상속이나 투자로 인해 돈을 얻지 못하거나, 모욕감이나 배신감을 삼키지 못하거나 처리하지 못하거나, 예상치 못한 관계의 파국 혹은 실직을 소화할 수 없는 경우가 이에 해당한다. 소장은 소득이나 혜택의 상실을 두려워하는 것과 같이 굶주림이나 빈곤을 두려워하는 경우에 영향을 받는다. 결장과 대장은 덩어리 갈등을 추악하고 비열한 방식으로 겪거나, 속임수와 사기와 관련이 있는 경우에 영향을 받는다.

실존 갈등(Existential Conflict): 생명에 대한 공포, 신체적 존재가 위협받고 생존하지 못할지도 모른다는 느낌. 버려진 느낌, 고립감, 외로움. 무리에서 분리되어 물 밖으로 나온 물고기처럼 느끼는 것. *'살지 못하겠구나'* 하고 느끼게 하는 진단 충격, 병원에 혼자 있을 때, 이혼으로 집을 잃었을 때, 직장을 잃거나 생계가 위태롭게 느껴질 때, 나를 돌봐 주던 사랑하는 사람을 잃었을 때, 난민처럼 고향이나 조국을 떠났을 때 등이 그 예이다.

죽음에 대한 두려움 갈등(Fear of Death Conflict): 죽음에 대한 두려움. 죽어가는 것에 대한 두려움.

후방 공격 공포 갈등(Fear of Rear Attack Conflict): 알려진 위협(동료, 동급생, 상사, 세무 당국, 또는 범죄자) 또는 눈에 보이지는 않지만 피할 수 없는 미지의 위험이 뒤에서 공격할까 봐 두려워하는 것.

공포-혐오 갈등(Fear-Disgust Conflict): 혐오스럽거나 비위생적이거나 용납할 수 없다고 인식하는 대상 또는 사람에 대해 두려움과 혐오감을 느끼거나, 충격적이고 역겹고/역겹거나 무서운 일을 경험하고 (움츠러들거나 돌아서는) 수동적인 방식으로 반응하는 상황.

전방 공포 갈등(Frontal Fear Conflict): 자신을 향해 다가오는 위험에 대한 공포, (실제로든 상상으로든) 피하거나 탈출할 수 없는 위험에 대한 공포.

정체성 갈등(Identity Conflict): 자신이 어디에(어느 집단에) 속해 있는지 모르는 것. 나는 누구인가? 나는 무엇인가? 관계나 사회나 문화 내에서 자신의 자리를 찾지 못하는 것에 대해 괴로워하는 것. 어떤 결정을 내려야 할지 모르는 것. 어떤 진로를 따라야 할지, 어떤 파트너를 선택해야 할지 모르는 것이 그 예가 된다.

운동 갈등(Motor Conflict): 문자 그대로나 비유적으로나 갇힌 느낌, 움직일 수 없거나 움직이고 싶지 않거나 감히 움직이지 못하는 느낌, 충분히 빠르지 않다는 느낌, 무엇이나 누군가를 밀어내지 못하거나 잡을 수 없는 느낌.

- **시각 운동 갈등**(Visual Motor Conflict): 눈을 뜨거나 감을 수 없거나, 감히 그렇게 하지 못하는 것.

무력감 갈등(Powerlessness Conflict): 행동을 취할 수 없거나 감히 그럴 엄두를 내지 못하는 느낌. 다른 사람에게 휘둘리는 느낌. 이는 실제로 그런 것일 수도 있고 자신이 그렇게 느끼는 것일 수도 있다.

저항 갈등(Resistance Conflict): 위협으로 느껴지거나 하고 싶지 않은 일을 하도록 강요하는 사람 혹은 무언가에 맞서 싸우거나 자신을 방어해야 할 것만 같은 느낌. 예를 들어, 청소년이 부모나 학교 교사에 맞서 자신을 옹호하거나, 치료나 성적 접근에 저항하거나, 심지어 먹기 싫은 음식을 거부하는 경우이다.

자기 폄하 갈등(Self-Devaluation Conflict): 거절당했다고 느끼거나, 스스로가 부족하다고 느끼거나, 가치나 쓸모가 없다고, 실패자라고 느끼는 것. 이러한 유형의 갈등은 자책과 관련이 있다. 어떤 식이든 스스로를 부족하다고 판단할 때 발생한다. 따라서, 자신을 인식하는 방식과 자기 대화가 이런 갈등을 일으킬 수 있다.

이러한 갈등은 사람 전체(일반적인 자기 폄하 갈등) 또는 신체의 특정 부분(국소 자기 폄하 갈등)과 관련될 수 있다. 후자의 경우, 부족하다고 여기는 신체 부위에 증상이 나타날 수 있다.

일반적인 자기 폄하 갈등을 유발할 수 있는 상황의 예로는 (비난, 꾸중, 경멸적인 발언으로 인한) 굴욕감, (신체적, 성적 또는 언어적) 학대, (직장, 학교, 스포츠, 관계, 부모 또는 파트너로서) 실패자라는 느낌, 부진한 성과, 수치심과 죄책감, 지위 또는 직업 상실, 질병 또는 부상(자신이 부족하다고 느끼는 것), 노화(*나는 더는 가치가 없다, 나는 늙었고 쓸모가 없다*) 등이 있다.

- 국소 자기 폄하 갈등을 일으킬 수 있는 상황의 예로는 신체의 특정 부분(팔이나 다리)과 관련된 저조한 성과(예술, 운동, 직업), (그 부분에 대한 자존감 부족을 초래하는 유방암과 같은) 암 진단, 부정적 예후(*당신은 다시는 걸을 수 없습니다.*) 또는 장기 제거(유방 절제술)가 있다.

분리 갈등(Separation Conflict): 원하는 무언가를 얻을 수 없다고 느끼거나 원하지 않는 무언가를 얻고 있는 느낌.

- **접촉**(Touch): 사람이나 사물로부터 (피부) 접촉을 원하지만 받지 못하고 있거나, (피부) 접촉을 원하지 않지만 접촉된다고 느끼는 경우. 이는 사람, 동물, 사물에 대한 모든 형태의 접촉 또는 손길과 관련이 있다.
- **시각**(Visual): 어떤 대상을 보고 싶지만 볼 수 없거나, 보고 싶지 않은데 보이는 경우.
- **청각**(Auditory): 무언가를 듣고 싶은데 들을 수 없거나, 듣고 싶지 않은데 들리는 경우.

성적 좌절 갈등(Sexual Frustration Conflict): 누군가와 성관계를 갖고 싶지만 그럴 수 없거나, 허용되지 않는 경우, 성적 접촉을 하고 싶지 않지만 강요당하는 경우. 예를 들어, 성 파트너가 없거나, 성 파트너를 잃었거나, 성적 학대를 당한 경우.

충격-공포 또는 말문 막힘 갈등(Shock-Fright or Speechlessness Conflict): 갑작스러운 위협이나 소음에 놀라서 수동적으로 반응하는 경우. 목소리를 충분히 크게 내어 말하는 것이나 비명을 지를 수 없고, 목소리를 잃은 것 같거나 감히 자신을 표현할 수 없는 것처럼 느끼는 것. *'나는 할 말을 잃었어, 말이 목(구멍)에 걸렸어.'*

사회 갈등(Social Conflict): 무리 또는 집단과 관련된 모든 갈등. 여기에는 분리 갈등, 영토 갈등, 물기 갈등이 포함된다.

악취-냄새 갈등(Stink-Smell Conflict): 문자 그대로나 비유적으로나, 어떤 냄새를 맡고 싶지 않거나 냄새를 맡을 수 없는 상태. 문자 그대로 어떤 냄새를 맡고 싶지 않음(예: 악취). 비유적으로 어떤 냄새를 맡고 싶지 않거나(예: *이 상황은 뭔가 구리다.*), 냄새를 감지할 수 없는 것, 그리하여 위험한 일이 언제 어디서 일어날지 또는 자신에게 다가올지 감지하지 못함: 무언가 잘못되었다고 의심하지만 그것이 무엇인지 파악할 수 없음.

영역 갈등(Territorial Conflict): 영역은 자신의 집, 직장, 학교, 놀이터, 커뮤니티센터, 거주하고 있는 마을, 도시, 국가를 포함한다. 여기에는 자동차, 보석, 돈, 주식, 투자, 면허, 이민 신분 또는 클럽 회원권과 같은 자신의 영역 내의 자산은 물론, 해당 영역 내에서 함께 하는 자신의 '무리' 구성원들, 즉 부모, 배우자 또는 파트너, 자녀, 친척, 친구, 동료, 고객, 이웃, 반려동물도 포함된다. 영역은 몸이나 시간이 될 수도 있다. 영역 갈등에는 다음과 같은 여러 가지 유형이 있다.

- **영역 분노 갈등**(Territorial Anger Conflict): 영역 내 사람이나 상황에 대해 분노, 짜증 또는 성가심을 느끼는 경우. 발언(비난, 비판, 모욕) 또는 정보로 인해 거슬리는 경우. 자신의 분노나 다른 사람의 분노 같은 공격성이 포함될 수 있다. 예를 들면, 문자적으로나 비유적으로나 이웃 혹은 가족, 동료와의 사이에서 겪는 경계 분쟁이 있다.
- **영역 공포 갈등**(Territorial Fear Conflict): 영역에 대한 위협, 영역 내에서의 두려움 또는 자신의 안전을 비롯한 '무리'의 안전에 대해 공포를 느끼는 것. 예를 들면, 가정 폭력, 신체적 또는 정서적 학대, 괴롭힘, 무서운 진단이나 예후, 입원, 사고, 화재나 홍수, 자연재해 등이 이에 해당한다. 아이들은 누군가가 자기에게 소리를 지르거나, 벌을 받을 때, 겁을 먹거나 악몽을 꿀 때 이러한 갈등을 느낀다. 자연재해나 전쟁 시기와 같이 특정 지역의 많은 사람들이 같은 공포를 공유하거나 미디어에서 잠재적인 테러 공격이나 전염병(AIDS, SARS, 신종 플루 등)에 대한 공포를 조장하는 보도를 접할 때 경험할 수 있다.
- **영역 상실 갈등**(Territorial Loss Conflict): 영역의 전부 또는 일부를 잃게 되었거나, 잃게 될까 봐 두려워하는 경우. 예를 들어, (다툼이나 별거로 인해) 영역의 구성원을 잃거나, (예상치 못한 이사, 파산, 자연재해 또는 이혼으로 인해) 집을 잃거나, 직업, 사업, 직위 또는 기밀 정보의 상실, 강제 조기 퇴직, 취미를 계속할 수 없는 경우, (사고로 인해 무언가를 할 수 없게 된 결과로) 능력을 잃는 경우가 여기에 해당한다.
- **영역 표시 갈등**(Territorial Marking Conflict): 자기 영역의 경계를 설정할 수 없거나 감히 그럴 엄두를 내지 못하는 경우. 예를 들면, 다른 사람이 자신의 경계를 침범하는 경우가 해당된다.

잘못된 선택 갈등(Wrong Path Conflict): 잘못된 길을 가고 있는 것 같거나, 잘못된 결정을 내렸거나, '경로를 벗어났다'거나, 걷잡을 수 없는 길로 들어선 듯한 느낌. 자신이나 무언가가 나쁜 세력의 영향권에 들어간 것 같은 느낌. 예: 잘못된 파트너, 잘못된 직업, 잘못된 집이나 거주지를 선택한 경우, 등.

대리 갈등(Vicarious Conflict): 사랑하는 대상(사람 또는 반려동물) 대신 갈등을 겪는 것. 예를 들면, 반려동물이 먹기를 거부하고 굶어 죽을 위기에 처해 당신의 간에 종양이 생기거나, 사랑하는 사람과 관련된 죽음 공포 갈등을 해결한 후 당신이 폐렴에 걸리는 경우, 다른 사람의 심장 문제를 걱정하느라 당신이 가슴 두근거림을 겪는 경우 등이 있다.

부록 3

좌우 어느 쪽 몸인가?

특정 감정 갈등은 갈등의 성격과 오른손잡이인지 왼손잡이인지에 따라 몸의 특정한 쪽에서 나타날 수 있다. 이때, 자신이 선천적으로(생물학적으로) 오른손잡이인지 왼손잡이인지를 파악하는 것이 중요하다. 생물학적으로 주된 손이 이 책의 A-Z 항목에 나열된 증상과 관련이 있는 경우, 본문 내에 표시되어 있다.

왼손잡이들 중 많은 이들은 어린 시절에 오른손으로 글씨를 쓰도록 배웠거나 강요를 받았기 때문에, 글씨를 쓰는 손이 반드시 우세한 손이 아닐 수도 있다. 선천적으로 오른손잡이인지 왼손잡이인지 알아보는 가장 유용한 방법은 박수 테스트이다. 박수를 칠 때 자연스럽게 위에 위치하는 손이 우세한 손이다. 그러나 아래 손을 들어 올려 위 손을 마주치는 방식으로 박수를 친다면 아래 손이 우세한 손이다. 이 방법이 결정적이지 않다면 돌려 따는 뚜껑을 열 때 어느 손을 사용하는지 확인하자.

오른손잡이: 만약 당신이 오른손잡이라면, 왼쪽 몸은 '어머니 또는 자녀' 쪽이고, 오른쪽 몸은 어머니 또는 자녀 이외의 다른 사람을 포함하는 '파트너' 쪽이다.

왼손잡이: 만약 당신이 왼손잡이라면, 오른쪽 몸은 '어머니 또는 자녀' 쪽이고, 왼쪽 몸은 어머니 또는 자녀 이외의 다른 사람을 포함하는 '파트너' 쪽이다.

'어머니 또는 자녀' 쪽: 증상이 '어머니 또는 자녀' 쪽에서 나타난다면, 근본 갈등은 어머니, 어머니 역할, 자녀, 혹은 어린 시절의 문제나 어머니에 대한 문제와 관련이 있다. 어머니가 아닌 다른 이를 엄마처럼 느낄 수 있고, 내 자녀가 아닌 누군가가 나의 자녀처럼 느껴질 수도 있다. 때때로 (특정 상황이나 일반적으로) 파트너를 당신의 자녀처럼 느낄 수도 있다. 당신은 반려동물 또한 자녀처럼 심지어는 어머니처럼 느낄 수도 있다. 자신의 사업이나 프로젝트, 제품을 자녀처럼 느낄지도 모른다. 이 모든 상황에서, 관련 갈등이 몸의 '어머니 또는 자녀' 쪽에서 나타날 수 있다.

'파트너' 쪽: 파트너 쪽에서 증상이 나타나는 경우, 근본 갈등은 어머니나 자녀가 아닌 다른 사람과 관련이 있다. 즉, 이쪽은 배우자나 파트너, 아버지, 형제자매, 기타 모든 친척, 친구, 동료, 급우, 팀원, 이웃 및 일반 대중을 포함한 다른 모든 사회적 파트너와의 갈등과 관련이 있다. 어머니나 자녀가 파트너 역할을 하는 경우, 이들과 관련된 갈등이 몸의 파트너 쪽에 나타날 수 있다. 반려동물 역시 친구(파트너)처럼 느껴질 수 있다.

부록 4

질병과 증상

부록 5

세 가지 사례 연구

다음의 핵심사항을 설명하기 위해 사례 연구를 소개한다.

- 매일 EFT를 하는 것의 중요성
- 원하는 결과를 얻기 위해 테스트하는 것의 중요성
- 특정 증상이나 문제의 근본적 감정적 원인을 파악하는 것을 포함한 실행 계획을 세우는 것의 중요성
- 즉각적인 결과를 얻지 못할 수도 있지만 시간을 들여 연습하면 성공할 수 있다.
- 신체 문제는 (종종) 감정 문제로 인해 발생한다.

세션 중에 나는 내담자와 함께 기저의 감정 문제를 파악하고 이 책에 제공된 정보를 사용하여 실행 계획을 세운다. 세션에서 EFT를 적용하는 것 외에도, 나는 내담자가 스스로 작업한 내용을 테스트한다. 이는 무엇이 해결되었고 다음에 무엇을 작업해야 하는지 내담자가 알 수 있게 하는 중요한 과정이다. 이는 진행 상황을 측정하고 집중력을 유지하기 위해 혼자서 할 수 있는 작업이기도 하다.

이 사례 연구가 EFT를 스스로 실천하는 것의 중요성과 그 과정에 시간과 인내가 필요함을 이해하는 데 도움이 되길 바란다. 처음부터 EFT 접근 방식 모두를 정확하게 따라하여 즉각적으로 성공하는 사람은 거의 없다. EFT 사용에 대해 내적 저항이 있을 수 있지만, 그럴 때에는 EFT로 그것을 극복하자. EFT를 삶의 일부분으로 녹여내기 시작하면, 노력한 만큼의 결과를 얻을 수 있을 것이라고 확신한다.

사례 1: 통증발작에 대한 공포를 옵티멀 EFT로 치료한 사례

3명의 자녀를 둔 47세의 기혼 남성 존은 왼쪽 상복부에서 찌르는 듯한 통증 발작이 반복적으로 발생하여 나를 찾아왔다. 통증이 너무 심해서 발작 중일 때면 그는 움직일 엄두가 나지 않았다. 통증 재발에 대한 두려움과 공포가 끊이지 않는 상태였다. 처음 그런 일이 발생했을 때에는 통증이 너무 심해서 응급실에 갔었지만 그 어떤 원인도 찾을 수 없었다. 그는 야간 통증 발작을 1년이 넘도록 한 달에 한두 번씩 계속해서 겪었다. 이후 응급실에 다시 가지는 않았지만 주치의와 상담을 했다. 그 의사는 통증이 횡격막 경련 때문일 가능성이 가장 높다고 생각했다. 그의 주치의는 그런 통증 발작의 원인을 알아내지 못했고, 그런 경우엔 원인을 알 수 없는 경우가 많다는 단순 결론을 내렸다. 의사는 물리 치료를 권했지만 통증 감소에 도움이 되지 않았다.

통증 발작은 항상 밤에 일어났기 때문에 존은 또 다른 발작이 일어날까 봐 잠을 제대로 자지 못했다. 발작이 밤에만 일어났지만, 그것에 대한 두려움은 밤낮을 가리지 않고 계속되었다. 그는 복부에 조금이라도 이상한 것이나 통증이 느껴질 때마다 극도로 불안해했고 그것이 심한 통증 발작으로 이어질까 봐 감히 움직일 엄두조차 내지 못했다. 그는 무슨 일이 일어나고 있는 것인지, 왜 그런 것인지도 알 수 없었고, 몸이 망가지는 것만 같았다. 이제 막 창업한 그는 사업에 온전히 집중할 수 없다는 사실에 좌절감을 느꼈다.

고통과 불안, 두려움에 질린 존은 문제를 해결하는 데 필요한 것이라면 모든 것을 다하겠다는 열의를 품었다. 그는 EFT 두드리기에 대해서는 잘 알고 있었지만 옵티멀 EFT가 어떤 것인지 궁금해했다. 경험상 옵티멀 EFT가 EFT 두드리기보다 효과가 더 빠른 경우가 많다고 설명하자, 그는 옵티멀 EFT를 꼭 해보고 싶어 했다.

첫 번째 세션

나는 존에게 첫 번째 통증 발작을 언제 경험했는지, 그 당시 어떤 일이 있었는지 물었다. 일이 잘 풀리고 있을 때였다고 회상한 그는 그 사실에 깜짝 놀랐다. 통증 발작은 그가 직장을 그만두고 친구와 함께 개인 사업을 시작하기로 결심한 후에 일어났다. 자세히 물어보니, 그는 이전 직장에서 매우 불행했던 것으로 드러났다. 조직개편을 한 후 많은 변화가 있었는데, 더 적은 인원으로 더 많은 일을 해야 했고 새로운 규칙들도 그를 짜증 나게 하는 것들이었다. 그의 관리자는 사사건건 참견하고 감시했다. 그는 엄청난 압박을 받았고, 움직일 수도 숨쉴 수도 없을 것처럼 느꼈다. 일단 창업하기로 결정하자, 그는 남은 휴가 일수를 사용하여 즉시 사직하고 자신의 사업을 시작했다. 창업 후 얼마 지나지 않아 그는 새로운 사업 파트너 및 각자의 아내와 함께 새로운 시작을 축하하기 위해 저녁 식사를 했다. 그리고 그날 밤 처음으로 통증 발작을 겪었다.

나는 그에게 횡격막 경련은 보통 운동 갈등을 해결한 후 치유 단계에서 발생한다고 설명했다. 운동 갈등은 움직일 수 없거나, 움직이지 않거나, 움직이지 않아야 한다고 느끼는 것을 의미한다(더 자세한 설명은 B. **뼈, 근육 및 힘줄** 항목 참조) 횡격막은 특히 공간이나 공기가 충분하지 않고 갇혀 있는 듯한 느낌에 영향을 받는다. 존은 그 느낌을 즉시 인식했고, 그것이 자신의 이전 직장과 관련이 있다는 것을 알아차렸다. 나는 그에게 이전 직장에서 *'나는 꼼짝할 수가 없어, 나는 숨을 쉴 수 없어'*라고 느꼈던 구체적 사건들을 파악하고, 그것들을 현재 시제를 사용하여 설명해 달라고 했다. 존은 다음 두 가지 순간을 떠올렸다:

- 상사가 *'내가 알 바 아니야, 이 일부터 끝내야 해.'*라고 말하는 순간, 갇힌 기분이 들고 화가 나요.
- 회의에서 동료 X가 발언을 할 때 숨이 막히는 느낌이 들고, 그저 그 자리를 벗어나고 싶어요.

우리는 보이지 않는 치유자와 함께 이 두 가지 사건에 대해 작업했다. 존은 가족과 함께 했던 사랑으로 충만한 순간을 떠올림으로써 사랑을 쉽게 느낄 수 있다는 것을 알았다. 보이지 않는 치유자와 함께 명상하는 동안, 그는 어떤 이미지를 보거나 어떤 메시지를 듣거나 하진 않았다. 주의가 산만해질 때마다, 그는 다시 사랑으로 충만한 상태를 떠올렸다. 4차례 명상을 마친 후 첫 번째 사건에 대한 감정적 불편함이 0으로 떨어졌다. 두 번째 사건의 감정 강도는 단 3차례의 명상 끝에 중화되었다. 각 명상은 약 1.5-2분 동안 지속되었다. 각 사건에 대해, 우리는 그 순간을 재연하는 것과 관련하여 많은 테스트를 진행했다. 나는 존에게 그 순간을 떠올리면서 화를 내도록, 그리하여 남아 있는 감정적 불편함이 활성화되면, EFT을 이용해 이를 해소하도록 독려했다. 세션을 마쳤을 때 그는 두 사건 모두를 아주 차분한 상태에서 재연할 수 있었다.

그런 다음 우리는 존이 낮에 느끼는 불안감, 즉 배에 욱신거림이 느껴질 때마다 발작을 두려워하게 만드는 불안감에 대해 작업하기 시작했다. 나는 그에게 하루 중 최악의 순간(the WMOMD) 접근 방식을 가르쳤다. 이 방식에서는 최근에 불안감을 느꼈던 순간에 EFT를 적용하여 강도가 아직 0은 아니지만 5 미만의 상태로 만든 다음, *'언제 이런 느낌을 받았었지?'* 하고 물어본다. 존은 세션 3일 전에 사무실에서 이메일을 처리하던 순간을 떠올렸다. 그 순간을 떠올리자 그는 상복부에서 강도 3의 막연한 불쾌감과 강도 7의 불안감을 느꼈다. 우리는 먼저 이 증상들에 집중하는 것으로 시작했다. 보이지 않는 치유자와 함께 첫 번째 명상을 한 후, 불쾌감은 사라지고 불안감은 5로 내려갔다. 나는 그에게 그 순간을 다시 떠올리라고 한 다음 과거에 같은 느낌을 받은 적이 언제 있었는지 물었다. 그러자 그는 첫 번째 통증 발작을 떠올렸고, 우리는 그 순간부터 다시 다루기 시작했다. 나는 그에게 그 순간을 다시 떠올리고 기분이 어땠는지 현재 시제로 말해 달라고 했다. 그는 이렇게 말했다: '*통증은 10점, 공포감은 9점, 심장마비로 죽을 것 같아요. 숨이 가빠요. 숨을 거의 쉴 수 없어요.*' 나는 괜찮다고, 지금은 아무런 문제가 없으며, 그 기분들은 과거 그 순간에 있었던 감정일 뿐이라고 말하여 그를 안심시켰다. 그는 사랑으로 충만한 순간을 떠올리며 명상을 시작했고, 보이지 않는 치유자에게 이러한 감정을 해결할 수 있게 도와달라고 요청했다. 한 차례의 명상 후, 통증의 강도는 3으로, 공포감은 4로 낮아졌다.

다음 명상 중에, 나는 보이지 않는 치유자에게 다음과 같이 요청해 보라고 했다. '이러한 감정은 치유 단계의 증상이며 해롭지 않다고 말해 주세요.' 두 번째 명상 후, 고통과 공포감이 사라지고 그는 평화로움을 느꼈다. 그 다음에는, 처음 작업을 시작했던 순간, 즉 그가 사무실에서 이메일을 처리하던 때로 돌아갔다. 또 한 번의 명상 후, 그 순간의 감정 강도는 0으로 내려갔다. 마지막 테스트를 통해 그 순간을 다시 한번 재연해 보라고 했지만 그는 아무것도 느끼지 못했다. 감정적 불편함이 중화되었기 때문이다.

그런 다음 나는 존에게, 밤에 통증 발작으로 잠에서 깼을 때 느끼는 불안과 고통을 다루는 방법을 가르쳐 주었다. 그는 두 달 전의 한 순간을 떠올렸다. 그때는 그의 생일 다음날 밤이었기 때문에 기억이 분명했다. 그 순간을 떠올리자, 그는 통증은 6, 불안은 8이라고 했다. 명상을 한 번 한 후 통증은 2로, 불안은 4로 감소했다. 나는 그에게 그 순간을 다시 떠올리라고 한 다음 과거에 이런 느낌을 받은 적이 있는지 물어보았다. 그는 자신이 이런 감정을 느껴본 적은 없었지만, 아버지가 심장마비를 일으켜 돌아가실 뻔했던 때가 떠오른다고 말했다. 존이 42세였을 때였다. 나는 그에게 아버지의 심장마비와 관련하여 가장 힘들었던 구체적인 순간을 꼽아달라고 하면서, 현재 시제를 사용하도록 다시 상기시켰다. 존은 그 순간을 다음과 같이 회상했다: "저는 병원에서 아버지를 병문안 하는 중이고, 침대 옆에 앉아 있어요. 아버지는 너무나 허약해 보여요. 아버지가, '*이렇게 큰 고통은 처음 겪어 본단다. 이렇게 두려운 적은 처음이구나*'라고 말씀하세요." 우리가 보이지 않는 치유자와 함께 명상을 세 번 하자, 그 순간은 완전히 중화되었다. 그리고 나서 우리는 그의 생일 다음날 밤으로 돌아가 그 순간이 완전히 중화될 때까지 EFT를 적용했다.

보이지 않는 치유자와 함께 명상하던 중, 존은 자기 생일에 찾아온 아버지가 당신의 건강이 좋지 않다고 말했던 것을 기억해 냈다. 그것은 잠재의식 차원에서 그 자신의 건강, 특히 그의 심장에 대한 존의 두려움을 촉발했을 수도 있다. 존은 자신의 신체적 문제가 감정과 어떻게 연결되어 있는지 이해하기 시작했고, 몸이 이유 없이 갑자기 망가질까 봐 두려워할 필요가 없다는 것을 알게 되면서 점점 더 안심하게 되었다. 첫 번째 세션이 끝나갈 무렵, 나는 존에게 과제를 내줬다. 과제는 그가 이전 직장에서 자신이 꼼짝 못하고 숨을 쉴 수 없다고 느꼈던 세 가지 특정 사건에 EFT를 적용하는 것을 포함했다. 나는 그에게 감정 강도를 아직 0은 아니지만 5 미만으로 낮추고, 그 느낌을 유지하면서 이전에 같은 느낌을 가졌던 때가 언제였는지 자문해 볼 것(그리고 그가 과거의 관련 사건을 떠올렸다면 그 사건도 중화할 것)을 일러주었다. 또, 낮이든 밤이든 불안감이나 통증이 일어날 때마다 평온해질 때까지 보이지 않는 치유자와 함께 간단히 명상함으로써 증상-중심 EFT를 적용할 것을 권했다.

두 번째 세션

우리는 한 달 후 두 번째 세션을 가졌다. 존은 덜 불안해 보였다. 첫 번째 세션 이후 그는 밤에 통증 발작을 한 번 경험하긴 했지만, 이번에는 고통이 덜했고 이전보다 더 빨리 끝났다. 평온해지고 통증이 가라앉을 때까지 보이지 않는 치유자와 함께 여러 번 명상을 하면서 EFT를 적용했기 때문이었다. 낮 동안 불안감을 느낄 때마다 그는 보이지 않는 치유자와 함께 명상을 하면서 불안감을 해소했다. 또한, 감정 강도가 0이 될 때까지 세 가지 업무 상황에 EFT를 적용했으며, 이전에 같은 느낌을 받았던 몇 가지 특정 사건을 찾아냈다.

먼저, 우리는 그가 혼자 작업했던 업무와 관련된 특정 사건들의 감정 강도가 중화되었는지 확인하는 테스트를 했다. 사건 중 하나는 중화되었지만, 나머지 두 사건은 보이지 않는 치유자와 함께 하는 작업이 더 필요했다. 추가로 질문을 하자, 그는 어린 시절의 관련 사건을 찾아냈지만 아직 해결하지는 못했다고 했다. 그는 엄격한 양육을 받았는데 특히 어머니가 매우 까다로웠다고 했다. 그의 어머니는 늘, 놀기 전에 마쳐야 할 과제와 할 일을 많이 내주었다.

우리는 어린 시절 사건 하나를 두고 작업을 시작했다. 감정 강도가 5 아래로 낮아졌을 때 나는 물었다: 지금 이 순간 자신에 대해 어떤 결론을 내리나요? 자신에 대해 어떤 부정적인 생각을 하나요? 그는 말했다: "*나는 쓸모없어*라고 생각합니다." 나는 이 신념이 존 자신에 대한 부정적 핵심 신념일 가능성이 높으며 우리 모두는 누구나 우세한 부정적 핵심 신념(NCB)을 가지고 있다고 설명했다. 그는 예전에 어머니의 인정을 받아야 한다고 생각했지만, 아무리 열심히 노력해도 대개는 성공하지 못했다고 했다. 어머니에게는 그 어떤 것도 부족하게 여겨졌고, 그가 무언가를 끝내면 늘 또 다른 과제를 하라고 했다. 그녀는 그의 태도가 형편없고 충분히 노력하지 않는다고 자주 말하곤 했다. 그리하여 그가 어떻게 해서 이 NCB를 갖게 되었는지 분명하게 알 수 있었다.

존은 과거 다른 사람들의 말이 어떻게 우리 자신을 판단하게 하고 자신과 세상에 대한 믿음을 형성하게 하는지 이해하기 시작했다. 우리는 그가 파악하고 작업했던 업무 관련 상황이 어떻게 해서 직장 스트레스의 근본 원인이 되었는지에 대해서도 논의했다. 그가 사직함으로써 직장 스트레스를 해결하긴 했지만, 앞으로 비슷한 문제가 발생하지 않게 하려면 이런 사건들과 관련하여 잠재의식 속에 남아 있는 감정적 불편감을 중화하는 것이 여전히 중요하다고 나는 설명했다. 두 번째 세션이 끝난 후, 나는 존에게 그의 어머니와 NCB가 모두 영향을 주었던 어린 시절의 5-10가지 상황을 파악하고 각각의 상황에 EFT를 적용하라고 했다. 또, 그에게 WMOMD 접근법을 계속 사용하여 낮 동안 느끼는 불안을 중화시키고, 그 불안을 유발했을 수 있는 특정 상황을 기록하도록 권했다. 그는 통증 발작 중에 경험한 극심한 경련성 통증의 감정 원인은 파악했지만, 낮에 경험한 복부 불쾌감의 감정 원인은 아직 파악하지 못했다. 복부의 불쾌감에는 여러 가지 원인이 있을 수 있기에 나는 그가 근본 원인을 파악하는 데 도움이 될 만한 유발 요인을 찾아낼 수 있을지 궁금했다. 그래서 불쾌감을 느꼈던 순간과 그렇게 될 때까지 무엇을 하고 있었는지 기록해 달라고 요청했다.

세 번째 세션

한 달 후 존을 만났을 때, 그는 다시 정상적으로 수면을 취하고 있다고 했다. 그는 이전 세션에서 불안과 통증을 경험하는 이유에 대한 설명을 들은 이후로 두려움과 불안이 훨씬 줄어들었다고 했다. 그는 EFT를 사용하여 통증 발작을 스스로 다룰 수 있다는 것을 깨달았고 이제는 통증 발작이 심장에 문제가 있다는 의미가 아니라는 것을 이해하게 되었다. 마지막 세션 이후, 그는 밤에 통증 발작을 다시 겪지 않았고 낮 동안 네 번 정도 통증 발작에 대한 약간의 두려움을 느꼈을 뿐이었다. 그는 더 이상 극심한 공포감을 느끼지 않게 되었고, 그저 약간의 불안감만 느낀다고 말했다.

존은 하기 싫었던 컴퓨터 작업을 했던 어느 날에 느꼈던 가벼운 불안감에 어떻게 WMOMD 접근법을 적용했는지 설명했다. 그런 느낌을 언제 받았는지 스스로에게 물었을 때 놀랍게도, 어머니가 내 준, 하고 싶지 않은 과제를 하고 있었던 어린 시절의 기억이 떠올랐다. 결국 그는 보이지 않는 치유자의 도움으로, 어린 시절 어머니와 관련이 있는 6개의 다른 특정 사건들을 찾아내어 중화할 수 있었다.

세션을 하는 동안, 우리는 그가 혼자서 작업했던 모든 사건이 완전히 해결되었는지 확인했다. 나는 그가 이전 직장에서 받은 스트레스는 아마도 어머니와의 과거 경험과 그의 NCB (*나는 그만한 가치가 없다*)가 영향을 주었던 다른 경험들이 잠재의식에서 떠올랐기 때문일 것이라고 설명했다. 나는 존에게 과제를 주었다. 두 번째 세션에서 다뤘던 탐색 작업 질문을 사용하여 어머니만 아니라 다른 사람들에 관해서도, '*나는 쓸모없어*'라고 느꼈던 순간들의 포괄적 목록을 만든 다음, 이 목록을 바탕으로 보이지 않는 치유자와 함께 작업할 상위 30개의 목록을 만들도록 했다. WMOMD 접근 방식을 계속 사용하면서 두려움이나 불안을 겪는 경우에는 증상-중심 EFT도 적용하라고 했다.

네 번째 세션

두 달 후, 우리는 마지막 세션을 가졌다. 존은 더 이상 통증 발작을 겪지 않았고, 그것에 대한 공포나 불안 역시 느끼지 않았다. 그는 더 편안해졌고, 자신의 사업을 구축해 나가는 것이 즐겁다고 했다. 친구와의 동업은 잘 진행되고 있었다. 그는 게리 크레이그의 웹사이트에서 『보이지 않는 치유자』 무료 전자책을 읽었고, 자신의 NCB와 관련된 상위 30개의 사건 목록을 작성했다. 그는 계속해서 목록을 늘려가는 중이지만 (이전 사건들이 WMOMD 접근 방식을 사용할 때 나타났듯이), 아직 그 모든 것을 해결하지는 못했다. 그는 자신이 WMOMD로 인식했던 순간들이 대개 '*나는 쓸모없다*'는 NCB와 관련이 있음을 발견했다. 이러한 순간들이 가족과 친구들이 관련된 직장 및 사회적 상황에서 벌어졌다는 것을 알게 되었다. 그는 지난 몇 달 동안 WMOMD 접근 방식을 사용한 후 자신이 얼마나 더 편안해졌는지 알게 되었고, 그 방식을 계속 사용하고 싶다는 의욕이 생겼다. 이 세션에서 우리는 그의 상위 30개 목록 중 3개의 사건을 더 중화했고, 그가 혼자서 해결했던 몇 가지 중요한 사건의 감정 강도를 테스트하여 중화 여부를 확인했다. 문제들은 해결되었고 이제 존은 필요할 때 혼자서 EFT를 계속 적용할 수 있는 실력을 갖추게 되었기에, 우리는 상담을 마치고 작별 인사를 나눴다.

사례 2: 섬유근통

12세 쌍둥이를 키우는 이혼녀 39세 리앤은 섬유근통(전신에 광범위한 근골격계 통증을 특징으로 하는 만성질환으로 피로와 수면, 기억 및 기분 문제를 동반하며 주류 의학에 따르면 치료법이 없음)을 해결하고 싶어서 찾아왔다. 그녀는 온라인 포럼에서 EFT가 도움이 될 수 있다는 글을 읽었다. 리앤은 5년 동안 섬유근통을 앓고 있었으며 지난 2개월 동안 증상이 악화되었다. 그녀는 지쳤고, 일과 공부를 계속할 수 없을까 봐 걱정하고 있었다. 물어보니, 그녀의 증상은 결혼 14년 차에 이혼할 무렵부터 시작됐다. 그녀는 결혼 생활 동안 극도의 스트레스를 받았고 전 남편(M)과의 관계도 여전히 문제가 있었다. 두 딸들과 좋은 관계를 유지하고 있던 그녀는 M이 딸들을 데리러 올 때마다 힘들었다. 그가 집에 들어오기를 거부하고 차에서 기다리겠다고 고집한 것이었다. 이런 상황이 스트레스를 준다는 것을 깨닫자 그들이 함께하는 동안 겪었던 문제들이 생각났다. 그녀는 대기업에서 카운터 점원으로 아르바이트를 하고 있었고, 동료들이 친절했음에도 별로 즐겁지 않았다. 그녀는 상사와도 잘 지내지 못했는데, 상사는 항상 비판적인 말만 늘어놓는 까다로운 사람이었다. 리앤은 자신이 비판에 지나치게 민감하다는 것을 알고 있었지만, 여전히 그 생각을 놓아주기가 어려웠다. 그녀는 여가 시간을 이용해 코치가 되기 위한 교육 또한 받고 있었고, 정규직 코치가 되어 재택근무를 하고 싶어 했다. 리앤은 이부프로펜과 아세트아미노펜을 거의 매일 복용하고 있었다.

첫 번째 세션

우선, 나는 리앤의 모든 증상을 조사했다. 그녀는 목과 등 위쪽의 통증과 경직을 5, 왼쪽 위 다리 통증 7, 오른쪽 위 다리 통증 4, 왼쪽 위팔 통증 8, 오른쪽 위팔 통증 5라고 했다. 피로도는 8이라고 했다.

나는 먼저 하머의 섬유근통 이론을 설명하고 그의 자율신경계 도표를 보여주었다(**1부 5장 그림 7** 참조). 나는 갈등-활성 단계에서는 증상이 미미하고 치유단계에서는 통증과 피로가 발생한다고 설명했다. 주치의, 물리치료사, 류마티스 전문의 등 그 누구도 이런 식으로 그녀의 상태를 설명해 준 적이 없었다. 류마티스 전문의를 찾아간 그녀는 섬유근통의 원인은 알 수 없고 치료법도 없다는 말을 듣고는 낙담했다. 나는 섬유근통의 원인은 근골격계에서 나타나는 심각한 자기 폄하 갈등이며, 이러한 갈등은 부지런히 노력하면 EFT를 통해 해결할 수 있다고 설명했다. 그녀는 처음으로 어렴풋한 희망을 느꼈다. 그녀는 내 말을 확실히 믿지는 않았지만 가능성을 열어 두었다. 믿지 않는다고 해도 그것은 전혀 문제가 될 것이 없었다. EFT의 효과는 믿음과는 무관하다. 핵심은 EFT를 그냥 해보고 그것이 어떻게 작용하는지 직접 확인하는 것이다. 그런 다음 나는 우리 모두가 자신에 대한 부정적인 결론인 NCB (부정적 핵심 신념)를 가지고 있으며, 이것이 모든 자기 폄하 갈등에서 얼마나 중요한 역할을 하는지 설명했다. 나는 그녀에게 가장 흔한 NCB 예시를 제시하고 그중 자신에게 진실이라고 와닿는 것이 있는지 물었다. 그녀는 곧바로 '*나는 부족하다*'는 자신의 NCB를 찾아냈다. 그녀는 자기 자신에 대한 이 믿음이 가정에서, 엄마로서, 가족에게, M에게, 직장에서와 같은 모든 상황을 지배한다고 느꼈다. 그녀는 어렸을 때부터 이 신념과 자신을 내내 동일시했다는 것도 알아차렸다. '*나는 부족하다*'고 큰 소리로 말하고 그 말이 감정적으로 얼마나 진실하게 느껴졌는지 말해달라고 했다. 그녀는 그 말이 90% 진실하게 느껴진다고 했다(**1부 5장** 인지 타당성 테스트에 대한 설명 참조).

그녀의 자기 폄하 갈등은 결혼생활 동안 다소 심했지만 이혼 후에는 덜했다는 것이 분명해졌다. 실제로, 그녀는 M과 떨어져 남편 없이 자녀들과 함께 사는 것에 더 안정감을 느꼈다. 나는 그녀가 이혼 후 섬유근통 증상이 나타난 것은 우연이 아니라고 설명했다. 당시 그녀의 자기 폄하 갈등이 대부분 해결되면서, 그녀는 치유 단계에 접어들었고 따라서 통증과 피로를 경험하게 되었다. 주류 의학에서는 통증과 피로에 섬유근통이라는 딱지를 붙인다.

나는 그녀의 증상이 지난 두 달 동안 악화되었다는 것에 주목했다. 코칭 교육을 언제부터 받기 시작했는지 묻자, 리앤은 미소를 지었다. 그것은 두 달 전이었다. 그녀는 자신의 인생에서 있었던 사건들과 신체 증상 사이의 연관성을 이해하기 시작했다. 그녀는 코칭 훈련을 받기로 한 결정을 돌파구라고 느꼈다. 자신이 코칭 교육을 정말로 즐기고 있으며 매우 잘하고 있다고 했다. 트레이너들은 그녀를 칭찬했고 그녀의 자신감은 커져 갔다. 마침내, 그녀는 자신의 인생이 정상 궤도에 오른 것처럼 느꼈으며 코치로 재택 근무할 생각에 들떠 있었다. 이러한 삶의 발전으로 인해 더 많은 자존감 문제가 해결되자, 관련 문제에 대한 치유 단계에 접어들게 되었고 그로 인해 통증과 피로가 늘어났던 것이었다.

이제 그녀의 신체 증상의 기저에 있는 감정 문제를 잘 이해했으니 EFT를 적용할 때가 되었다. 나는 두 가지 형식의 EFT에 대해 설명했고 리앤은 표준 EFT부터 시작하기로 했다. 나는 그녀에게 결혼 생활에서 자신이 정말 부족하다고 느꼈던 순간을 찾아서 현재 시제를 사용하여 설명해 달라고 요청했다. 리앤은 다음의 상황을 떠올렸다:

- M이 *'나는 당신을 사랑하지 않은지 오래되었어. 다른 사람을 사랑하고 있어'* 라고 말하는 순간, 나는 충격에 빠져요. 그 일은 주방에서 벌어져요.

그 순간을 재연했을 때 리앤은 슬픔은 9, 충격은 8, 두려움은 8이라고 했다. 우리는 수용확언을 만든 다음 감정의 강도가 5 아래로 떨어질 때까지 두드리기를 한 다음 그 순간을 다시 떠올렸다. 이어서, *'자신이 거절당했다고, 부족하다고 느끼나요?'*라고 물었다. 그녀는 두 가지 모두, 강도 10만큼 진실하다고 느꼈다. 우리는 두드리기를 한 번 더 했다. 나는 그녀에게 그 순간을 다시 생생하게 떠올리라고 한 후, 이전에 그런 느낌을 받은 적이 있는지 물었다. 더 어릴 적의 기억일수록 더 좋다고 덧붙였다. 처음 떠오른 기억은 다음과 같다:

- 6살 때 내 친구가 *'너는 착하지 않아서 너랑 놀고 싶지 않아'*라고 말하는 순간, 나는 슬퍼요. 학교 운동장에서 그러네요.

우리는 그 일의 면면이 해소될 때까지 두드린 다음, 이전에 작업했던, 부엌에서 M과 함께였던 순간을 테스트했다. 나는 리앤이 그 순간의 다양한 양상에 대해 작업하도록 안내하면서 현재 시제를 사용하여 그의 표정, 조급한 목소리 톤, 몸의 자세(매우 거리감이 느껴지는) 등을 떠올리며 감정을 생생하게 느끼도록 격려했다. 이 세션이 끝날 무렵, 리앤은 표준 EFT 적용법을 잘 이해했으므로, 나는 그녀에게 다음 세션 전까지 할 과제를 내주었다. NCB가 활성화된 WMOMD를 하나 이상 찾아내고 조금 전에 했던 방식으로 그 특정 순간을 떠올리며 두드리기를 해보라고 했다. 또한 부정적 감정을 느꼈던 과거의 사건을 *'X가 일어나는 순간 나는 Y를 느낀다'*라는 문구를 사용하여 사건 목록을 작성하라고 했다.

두 번째 세션

리앤은 자신의 부정적 핵심 신념이 일상생활 속에서 얼마나 자주 나타났었는지 믿을 수 없을 지경이라고 했다. 지난 세션 이후 2주 동안, 그녀는 NCB가 유발한 감정을 알아차릴 때마다 하루에 최소 5-6번의 순간을 기록했다. 그녀는 매일, 모든 WMOMD가 아니라 한 가지만 골라 두드리기를 했다. 나는 WMOMD을 매일 더 자주 다룰수록 더 빨리 발전할 수 있다고 했다. 나는 이 세션에서 그녀가 WMOMD 접근 방식 전체를 배웠으면 했다. 이 접근 방식은 감정 강도를 0은 아니지만 5 미만의 강도로 낮춘 후, 그 순간을 생생하게 떠올려서 감정을 느끼고, 그 감정을 느꼈던 과거의 순간을 떠올려 관련된 사건을 알아내는 것이라고 설명했다. 나는 그녀가 NCB를 다룰 수 있도록 EFT 접근 방식 전체를 명확하게 알려주고 싶었다. 그래서 우리는 그녀의 NCB를 다음과 같은 방식으로 접근해서 다룰 것이라고 안내했다:

1. 우리는 생애 첫 7년과 관련된 일련의 질문을 통해 당신이 가진 NCB의 뿌리를 살필 것이다. 그런 다음 그 이후에 벌어진 사건들을 인생 전체가 한눈에 보

이게 배치하여 M과의 관계가 시작된 시점까지 파악할 것이다.

2. 결혼 생활과 결혼 전 인간관계에서 힘들었던 순간을 정리한 목록(내면 대청소 목록)을 작성하고 상위 30개 사건으로 목록을 좁힌다.
3. 매일 하는 과제에는 전체 WMOMD 접근 방식을 다루는 것을 포함한다.
4. 필요한 경우, 통증에는 증상-중심 EFT를 적용한다. 증상에는 실제로 원인(자기 편하 갈등)이 있다는 것, 통증과 피로는 치유 단계에 접어들었음을 뜻한다는 것을 이해하면, 원인과 결과가 무엇인지를 완전히 새롭게 조명하는 데에 도움이 된다. 증상-중심 EFT는 근본 문제를 해결하는 것은 아니지만, 안도감을 주는 데는 여전히 유용하다.

리앤이 이러한 EFT 접근 방식을 사용할 수 있도록 돕고자, 이 세션에서 우리는 실행 계획의 각 부분을 함께 연습했다:

1과 관련하여: 자신이 부족하다고 여기게끔 가르친 이는 누구인가? 이것은 부모로부터 비롯되었다. 그녀의 남동생(L)은 부모의 모든 관심을 받았다. 특별한 도움이 필요했던 남동생의 행동은 부모에게는 골칫거리였지만, 아이였던 그녀는 그것을 깨닫지 못했다. 그녀는 대체로 자신은 중요한 존재가 아니라고, 외롭다고 느꼈다. 그녀는 다음과 같은 특정 순간들을 찾아냈다:

- 7살 때: 부모님이 L과 함께 병원에 있는 바람에, 내 상장 수여식에 참석하지 않아 외롭고 슬펐던 순간.
- 6살 때: 할머니께서 L에게는 큰 선물을 주고 나에게는 작은 선물을 줘서 울기 시작한다. 아빠가 나보고 너무 *유치하다*며 화를 내는 순간.
- 4살 때: L이 내 뺨을 때려서 내가 소리를 지르자, 아빠가 '*소리 그만 질러, 그렇게 세게 때리지도 않았잖아*'라고 하는 순간.

2와 관련하여: 그런 다음 리앤은 M과의 관계에 있어 (내면 대청소 목록의 일부로) 다음과 같은 특정 순간을 떠올렸다.

- 내가 사용하지 않는 향수 냄새가 M에게서 나는 순간, 나는 어쩔 줄 몰라 극도

로 슬프다.

- K와 A의 집에서 열린 파티에서 M이 나에게 등을 돌리는 순간, 나는 완전히 거부당하고 외로운 기분이 든다.
- M이 보낸 *'훨씬 늦게 집에 갈 거야, 야근을 해야 해'*라는 문자를 보는 순간, 나는 그것이 거짓말이라는 것을 알고 분노와 무력감을 느낀다.

3과 관련하여: 리앤은 지난 2주간의 WMOMD 목록에서 다음과 같은 순간을 선택한다:

- 아이가 *'아빠라면 절대 그렇게 하지 않을 거예요'*라고 말하는 순간, 나는 완전 쓸모없는 엄마가 된 것 같아 속상하다.

4와 관련하여: 리앤은 목과 등 위쪽의 통증과 강직에 증상-중심 EFT를 적용하기로 결정했다.

우리는 먼저 리앤의 목과 등 위쪽의 통증과 강직에 중점을 두고 증상-중심 EFT를 적용했다. 6이었던 통증 강도는 두드리기를 5회 실시한 후 4로 낮아져서 당분간 그대로 두었다. 나는 증상에 대해 몇 차례 두드리기를 하면 부교감신경 이완 반응이 활성화되어 치유 단계가 빨라진다고 설명했다.

그 다음에 우리는 4살 때 남동생이 뺨을 때리고 아버지가 화를 냈던 순간을 떠올리며 두드리기를 했다. 그때 떠오른 공포, 두려움, 슬픔의 감정에 대해 충분히 두드렸다. 그녀는 아빠가 자기를 거부했다고 느낀다고, 자신이 부족하게 여겨진다고 했다. 우리는 모든 감정을 완전히 중화한 다음 전체 사건을 다시 떠올려 감정이 완전히 해소되었는지 확인했으며, 실제로 그렇다는 것을 재확인했다.

세션이 끝날 무렵, 리앤은 실행 계획을 계속 이어갈 것을 약속했고, 딸들이 잠자리에 든 저녁 시간에 집중하기로 이미 결심한 상태였다. 우리는 그녀 스스로 진전을 이룰 수 있는 시간을 갖도록, 한 달 후에 다시 만나기로 했다.

세 번째 세션

리앤은 자신이 기대했던 것만큼 EFT를 많이 하지 못해 실망스럽다고 했다. 어떤 날은 WMOMD 하나만 다루었는데 그것만으로는 충분하지 않다는 것을 알았다. 그녀는 특정 사건의 강도를 0으로 낮추지 않는 경우도 많았다. 그 결과, 그녀는 자신이 부족하다는 결론을 또다시 내렸고, 이로 인한 슬픔(7)과 분노(6)가 1-2로 떨어질 때까지 두드렸다. 그 정도에서 멈춘 이유는 다만 즉각적인 감정을 가라앉혀 다른 사건들에 대해 작업할 수 있도록 증상-중심 EFT를 사용했기 때문이다.

나는 리앤이 자기 일에 헌신하고 어머니로서, 코칭 훈련생으로서의 책임을 다하는 와중에 이토록 강도 높은 EFT 프로젝트를 수행하는 것이 얼마나 어려운 일인지 분명히 알고 있었다. 나는 리앤에게 그 점을 이야기하며, 그녀가 그런 상황에서도 충분히 잘하고 있다고 안심시키기 위해 최선을 다 했다. 이 프로젝트에는 기한이 없으므로 서두를 필요가 없다는 점 또한 짚어 주었다. 어쨌든, 그녀는 평생 NCB를 지닌 채 살아오면서 5년간 섬유근통을 앓아 왔기 때문이다. 중요한 것은 자신의 문제를 EFT로 꾸준히 다루는 것이었고, 그것은 시간이 흐를수록 최상의 결과를 불러올 터였다. 우리는 그녀가 매일 정해진 시간에 전체 WMOMD 접근 방식을 적용하는 것을 목표로 정했고, 필요에 따라 증상-중심 EFT를 적용하기로 합의했다. 또한 그녀는 일주일에 3일, 하루 30분에서 1시간을 따로 할애하여 나머지 계획에 집중하기로 했다. 그녀는 이 계획이 실현 가능하다고 느꼈다.

나머지 세션 동안, 나는 옵티멀 EFT가 그녀에게 효과가 있는지 알아보자고 제안했다. 이 형식의 EFT가 종종 두드리기보다 더 빠르고 깊게 작용하며 일반화 효과가 보통 더 크다는 점을 짚어 주었다. 리안은 이전에 명상을 해본 경험이 있었다. 그래서 특정 사건의 감정적 충격을 해결하려는 의도를 가지고, 두드리기와 마찬가지로 특정 사건의 감정이 중화될 때까지 명상을 계속 진행한다는 점에서 옵티멀 EFT가 일반적인 명상과는 조금 다르게 작동한다는 것을 이해했다. 나는 그녀에게 삶과 죽음에 대해 '영적'인 관점을 가지고 있는지 물었다. 그녀는 절대

자의 섭리, 만물의 연결성, 사랑의 에너지를 믿는다고 했다. 그녀는 종교가 없었고 신과의 관계나 유대감도 없었다. 그녀는 보이지 않는 치유자라는 용어와 그 치유자가 여성 정체성을 지녔다는 점을 맘에 들어 했다.

그녀가 작업을 하긴 했지만 완전히 중화되지 않은 사건 하나를 골라 우리는 옵티멀 EFT를 적용하는 것으로 세션을 시작했다.

- M이 *'이 관계를 이어가고 싶은 것인지 모르겠다'*고 말하는 순간, 나는 불안하고 외로워요.

리앤은 그 순간을 생생하게 떠올리며 불안은 7, 외로움은 8이라고 했다. 이전에 이 순간에 대해 그녀가 혼자 작업했을 때는, 불안은 9, 외로움은 10이었는데, 그녀는 그 감정에 사로잡혀서 강도를 더 낮출 수 없었다. 하지만 보이지 않는 치유자와 함께 명상을 한 번 하고 나자 감정 강도가 각각 4와 6으로 떨어졌다. 나는 리앤에게 그 순간을 다시 떠올려 보라고 한 다음, 언제 이런 기분을 느꼈는지 물었다. 리앤은 다음의 순간을 찾아냈다:

- 7살 때, 남동생 L이 놀이터에 있는 늑목에 내가 같이 올라가는 걸 싫어하며 나를 밀쳐내는 순간, 나는 슬프다.

우리는 슬픔 8, 충격 7로 시작하는 이 특정 순간으로 장면을 전환하여, 보이지 않는 치유자와 함께 감정적 불편감을 중화하고자 3차례 명상을 실시했다. 마지막 명상 중 또 다른 순간이 떠올랐다:

- L이 뭘 하고 있는지 알면서도 아무런 말을 하지 않는 부모님을 보는 순간 나는 몹시 외롭다.

그 순간을 다시 떠올리자 리앤은 처음에는 9만큼 화가 나고 외로웠다. 우리는 보이지 않는 치유자와 함께 명상하면서 옵티멀 EFT를 적용했다. 강도가 5로 떨어졌을 때, 나는 그녀에게 다시 그 순간을 떠올려 *'나는 부족해'*라고 생각하는지 알아보라고 했다. 리앤은 이와 같은 여러 순간들을 만날 때마다, 자신이 부족하다고 믿게 되었음을 이해하기 시작했다. 따라서, 그녀의 NCB는 점점 더 진실하게 와 닿았다. 작업을 마친 우리는 그 순간이 완전히 중화되었는지 확인하는 테스트를 했다. 그런 다음 M이 관계를 이어가고 싶은지 모르겠다고 말했던 때의 처음 순간으로 돌아갔다. 리앤이 그 순간을 다시 떠올려보니 두려움은 4에서 1로, 외로움은 6에서 2로 떨어졌다. 우리는 명상을 한 번 더 하여 두 감정의 강도를 가까스로 0으로 낮추었다.

리앤은 사건의 강도가 지속되거나 변화가 없으면, 더 이전 시기의 특정 사건을 찾아 그것을 먼저 중화해야 한다는 것을 이해하기 시작했다. 나는 그녀에게 우리가 합의한 대로 WMOMD 접근 방식을 매일 적용하고 필요할 때마다 통증과 강직에 대해 증상-중심 EFT를 적용하는 등 매일 과제를 계속 진행할 것을 요청했다. 또한, 주 3회 더 깊이 탐구하며 실천 계획의 모든 부분에 대해 작업할 것을 권했다. 우리는 한 달 후에 다음 세션을 갖기로 했다.

세션 4-8 (격월로 진행함)

리앤은 격월로 계속 나를 만났다. 그녀는 세션과 세션 사이에 두 가지 형식의 EFT를 모두 사용했다. 증상-중심 EFT를 적용할 때는 두드리는 것을 선호했고, 특정 사건으로 인한 감정적 충격을 해결할 때는 옵티멀 EFT를 선호했다. 직장에서 스트레스를 많이 받는 일이 생기면 그녀는 화장실에 가서 평온해질 때까지 두드리곤 했다(혼잣말을 하되 크게 소리 내어 말하진 않음). 직장에서 EFT를 적용하면서, 그녀는 자신의 스트레스가 주로 NCB로 인해 생긴다는 점을 훨씬 분명하게 알게 되었고, NCB가 약해졌음을 느꼈다. 나는 업무와 관련된 순간을 WMOMD로 선택하고 (직장에서 겪는 스트레스에 관련된 느낌만을 다루는 것이 아니라, 근본 원인을 다루기 위해) 집에서 옵티멀 EFT를 적용하면 훨씬 더 효과적일 것이라고 짚어 주었다.

함께 세션을 진행하는 동안, 우리는 그녀가 지난 세션 이후 EFT로 혼자서 작업한 것이 무엇인지를 논의하고, 해당 사건들이 중화되었는지 확인하기 위해 최대한 많은 사건들을 테스트했다. 우리는 함께 그녀가 아직 혼자서 작업한 적이 없는 두 가지 특정 사건들을 주로 다루기로 했다. 여덟 번째 세션에서, 그녀의 모든 문제들을 조사한 결과 우리는 다음과 같은 사실을 발견했다:

- 부정적 핵심 신념(나는 부족하다)의 VoC가 40-50%로 감소했다(첫 세션에서는 90% 진실하다고 느꼈었다).
- 등 위쪽과 목의 통증과 강직은 (5에서) 2까지 떨어졌고, 이제는 매일 겪지 않는다.
- 위쪽 다리 통증이 사라졌다(초기 통증 강도는 왼쪽 7, 오른쪽 4).
- 위팔 통증이 감소하였고(왼쪽은 7에서 4로, 오른쪽은 4에서 1로), 이제는 매일 겪지 않는다.
- 피로도가 8에서 4로 줄었다. 전혀 피곤함을 느끼지 않는 날도 있었다.

리앤은 이렇게 증상이 개선된 것에 만족했고, 자신의 NCB가 더 이상 눈에 띄는 역할을 하지 않는다는 것을 확실하게 알아차렸다. 그녀는 더욱 활력이 넘쳤고 피곤함도 덜 느꼈다. 여러 동료들은 그녀가 훨씬 더 편안해 보이고 불안이 훨씬 줄어든 것 같다고 했다. 그녀는 상사가 덜 비판적인 것 같다는 것도 알아차렸다. 하지만 곧 미소를 지으며 상사의 언행에 더 이상 예전처럼 자극받지 않거나, 스트레스를 받지 않는 것일 수도 있다고 했다. M과의 관계도 좋아져서 M이 딸들을 데리러 올 때 멀찌감치 떨어져서 차 안에 있겠다고 고집을 부려도 그녀는 더 이상 불편하지 않았다.

결혼 생활의 모든 특정 사건들에 대해 EFT를 하면서 그녀는 관련 사건들이 그녀의 자존감에 얼마나 큰 영향을 미쳤는지 알게 되었다. 물론, 그녀는 그로 인해 자신이 불행했고 남편과의 관계가 좋지 않았다는 것을 알고는 있었지만, 그 모든 스트레스의 영향을 완전히 과소평가했다. 이제 그녀는 M 혼자가 아니라 두 사람 모두가 관계의 파탄에 중요한 역할을 했다는 것을 분명히 알게 되었다. M을 탓하지 않고 그를 더 이상 관계파탄의 주범으로 보지 않게 되어 좋았다. 그녀는 이제 남편은 남편의 선택에, 자신은 자신의 선택에 책임이 있다는 것을 인정했다. 이혼에 대해 훨씬 더 편안해졌고, 자신의 삶을 살아갈 준비가 되었으며,

아이들을 위해 가능한 한 M과 잘 지내도록 최선을 다하기로 결심했다. 코칭 교육은 여전히 잘 진행되고 있었다. 내면 대청소 목록에 있는 모든 사건을 아직 다 해결하지 못했기 때문에, 그녀는 스스로 EFT를 계속 적용해야겠다고 느꼈다. 하루에 1-2번씩 스트레스를 받는 순간을 경험하면, 그녀는 WMOMD 접근 방식으로 이를 해결했다. (이전에는 스트레스 받는 순간이 하루에 5-6번 있었기 때문에) 이는 상당한 개선이었으며, 그녀는 더 좋아지기를 바랐다.

우리는 그 시점에서 상담을 종결하기로 했다. 리앤은 필요하면 다시 오겠다고 했다. 2년이 지난 지금까지 다시 연락이 없으니, 좋은 징조라고 본다!

사례 3: 수면 장애

다음은 57세의 시몬이 30년 넘게 앓고 있던 불면증을 EFT로 어떻게 해결했는지에 대한 이야기이다.

"저는 20살 때부터 불면증으로 고생했어요. 보통은 금방 잠이 들었지만, 몇 시간 후에 깨어나면 다시 잠들지 못하곤 했죠. 수년 동안 심리 치료, 최면 요법, 호흡 운동, 뉴로 피드백, 요가, 운동, 저녁 커피 절제 등 잠을 더 잘 자려고 별의별 것을 다 해봤지만, 실제로 도움이 된 건 아무것도 없었답니다. 가장 괴로웠던 건 낮에 느끼는 극심한 피로감이었어요. 단순히 조금 피곤한 정도가 아니라 완전히 죽을 것 같고 지친 느낌이 들었는데, 실제 수면 시간에 비해 더 많은 피곤함을 느끼곤 했어요. 그래서 *'내일까지 푹 쉬면, 괜찮을 거야'* 생각하며 매일 밤 잠자리에 들었죠. 그러곤 아침에 일어나서 피곤함을 느끼며 가장 먼저 생각한 것은 '오늘은 *도대체 어떻게 버틸 수 있을까, 몹시 피곤하구나*'였습니다. 부족한 잠과 스트레스, 피로가 저를 엄청 짜증나게 했어요. 특히나 저는 제가 행복한 삶을 살고 있고, 배우자, 친구와 관계도 좋을 뿐 아니라 의미 있는 일을 하고 있다고 생각했기 때문에 더욱 그랬습니다. 저는 이 증상이 제 어린 시절과 관련이 있을지도 모른다는 생각이 들었어요.

"어렸을 때 우리집은 돈이 많지 않았습니다. 저는 아버지가 항상 무서웠는데, 아버지는 어머니와 우리들에게 극도로 화를 내곤 했습니다. 가끔 폭력을 휘두르기도 했어요. 힘든 일도 참 많았습니다. (11살 때와 12살 때) 두 번의 갑작스러운 이사, 16살 때 급성 맹장염으로 갑작스럽게 입원했던 일, 18살 때 아버지에게 말도 없이 갑자기 집을 떠난 일도 거기에 포함됩니다. 스트레스를 많이 받았던 이 시기가 지나고, 1년 반 후에 저는 학업을 위해 대도시로 이사를 했어요. 7개월 후, 수면 장애가 시작되더군요."

"53살이었을 때, 저는 EFT에 관해 가브리엘 루텐이 쓴 논문을 읽고, 가브리엘과 헹크 반 데어 베인이 공동 집필한 네덜란드어판 『EFT From A to Z』를 주문해서 EFT를 시작했습니다. 두드리기 과정을 하는 동안, 놀랍게도 어린 시절의 다섯 가지 사건이 자연스럽게 떠올랐는데, 심지어 유치원 시절의 사건도 떠올랐어요. 저는 이 사건들을 둘러싼 감정에 대해 두드리기로 결심했습니다. 두려움과 분노를 여전히 많이 느끼고 있다는 것을 알았기 때문입니다. 그날 밤 저는 평소보다 더 잘 잤고, 중요한 건, 평소보다 더 상쾌한 기분으로 잠에서 깼다는 겁니다. 그 이후로 저는 저를 괴롭히는 모든 감정과 떠오르는 모든 감정적 사건에 대해 두드리기를 하고 있습니다. 지금은 명상 버전 EFT인 옵티멀 EFT도 사용하고 있어요. 이제는 잠을 훨씬 잘 자고, 밤에 누워 있다가 잠에서 깨어 다시 잠들지 못하면, 일어나서 15분 정도, 때로는 더 길게 몸의 긴장에 대해 두드리기를 합니다. 그런 다음 다시 잠자리에 들면 보통 금방 잠들고 깰 때 개운합니다. 저는 EFT가 있어 몹시 행복합니다. 피로를 거의 느끼지 않을 뿐더러, 잠에 대해서 더 이상 스트레스 받지 않아요. 예전에는 밤에 자다가 깨서 다시 잠들 때까지 남은 시간을 세면서 엄청 화가 나고 무력감을 느꼈지만, 지금은 15분 정도 두드리고 나서 스스로에게 말하죠. *'잠시 누워 있자'* 다시 잠들 수 있을지, 얼마나 오래 잘 수 있을지에 대해 더 이상 걱정하지 않습니다. 간단히 말하자면, EFT 덕분에 저는 완전히 다른 마음가짐을 갖게 되었고, 낮에도 훨씬 기분이 좋고 안정감을 느낍니다."

6 부록

용어 해설

편도: 중뇌에 있는 작은 아몬드 모양을 한 두 개의 핵. 감정을 처리하고 조절하며, 감정 기억을 형성하고 통합하며, 결정을 내리도록 돕는다. 모든 신체 감각(시각, 후각, 촉각, 미각, 청각)을 기억하고, 환경의 자극에 긍정적 또는 부정적 가치를 부여한다. 어떤 것이 위험을 불러오는지 판단하여, 그렇다고 여겨지면 싸움-도피-얼어붙기 대응에 들어간다.

몰입: 그 순간에 온전히 집중하고 의식하는 것. 과거의 사건에 몰입한다는 말은 그 기억 속으로 들어가서 그 순간을 완전히 재연한다는 뜻이다. 즉, 자신의 눈을 통해 직접 보고, 모든 감각을 동원하여, 마치 그것이 지금 이 순간에 일어나는 것처럼 본 것을 보고, 듣는 것을 듣고, 느끼는 것을 느끼는 등 모든 감각을 동원하는 것이다.

내면 대청소: 감정적 불편함이 있는 모든 기억의 목록을 만들어 EFT로 해결하는 것.

갈등: 자신의 정체성, 영역, 자존감, 진실성 또는 기타 유형의 문제와 관련하여 감정적으로 스트레스를 주는 사건. 다양한 갈등 유형은 **부록 2**를 참조하기 바란다.

탐색 작업: 스스로에게 다양한 질문을 하면서 스트레스 패턴의 원인이나 뿌리를 찾는 것.

분리: 분리란 자신의 생각, 감정, 기억, 주변 환경 또는 정체감으로부터 단절되는 정신적 과정을 말한다. 과거의 사건을 떠올릴 때 그 경험과 떨어진 상태를 유지하는 것이다. 그 상황에 처한 자신을 상상하거나 자신의 눈으로 상황을 바라보는 대신, 마치 영화 속 자신을 보는 것처럼 멀리서 상황 속 자신을 관찰한

다. 이렇게 하면 그 상황에 대한 감정이나 느낌을 여전히 느낄 수 있으면서도 그 상황과 완전히 연결되지는 않는다.

EFT: 감정 자유 기법(emotional freedom techniques). 이는 표준 EFT (두드리기)와 옵티멀 EFT를 포함한다.

하머: R. G. Hamer (1935-2017년). '자연의 다섯 가지 생물학적 법칙'을 개발하고, 다양한 유형의 감정적 갈등과 신체적, 정신적 증상 사이의 연관성을 발견한 독일의 내과 의사(**부록 2** 참조).

부정적 핵심 신념(NCB): '나는 …'으로 시작하는 자신에 대한 주된 부정적 결론. 다른 사람이나 내부 비판자로부터 비판을 받거나 거절당했을 때 자신에 대해 어떻게 느끼는지를 설명하는 판단이다. *나는 부족하다*, *나는 쓸모없다*, *나는 여기 있으면 안 된다*, *나는 사랑스럽지 않다* 등이 그 예이다. 이러한 신념은 출생 전 자궁 속 9개월을 포함하여 생후 6-7년 동안 형성된다.

옵티멀 EFT: 영적 차원을 포함하는 EFT의 형태. 보이지 않는 치유자(내면의 치유자 및 안내자)와 함께 명상함으로써 문제를 해결한다.

부교감 신경계: 자율신경계(잠재의식에 의해 지배되는 불수의 신경계) 중 하나로 신체의 이완 반응을 조절한다. 활성화되면 휴식, 소화, 생식, 복구 및 회복을 촉진한다.

감정 누그러뜨리기: 특정 사건을 재연하기 전, 그 사건에 대한 전체적인 감정에 EFT를 먼저 적용하도록 한다. 그런 다음 사건의 세부적인 부분을 되짚으며 EFT를 적용한다. 이 전략은 특정 사건의 감정 강도가 높아질 것으로 예상될 때 감정에 압도되지 않도록 도와준다. 사건을 다루는 과정에서 크레센도가 찾아올 때마다 이 방법을 반복할 수 있다. 즉, 새로운 크레센도를 전체적으로 다룬 후 사건을 재연하는 방식으로 진행하는 것이다.

대리 EFT: 다른 사람을 위해 EFT를 대신 수행하는 것으로, 관련자가 실제로 그 자리에 없어도 된다.

교감 신경계: 자율신경계의 한 부분(잠재의식에 의해 지배되는 불수의 신경계). 활성화되면 싸움-도피-얼어붙기 반응에 돌입한다.

보이지 않는 치유자(Unseen Therapist): 보이지 않는 치유자는 우리 내면의 안내자 또는 치유자이다. 게리 크레이그는 보이지 않는 치유자를 지칭할 때 대명사 '그녀'를 사용한다. 이 강력한 힘은 자신에게 맞는 그 어떤 이름으로 불러도 좋다. 예를 들면 사랑, 근원, 평화, 상위의 힘, 지성, 안내자, 지혜, 우주라고 부르거나 자신의 종교에서 비롯된 이름 중 하나를 사용해도 된다.

인지 타당성(VoC) **검사**: 어떤 생각이나 신념이 자신에게 얼마나 진실하게 느껴지는지 판단하는 테스트. 0% (전혀 그렇지 않다)부터 100% (완전히 그렇다)까지의 척도를 사용한다.

하루 중 최악의 순간(the WMOMD; The Worst Moment of My Day): 하루 동안 부정적인 감정 반응을 일으켜 스트레스 반응을 유발하는 순간들.

저자 소개

게리 크레이그 Gary Craig

세 자녀의 아버지이자 감정자유기법(EFT)의 창시자. 스탠포드 공대를 졸업하고 NLP (신경 언어 프로그래밍) 석사 학위를 받았으며 정식으로 안수를 받은 목사이다. 13세 때부터 자기계발에 관심이 많았던 그는 어릴 때부터 생각의 질이 삶의 질에 반영된다는 것을 깨달았다. 그는 이 분야와 관련된 것들을 독학했으며, 자신이 보기에 실질적으로 효과가 있는 방법만을 연구했다. 로저 캘러핸 박사(TFT, 사고장 치료의 창시자)와 함께 공부한 후, 1995년 기본 EFT 프로토콜(두드리기)을 개발했다. 당시 그는 EFT 매뉴얼을 발표하여 웹사이트에서 무료로 다운로드할 수 있도록 했다. 23개의 번역본을 포함한 이 매뉴얼은 100만 회 이상 다운로드 된 것으로 추정된다. 그는 딸 티나 크레이그와 함께 EFT를 지속적으로 개선해 왔다. 2011년에 표준 EFT 두드리기 튜토리얼은 정점을 찍었으며, 이후로 계속 사용되고 있다. 게리는 더 나아가 옵티멀 EFT라는 이름의, 영적 차원에서 보이지 않는 치유자와 함께 작업하는 형식을 도입함으로써 EFT 분야에 중요한 혁신을 일으켰다. 2014년부터 게리는 이 최신 버전의 EFT를 사용하며 전파하고 있다. 게리의 웹사이트 주소는 emofree.com이다(역자 주: 현재는 https://www.palaceofpossibilities.com으로 변경됨).

가브리엘 루텐 Gabriëlle Rutten

수년간 의사로 일하던 가브리엘은 20여 년 전 EFT를 알게 된 그때부터 EFT 수련을 시작했다. 그녀는 EFT만을 사용하여 스트레스와 관련된 심리와 신체 문제를 해결하며 게리 크레이그 공인 공식 EFT™ 마스터로서 2009년부터 EFT에 대한 교육을 진행하고 있다. 2016년에는 게리 크레이그 공식 EFT 교육 센터 중 한 곳의 책임자로 임명되어 일반인과 전문가를 위한 표준 EFT와 옵티멀 EFT 워크숍을 비롯한 일반 교육과정과 전문 교육과정을 운영하고 있다. 의학을 공부하는 동안 가브리엘은 주류 의학이 증상의 근본 원인 치료가 아닌 증상 치료에만 초점을 맞추고 있다는 사실에 놀랐다. 15년 동안 의사로 일하면서 그녀는 사람들의 문제 해결을 도울 수 있는 더 나은 방법이 있을 것이라는 결론을 내리고 대안을 찾기 시작했다. EFT 전문가 인증을 받은 이후, 그녀는 결과 치료가 아닌 원인 해결에 중점을 둔 새로운 패러다임에 기반한 내담자 치유에 전념하기 위해 의사면허등록을 취소하기로 결정했다. 그녀는 현장에서 표준 EFT와 옵티멀 EFT를 모두 사용하고 있다.

가브리엘의 네덜란드어 웹사이트는 eftpraktijkactrom.nl과 official-eft.nl, 영어 웹사이트는 eftpraktijkactrom.nl/home-english이다.

네덜란드어 역자 소개

앨리슨 브록 Alison Brock

앨리슨은 게리 크레이그 공인 공식 EFT™ 마스터이면서 통합 건강 코치, 명상 교사, 요가 교사, 3명의 자녀를 둔 어머니이기도 하다. 그녀는 처음에는 법학을 전공하고 호주, 홍콩, 영국에서 10년 넘게 변호사로 일했다. 암 진단을 받은 후, 그녀는 스스로를 치유하는 방법을 배우는 데 집중하고자 삶의 양식을 바꿨다. 그녀는 스트레스가 얼마나 해로운 영향을 끼치는지 경험을 통해 배웠다. 앨리슨은 다른 사람들이 EFT를 사용하여 스트레스와 불안을 해소하고 부정적인 사고 패턴과 신념을 버림으로써, 건강과 웰빙을 최적화하고 생명을 위협하는 질병을 피하거나 더 잘 대처할 수 있도록 돕는 데 열정을 쏟고 있다. 그녀는 내담자가 자신의 신체 및 정서 문제의 감정적 근본 원인을 찾아 해결하도록 돕고, EFT를 스스로 사용하는 방법을 가르친다. 이를 통해 내담자가 자신의 치유를 스스로 책임질 수 있도록 힘을 실어준다. 앨리슨의 웹사이트 주소는 alisonbrock.com이다.

헬러 귈링 Helle Gylling

헬러 귈링은 1985년부터 다양한 기술과 치유 양식을 사용하여 개인적, 영적 성장을 위해 노력해 왔다. 어렸을 때 임사체험을 통해 영적인 경험을 많이 하였으며 예수와 깊고 개인적인 관계를 맺고 있다. 2006년에 EFT를 만난 그녀는 이후로 게리 크레이그 공인 EFT™ 마스터로서 EFT를 전업으로 삼고 있다. 그녀는 표준 EFT와 옵티멀 EFT를 사용하여 아동 학대, 트라우마, 정서적 고통부터 슬픔, 가족 갈등에 이르기까지 광범위한 정서적 문제를 해결하고 있다. 지구 화학

석사 학위를 소지한 그녀는 수년 동안 환경 과학자 및 번역가/편집자로 활동했으며 진화 점성가이기도 하다. 헬러는 여러 기법과 수많은 기존 치료법으로는 결코 치유할 수 없었던 깊은 상처를 가진 이들을 돕는 데 열정을 쏟고 있다. 헬러의 웹사이트 주소는 Peacewitheft.com이다.

영어 역자 소개

이진희

다이룸한의원 원장, 한의학 박사, 한국EFT협회부회장, 한국배치플라워협회 대표

PTSD와 복합트라우마, 애착 치료에 관심이 많으며, 이로 인해 발생하는 PTSD, 우울, 불안, 해리, 만성 통증 등을 지닌 사람들을 돕고 있다. 마음의 힘을 통해 스스로의 몸과 마음, 삶을 건강하게 변화, 성장시키는 데 관심이 많아, 2008년부터 현재까지 EFT, 배치플라워 등을 상담 및 강의를 하며 사람들과 소통하고, 사람들의 변화를 돕고 있다.

저서로는 『나쁜 기억에서 자유로워지는 연습』, 『떨지 않고 말 잘하는 법』, 『나는 오늘도 소진되고 있습니다』, 『고장 난 대화』, 역서로는 『삶에 기적이 필요할 때』가 있다.

유튜브 해피지니의 다이룸 행복학교(https://youtube.com/@easejoyglory)와 네이버카페 다이룸 행복학교(cafe.naver.com/enhealing)를 운영하고 있다.

박선우

마음이 작용하는 원리와 현상의 함수관계에 관심이 많은 사람. 현직 초등교사. 자신과 주변 사람들의 삶에 기여하고자 EFT, MBS Feldenkrais, 배치플라워, NLP, 엑세스 바즈 등 다양한 자기 돌봄 영역에 관심을 가지고 전문가 자격을 취득하였다.

모 출판사의 초등 영어 교과서 집필에 참여했고, 『휄든크라이스 글모음집』을 번역했다.

마탄 에쉬카 소매틱 요가 세미나(2015), 게리 레너드 한국 세미나(2015, 2018), 헬든크라이스 교사 권터 비스게스 세미나(2019, 2024), 그 외 다수 행사에서 통역을 담당했다.

정유진

무술가, 임상심리학자이자 교육학자. 고교생 때 방랑시인 김삿갓을 꿈꾸었고, 지금은 모터사이클을 타고 전국으로 강의 유랑을 하는 모험가이며 다섯 아이의 아버지이기도 하다. 사람과교육연구소장(http://hein.co.kr), 한국EFT협회 이사, 건신대학원 대안교육학과 겸임교수이며 EFT, Enneagram, NLP, Hypnosis therapy, Life Coaching, Neuroscience Coaching, Somatic Psychotherapy를 통해 사람들의 마음을 살피고 치료하고 있다. 『두드림의 기적 EFT』, 『나는 왜 이런 성격일까?』, 『지니샘의 행복교실 만들기』 외 20권의 상담과 교육 관련 책을 쓰고 번역했다.

찾아보기

어느 정도 중요한 책이라면
두 번 연속해서 읽어야 한다.

아르투어 쇼펜하우어(Arthur Schopenhauer)
독일 철학자, 1788~1860년